皮肤病中医治疗及防护

主　编　吴自勤　李领娥

U0200280

学苑出版社

图书在版编目（CIP）数据

皮肤病中医治疗及防护/吴自勤，李领娥著．—北京：学苑出版社，2017.1（2020.4 重印）

ISBN 978 - 7 - 5077 - 5148 - 2

Ⅰ．①皮…　Ⅱ．①吴…　②李…　Ⅲ．①皮肤病 - 中医治疗法　②皮肤病 - 中医学 - 护理学　Ⅳ．①R275②R248.9

中国版本图书馆 CIP 数据核字（2016）第 292463 号

责任编辑：黄小龙
出版发行：学苑出版社
社　　址：北京市丰台区南方庄 2 号院 1 号楼
邮政编码：100079
网　　址：www.book001.com
电子邮箱：xueyuanpress@163.com
销售电话：010 - 67601101（销售部）、010 - 67603091（总编室）
印　刷　厂：北京兰星球彩色印刷有限公司
开本尺寸：880×1230　1/32
印　　张：11.25
字　　数：263 千字
版　　次：2017 年 1 月第 1 版
印　　次：2020 年 4 月第 2 次印刷
定　　价：42.00 元

吴自勤简介

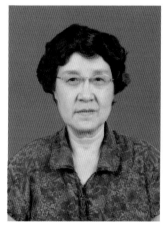

吴自勤，女，1944年生，河北省人。毕业于北京中医学院中医系。现为石家庄市中医院皮肤科主任中医师。从医50年来，主要从事中医皮肤科临床教学及科研工作。曾任石家庄市中医院皮肤科主任、《河北中医》杂志编委、河北省医学会医疗事故鉴定专家库专家等职。石家庄市第八届人大代表。

大学毕业后，曾在中国中医研究院广安门医院皮肤科、北京空军总医院跟随全国著名的中医皮肤科专家朱仁康、中西医结合皮肤科专家庄国康、西医皮肤科专家蔡瑞康等进修学习。通过继续学习提高了诊治皮肤病的能力。

临床对湿疹皮炎类、银屑病、白癜风、硬皮病、扁平苔藓、血管炎类、囊肿性痤疮等多种疾病均采用中西医结合、突出中医特色的诊疗方法，疗效显著。

通过大量的临床试验，研制了四种有冀药制字批准文号的中药制剂，已在石家庄市中医院应用二十余年。主编著作两本，参编两本；发表学术论文二十余篇；获河北省科技进步三等奖一项。

李领娥简介

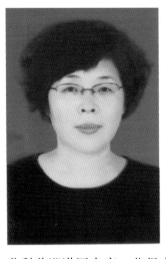

李领娥，女，1956年生，河北省人。毕业于张家口医学院中医系。现为石家庄市中医院皮肤科主任，国家临床重点专科（中医）专业、国家中医药管理局"十二五"重点专科—皮肤科学科带头人，世界中医药学会皮肤科分会常务理事，中华中医药学会皮肤科分会常务理事，国家中医药管理局第三批中医优秀临床人才，国家中医药管理局中医药文化科普巡讲团专家，获得中华中医药学会"全国首届百名中医药科普专家"称号，河北省中医药学会皮肤病分会主任委员，河北省中西医结合学会皮肤性病专业委员会主任委员，石家庄市有突出贡献的中青年专家。

从事临床工作近30年，临床经验丰富，师从孙光荣、艾儒棣、李佃贵等名老中医，擅长用中医、中西医结合方法治疗面部损容性疾病如痤疮、化妆品性皮炎、黄褐斑、激素依赖性皮炎，过敏性疾病如皮炎、湿疹、药疹，对疑难杂症如红皮病、皮肌炎、硬皮病、各种疱病等有独到见解，尤其擅长皮肤外治疗法。

主编著作3种，参编10种；发表学术论文30余篇；获河北省中医药学会科技进步三等奖1项。研制出中药制剂痤疮净胶囊、祛斑净胶囊、消痤膏等。

前　言

　　祖国医学是个伟大的宝库，古代医家在防治皮肤病方面均有丰富的经验，散载于历代各家医学书籍中。随着医学的发展，皮肤病学逐渐形成了独立的专科。在前人经验的基础上，借鉴现代皮肤病学诊断和治疗技术，中医皮肤病学科迅速壮大。我们相信皮肤病学科在今后的发展中会取得许多新成就，会为人类的健康做出更大的贡献。

　　为了继承和发扬祖国医学之精华，我们把多年来运用中医学知识治疗皮肤病的经验进行了总结，并参考文献编成此书，希望与同道交流，共同提高。

　　全书分为总论部分与各论部分，总论共五章，各论共十四章，分别介绍了近百种皮肤病的病因病机、辨证、治疗（内治法、外治法），并引用了文献。每个病的最后还介绍了该病的预防及护理。书中介绍的药物剂量供参考，可因人因病情轻重进行调整。

　　历代医家对皮肤病名记载很多，常一病多名或一名多病。中西医皮肤病名很难规范性对照，给学习者带来诸多不便。为了方便大家阅读和使用，本书病名和分类一律使用现代医学病名和分类方法。因本书介绍中医诊治为主，所以简要介绍了现代医学的疾病病因、特征及诊断要点。

　　本书可供临床、科研、教学工作者参考，亦可供中医爱好者阅读。

　　由于我们水平有限，错误之处在所难免，希望同道及读者批评指正。

吴自勤　李领娥

目　录

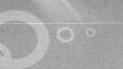

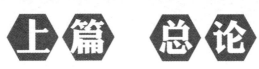

上篇 总论

第一章　中医皮肤病学发展简史

皮肤病是指人体皮肤及其附属器官的疾病。中医皮肤病学是在中医理论指导下研究和治疗皮肤病的一门临床学科。我国劳动人民几千年来，在与皮肤病做斗争的过程中，积累了丰富的经验。过去，皮肤病学在中医学中不是一门独立的学科，在历代文献中也没有系统的皮肤病学专著，有关皮肤病的资料大都记载于外科著作中，作为中医外科学的重要组成部分，古代文献对皮肤病的记载极为丰富，但比较零散。

远在公元前 14 世纪，甲骨文中就有疥、疕、疾等字的出现，这是我国关于皮肤病病名最早的文字记载。《周礼·天官》记载："凡疮疡以五毒攻之"，根据郑玄注解："五毒即以石、胆砂、雄黄、矾石等，烧炼升汞，制为药物"，这是世界上最早应用砷、汞治疗皮肤病和外科病的记载。春秋时期的著作《五十二病方》中，有用烧灼法治疗疣和使用雄黄、水银治疗瘙痒性皮肤病的记载。战国时代，在总结当时及以前医学经验的基础上写出了《黄帝内经》，在这部书里关于皮肤病的记载有：痱、痤、胼胝、秃、胕赘、骚、疬风、毛拔、皱、疽等皮肤病名。在《素问·至真要大论》中说："诸痛痒疮，皆属于心。"《素问·生气通天论》中有"汗出见湿乃生痤痱……劳汗当风，寒薄为皱，郁乃痤。"等有关病因病机的阐述，在治疗方法上亦有创见。例如：赞刺，在《灵枢·官针篇》中说："赞刺者，直入直出，数发针而浅之出血，是谓治痈肿也。"这可能是针刺疗法治疗皮肤病的最早记载。

东汉·张仲景《金匮要略·疮痈肠痈浸淫疮脉证并治第十八》中有"浸淫疮黄连粉主之"的记载。《金匮要略·百合狐惑阴阳毒脉证第三》中有"状如伤寒"，"蚀于喉为惑，蚀于阴为狐"，"目赤如鸠眼"的记载。浸淫疮与狐惑病很像现代医学的湿疹和眼、口、生殖器综合征。

两晋时代，名医辈出，其中以皇甫谧、葛洪为杰出代表。皇甫谧在《针灸甲乙经》一书里，记载了不少关于针灸治疗皮肤病的案例。如"疥癣，阳谿主之"。葛洪编写的《肘后备急方》一书里，对皮肤病的治疗有："疬疡风"，用醋磨的乌贼骨敷之；"白驳"取鳗鱼脂敷之；"瘑疮"拟泔水沉淀，大麻子、盐各炒，捣匀敷之；"白秃"用藜芦、猪油搽之；"癣疮"用蟾蜍烧灰，猪油和之外搽等。此外，还有"风瘙隐疹"、"月蚀疮"、"鼠瘘"、"酒渣鼻"、"面皰疮"、"狐臭"、"蜂螫"、"蝎螫"、"蜈蚣咬"、"蚯蚓咬"、"蚕咬"等多种皮肤病名的记载。

南北朝时期龚庆宣所著的《刘涓子鬼遗方》，是我国现存最早的一本外科专著。在这本书中对皮肤病的描述有"疥疽"、"瘙疽"等。并提出治疗小儿头疮的紫草膏方，治疗皮肤热痱瘰病的白蔹膏方等，并首次记载了用水银膏治疗皮肤病的方法，这比其他国家大约要早600年。

隋唐两代，中医对皮肤病的理论认识和临床治疗均有较大的发展。隋代巢元方和吴景贤所著《诸病源候论》对皮肤病的病因阐述十分详细，记载有60多种皮肤病，如漆疮、摄领疮、疥、丹毒、癣、肉刺、病疮、翻花疮等。巢氏对某些皮肤病提出了很多新见解，如"白秃者，皆虫所作"，"漆有毒，人有禀性畏漆，……但见漆便中其毒，亦有性自耐者，终日烧煮竟不为害也"。明确指出白秃的病因为虫，漆疮的病因为禀性不能耐受。唐代王焘博览群书，广收验方，编纂《外台秘要》四十卷，载方六千有余，弥补了《诸病源候论》有症无方的不足。在研究皮肤病学时，可以参阅其方。唐代孙思邈《备急千金要方》《备急千金翼方》记述了很多皮肤病，其中卷二十三"恶疾大风第五"中说："恶疾大风有多种不同，初得虽遍体无异，而眉须已落……重者手足十指已有堕落。"说明唐代对麻风已有了一定的认识。孙思邈是位麻风病学家，亲手治疗过麻风病达 600 余人，对麻风病有深入、细致的观察。他曾用丹砂、矾石、水银等矿物药；当归、人参、麻黄等植物药；阿胶、鹿茸、斑蝥等动物药；总计 197 种草药用来防治各种皮肤病。在孙思邈的著作中对药物、药膳、药浴防治皮肤病论述颇多，在面部美容和治疗鼻渣、鼻疱、面部疮痕、皱魇黑皯、手足皲裂、体臭、腋臭、脱发等方面均取得了突出的成就，对后世皮肤病的治疗与预防保健有很大影响。

明清两代是中医外科学有重大发展的时期，出版外科名著十余部，记载皮肤病名近百种。从事皮肤病的治疗和研究的名医很多。如薛立斋的《外科发挥》《外科枢要》《疬疡机要》《口齿类要》《正体类要》；汪机的《外科理例》；申斗垣的《外科启玄》；陈实功的《外科正宗》；王肯堂的《外科准绳》；王洪绪的《外科全生集》；顾世澄的《疡医大全》；高锦庭的《疡科心得集》；高文晋的《外科图说》，吴谦等编纂的《医宗金鉴·外科心法要诀》等。这些著作，从皮肤病因病机、证治及理法方药方面，均为皮肤病学的形成奠定了坚实的基础。明清两代还出版了几种皮肤病的专著，如《疯门全书》是一本麻风病专著，《霉疮秘录》是我国最早的性病学专著，

《解围元薮》是麻风、性病及其他皮肤病的著作。明清两代医学对皮肤病学的发展做出了重要贡献。

近几十年来，中医皮肤病学有了新的发展，从中医外科学中分化出来，并涌现了一批以赵炳南、顾伯华、朱仁康、张志礼等为代表的从事中医皮肤科临床和研究工作的专家。皮肤病学研究成果很多，而且出版了一些内容丰富的中医皮肤病学著作，最具代表性的有：赵炳南和张志礼编著的《简明中医皮肤病学》，刘辅仁、张志礼编著的《实用皮肤科学》。许多中医医院设置了皮肤科，培养了一大批中医皮肤病学的专业人才，既继承了前人的经验，又创出了许多新的治法和制剂。体针、耳针、头针、梅花针、电针、激光针的应用，割治、挑治、中药穴位注射、中药离子导入、药物吹烘疗法、中药蒸汽浴的应用等，不仅提高了中医治疗皮肤病的疗效，还丰富了中医皮肤病的治疗方法。雷公藤在中医中原本用于治疗痹症（风湿类疾患），后来扩大应用到一些自身免疫性疾病，如系统性红斑狼疮、天疱疮、皮肌炎、白塞病等，都收到了较好的疗效，是一个很大的突破。实践表明，中医对皮肤病治疗与研究有着光明的前景。

第二章 皮肤的解剖与生理

皮肤覆盖在人体的表面，是人体最大的器官，具有特殊功能。皮肤是人体的重要组成部分，与其他器官有广泛密切的联系。许多系统性疾病在皮肤上可出现各种不同的皮疹，不少皮肤病亦可引起系统性病变。这说明了皮肤与内部器官和外界环境有着密切的联系，是内部器官、精神与周围环境的效应器官。

成年人的皮肤总面积为 1.5~2.0 平方米，新生儿为 0.21 平方米。皮肤的总重量约占体重的 16%。皮肤的厚度因人而异，不同部位的厚度也不相同，通常约为 0.5~4.0 毫米（不包括皮下脂肪层）。儿童皮肤较成年人薄得多；四肢皮肤，伸侧厚于屈侧；枕后、项、臀及掌跖部位皮肤最厚；眼睑、外阴、乳房等部位皮肤最薄。

皮肤柔软而富有弹性，其表面有汗腺及皮脂腺的开口，除掌跖等少数部位外，都生长着长短不等、粗细不同的毛发。在指趾末端的背面有坚实的指甲和趾甲。皮肤表面有许多纤细的皮沟，将皮肤划分为细长较平行略隆起的皮嵴，有些较深的皮沟将皮肤表面划分为三角形或多边形小区，称为皮野。指纹即由皮沟和皮嵴组成，受遗传因素决定，指纹的形态人人各不相同。

皮肤的颜色人与人不同，并且与种族、年龄、工作环境、健康状况的不同而有差异，即使同一人体的皮肤，部位不同也深浅不一。

皮肤具有屏障作用、调节体温、分泌、排泄、吸收、感觉、免疫、参与全身新陈代谢等多种功能。

皮肤由表皮、真皮、皮下组织、皮肤附属器等组成。

一、表皮

是皮肤的最外层，由两大类细胞构成，即角质形成细胞和树枝状细胞。角质形成细胞约占表皮的80%。

（一）表皮的角质形成细胞

角质形成细胞具有丰富的胞质和细胞间桥。由内而外依细胞的分化阶段及特点分为五层。

1. 基底层：系表皮最深层，由一层圆柱状基底细胞组成。通常排列成栅栏状，细胞与细胞间以及与其上方棘细胞间是通过细胞间桥连接的。细胞底部附着于表皮下基底膜带，表皮细胞由此层分裂而来，故也称生发层。此层细胞质中含有黑色素。表皮有很多突起向下深入真皮，称表皮突。在表皮突之间有真皮突出部称乳头。表皮与真皮之间，境界明显，以表皮下基底膜为界。

2. 棘层：位于基底细胞的上方，此层由4~8层多角形细胞构成。愈接近上层愈变扁平。细胞有棘突，此层细胞也称棘细胞。正常皮肤的棘突在高倍镜下看不清楚，但在有细胞间水肿时，则清晰可见。

3. 颗粒层：位于棘层细胞的上方，由1~3层梭形或扁平细胞组成，与皮肤表面平行排列。胞浆内含有透明角质颗粒。

4. 透明层：位于颗粒层之上，角质层下方。由2~3层无核的扁平细胞组成，在掌跖部位能看到。HE染色时可见均匀一致的嗜酸性带。

5. 角质层：为表皮的最上方，由5~20层已经死亡的扁平细胞构成。此层细胞无核，彼此重迭，不断地进行生理性脱落。

（二）表皮的树枝状细胞

在表皮内有四种树枝状细胞，即黑素细胞、朗格汉斯细胞、未定类细胞、梅克尔细胞。黑素细胞向周围角质形成细胞输送黑素颗粒；朗格汉斯细胞具有吞噬处理抗原能力，称为抗原递呈细胞；梅克尔细胞可能是一种触觉感受器；未定类细胞可能分化为朗格汉斯细胞或梅克尔细胞。

二、真皮

真皮由纤维、基质和细胞组成。纤维有胶原纤维、弹力纤维、网状纤维。基质是一种无定形的均匀的胶质物质，是真皮层的填充物质。细胞有成纤维细胞及少数嗜色素细胞、肥大细胞、浆细胞、白细胞、组织细胞及淋巴细胞等。真皮内还含有电解质、组织液、蛋白质等。

真皮分为深浅两层，浅层呈乳头状，叫乳头层，组织比较致密，与表皮的基底层紧密结合，乳头层内有毛细血管及感觉神经末梢。乳头层下部组织比较疏松，称为网状层。两层之间没有明显界限。

真皮层的主要功能：①胶原纤维和弹力纤维有一定的张力和弹性，对外来损害有一定的抗御能力。②是血管、神经、附属器的支柱。③为一定量的血液、组织液、电解质的盛受器与交换场所。

三、皮下组织

皮下组织位于真皮之下，其下方与肌膜等组织相连。皮下组织系由疏松结缔组织及脂肪小叶构成，又称皮下脂肪层。含有小汗腺、顶泌汗腺、血管、淋巴管及神经等。其厚薄因人的营养，性别、年龄及身体部位的不同而异。

皮下组织的主要功能：①皮下脂肪层能防止热的放散。②能缓解外来的冲击和震荡。③储藏脂肪，是身体热量的仓库。④参与脂肪代谢。

四、皮肤附属器

皮肤附属器包括毛发、汗腺、皮脂腺及甲等。

1. 毛发与毛囊

毛发由角化的表皮细胞构成，除指（趾）末节的伸侧、掌跖、唇红、乳头、龟头、包皮内侧、小阴唇、大阴唇内侧和阴蒂等处外，其余均有毛发。其可分为胎毛、终毛和毳毛。胎儿期毛发细软色淡，称为胎毛。终毛粗长而黑，含有髓质。终毛又分为长毛和短毛，长毛如头发、胡须、阴毛及腋毛等，短毛如眉毛、睫毛、鼻毛及外耳道的短毛。毳毛即汗毛，无髓质，主要分布于面部、颈、躯干及四肢等处。

毛发露出皮面的部分叫毛干，在毛囊内的部分称毛根。毛根下端略膨大，称毛球。毛球的向内凹入部分称毛乳头，它包括结缔组织、血管及神经末梢，为毛球提供营养。毛球下层与毛乳头相对的部分为毛基质，是毛发及毛囊的生长区，相当于基底层及棘细胞层，并有黑素细胞。自毛囊口至皮脂腺开口部称漏斗部；自皮脂腺开口部至立毛肌附着处称为峡部。毛囊由内、外根鞘及结缔组织鞘所构成。毛发与皮肤呈一定的倾斜度。在毛囊的钝角侧有立毛肌，属平滑肌，受交感神经支配。其下端附着在毛囊下部，上端附着在真皮乳头部。精神紧张及寒冷可引起立毛肌的收缩，即所谓起"鸡皮疙瘩"。

人的头皮部约有十万根头发。他们并非同时或按季节生长和脱落，而是在不同时期分散的脱落和再生。由于毛发的生长期、退行期、休止期的长短不同，因此不同部位的毛发长短不同。头发的生长期约2~5年，退行期一般为3周，休止期约3个月左右。约80%~85%的头发处于生长期。头发每日生长约0.27~0.5毫米，3~4年中可生长至50~60厘米，然后脱落及再生新发。每日可有25~100根头发脱落，同时也有相当数量的头发再生。新生儿头发多数处于休止期，故出生后6个月内头发很稀。6个月后，头发会出现稳定的头发生长周期性。5岁前小儿头发几乎95%~100%处于生长期。

毛发的生长受神经和内分泌的调节和控制。主要的内分泌调节因素有甲状腺激素、性激素及皮质类固醇激素。其中，性激素中的雄激素能促使男性面部、躯干及肢端毛发与男女性的阴毛、腋毛的生长，但对于头发是一种下调作用，在雄激素性脱发患者中雄激素水平较高，会引起头发脱落。

毛发在进化过程中已经失去原有的功能，其在美容方面的作用更显重要。

2. 汗腺

根据功能和结构的不同，分为小汗腺及顶泌汗腺两种。

小汗腺分泌部位于真皮深部和皮下组织，由单层分泌细胞排列成管状，盘绕成球形，导管部由两层细胞构成，管腔较细，其与腺体相连的一段很弯曲，其后的一段较直并向上行于真皮，再呈螺旋状穿过表皮并开口于汗孔。除唇、鼓膜、甲、乳头、龟头及包皮内侧、小阴唇及阴蒂外，小汗腺分布全身，而以掌跖部最多。其分泌受交感神经的胆碱能神经纤维支配，其肌上皮细胞受肾上腺能神经纤维支配。汗腺的功能是分泌汗液，参与人体水的代谢和体温调节，并具有保护和润泽皮肤的功能。

顶泌汗腺，曾称大汗腺，属大管状腺。其分泌部在皮下脂肪层中，由腺细胞、肌上皮细胞和基底膜带组成。导管的结构与小汗腺相似，直径较小汗腺大十倍左右。通常开口于毛囊上部皮脂腺开口的上方，无毛处则直接开口于表皮。大汗腺主要分布在腋窝、乳晕、肛门、脐窝及外生殖器等处。外耳道的耵聍腺、眼睑的睫腺及乳晕的乳轮腺为大汗腺的变异。新鲜的大汗腺分泌物为少量无菌无臭的乳状液。排出后被细菌分解（主要是葡萄球菌），产生臭味物质，称为腋臭。其排泄受肾上腺能神经纤维支配，与体温调节无关。青春期后大汗腺分泌旺盛。

3. 皮脂腺

皮脂腺分布广泛，除掌跖和指（趾）屈侧外，唇红区、阴蒂和龟头等处均有皮脂腺。头、面、胸、上背部皮脂腺分布较多，故称皮脂腺溢出部位。附属于长毛及短毛的皮脂腺开口于毛囊的上部1/3处。毛发部的皮脂腺位于立毛肌及毛囊的夹角之间。立毛肌收缩时可促进皮脂的排出。毳毛附近的皮脂腺及唇红区的皮脂腺单独开口于皮肤。

皮脂腺体呈泡状。外层为扁平或立方形细胞，其外有基底膜及结缔组织包裹。皮脂腺中心部的细胞成熟后，胞浆内含有较多的脂肪滴。在细胞生长过程中胞壁破裂，释放出脂肪小滴于皮脂腺内，通过毛囊管排泄到皮肤表面。这种溢出的物质称为皮脂，皮脂可以润泽皮肤及毛发，对皮肤有保护作用。

4. 甲

甲是甲细胞发育形成的紧密而坚实的组织，称为甲板。甲板位于指、趾末端的伸侧面，甲板下面为甲床。覆盖甲板周围的皮肤称为甲廓。甲根在甲的最近端。甲根之下的组织为甲母，是甲的生长区。甲的近端有一弧形淡色区，称为甲半月。指甲每3个月长1厘米，趾甲的生长速度约为指甲的1/3，可因疾病、营养状况、环境及生活习惯等的改变而发生变化，使当时所产生的指（趾）甲发生凹凸不平。

（吴自勤 邢倩 王月美）

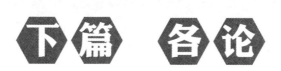

下篇 各论

第一章　病毒性皮肤病

第一节　单纯疱疹

单纯疱疹是由人类单纯疱疹病毒引起的，以皮肤黏膜上突然发生群集性水疱为特征的皮肤病。该病毒分为Ⅰ型及Ⅱ型，Ⅰ型病毒常引起口唇部单纯疱疹，常反复发作，在发热、劳累、月经期等机体抵抗力低下的情况下复发。Ⅱ型病毒主要引起生殖器疱疹，为性传播疾病之一。

相当于中医的"热疮"、"火燎疮"等。

《诸病源候论·热疮论》记载："诸阳气在表，阳气盛而表热。因运动劳疫，腠理则虚而开，为风邪所客。风热相搏，留于皮肤则生疮。初作瘭浆，黄汁出，风多则痒，热多则痛。"

【病因病机】

多由风热邪毒侵袭于肺胃两经，蕴蒸于皮肤而发生。或由素体肝胆湿热，湿热下注，蕴蒸于阴部而成。或因反复发作，热邪伤阴，阴虚内热所致。

【诊断要点】

1. 多在热病后或体弱抗病力减退时发病。

2. 好发于皮肤黏膜交界处，如唇缘、鼻孔周围、包皮、龟头及外生殖器部位等。

3. 初起皮肤上出现群集性丘疹，继之成群小水疱，四周红晕，疱液澄清，破裂后露出糜烂面，逐渐干燥结痂脱落为愈。脱痂后留有轻度色素沉着。一般初次发病局部症状较重，再次发病局部症状减轻。

4. 自觉有轻微瘙痒及灼热感。

5. 一般无全身症状。附近淋巴结可肿大。发于眼部者会出现刺痒、疼痛、怕冷、发热等风热毒盛的症状。发于外阴者，水疱易糜烂，可伴有发热、便干、溲赤、苔黄、脉数等湿热下注的症状。反复发作多年不愈者，常有咽干、口渴、舌红、脉数等阴虚内热的症状。

6. 病程为1周左右，但易反复发作。

【内治法】

一般不需内服药物。如需内服可按以下几个类型辨证施治。

1. 肺经风热型

主症：多见于发热后，好发于口角、唇缘、鼻孔下、双颊部，兼口干心烦，大便秘结，舌红苔薄，脉浮数。

治法：清热解毒，辛凉透表。

方药：银翘散加减。

银花15克 连翘10克 牛蒡子10克 芦根10克 生甘草6克 板蓝根15克 生石膏15克 黄芩10克 栀子10克 牡丹皮10克 淡竹叶10克

2. 下焦湿热型

主症：多发于外生殖器、肛门等处，水疱散在，针头大小，基底潮红，水疱易破，兼见小便黄、便干，舌红，苔黄或黄腻，脉濡数。

治法：清利湿热，解毒。

方药：龙胆泻肝汤加减。

龙胆草 6 克　生山栀 9 克　生地黄 10 克　黄芩 9 克　车前子 10 克　泽泻 10 克　板蓝根 15 克　生甘草 3 克　银花 15 克　野菊花 10 克　通草 6 克　柴胡 6 克

3. 阴虚毒盛型

主症：水疱反复发生，严重时每月复发 2 ~ 3 次，兼有体倦乏力，唇红心烦，舌红，苔薄白，脉沉细。

治法：养阴清热，解毒利湿。

方药：

生地 15 克　元参 10 克　马齿苋 15 克　大青叶 15 克　生薏仁 10 克　甘草 6 克　白芍 10 克　银花 15 克　盐知母 6 克

疱疹在面部者加黄芩，在外阴部者加黄柏。

【外治法】

1. 青黛散香油调涂。

2. 黄柏、黄芩、黄连等量，共研细末，麻油调敷患处。

3. 马齿苋 20 克，水煎洗患处。

【预防及护理】

1. 注意提高自身抵抗力，加强锻炼，增加营养，减少感冒，调节胃肠功能，舒畅情志。

2. 生殖器疱疹应避免不洁性接触。

第二节　带状疱疹

本病是由水痘—带状疱疹病毒引起的。初次感染水痘—带状疱疹病毒之后，在临床上表现为水痘或隐性感染。以后此病毒进入感觉神经末梢，并且沿着脊髓后根神经节或三叉神经节的神经纤维向中心移动，最后持久地潜伏于脊髓后根神经节的神经元中。当机体抵抗力下降，免疫力功能减弱或在一些诱发因素的作用下，水痘—带状疱疹病毒可再度活动，生长繁殖，沿周围神经而波及皮肤，出现皮疹，即带状疱疹。本病以中老年人多见。带状疱疹的发生与细胞免疫功能障碍有关，例如患有肿瘤、自身免疫疾病或长期服用皮质类固醇激素类及免疫抑制剂的患者，发病率明显高于正常人。另外过度劳累、各种感染、高热和外伤也可诱发带状疱疹的发病。患带状疱疹后一般可获得对该病的终生免疫，但是，近年来，出现复发性带状疱疹的几率逐渐增加。

相当于中医"缠腰火丹"、"蛇串疮"、"蜘蛛疮"、"火带疮"等。

《医宗金鉴·外科心法要诀》记载："此症俗名蛇串疮，有干、湿不同，红、黄之异，皆如累累珠形。干者色红赤，形如云片，上起风粟，作痒发热；……湿者色黄白，水疱大小不等，作烂流水，较干者多疼。"《外科启玄》记载："此疮生于皮肤间，与水窠相似，淡红且痛，五七个成堆，亦能荫开。"

【病因病机】

由于情志不遂，郁久化火，而致肝胆火盛而生；饮食不节，脾失健运，而致脾湿内生，湿热内蕴，外溢皮肤而生；人体正气虚弱兼感毒邪，以致湿热火毒蕴积肌肤而成。年老体弱者，常因血虚肝旺，湿热毒盛，气血凝滞，以致疼痛剧烈，日久才能消失。

【诊断要点】

1. 本病多发于成年人，其中老年人病情较为严重。

2. 发病前部分病人有轻度发烧、倦怠、纳呆、全身不适，局部皮肤刺痛或灼热感及瘙痒感，伴局部肢体活动不利。

3. 多发于周围神经分布区，其中以肋间神经及三叉神经分布的部位最为多见。皮损沿一侧周围神经呈带状分布，皮疹呈单侧分布为该病的一大特点。

4. 基本损害为群集的水疱，粟粒至绿豆大小，水疱的基底部为红斑，疱群之间常有正常皮肤。疱内容物清亮，严重时可呈紫红色。水疱彼此可以融合，可发生坏死、溃疡。

5. 自觉疼痛，往往年龄愈大疼痛越重，有时疼痛剧烈，夜不能寐。疼痛可发生在皮疹出现前，表现为患处皮肤敏感，轻触之就出现针刺样扎痛。疼痛往往持续至皮疹完全消退后，有时后遗疼痛可达数月之久。

6. 本病起病突然，发展迅速，愈后一般不复发，病程 2～4 周。轻者半月左右水疱可自行干涸结痂，愈后遗留少许色素沉着。

7. 有的患者仅出现红斑、丘疹，不出现典型水疱，称之为不全性或顿挫性带状疱疹。

8. 发生在特殊部位的带状疱疹：

（1）发生在三叉神经眼支支配区域的带状疱疹：单侧额部、头皮红斑水疱，眼周可明显肿胀。结膜潮红充血，畏光流泪。在结膜乃至角膜上出现水疱。可发生溃疡性角膜炎，愈后形成角膜云翳而影响视力，严重时可致失明，疼痛比较剧烈。

（2）耳带状疱疹：由于病毒侵犯面神经及听神经所致。表现为患侧面瘫、耳鸣、耳聋等症状，在外耳道及鼓膜上见疱疹，疼痛较重。面瘫需及时治疗，否则缠绵难愈。

【内治法】

1. 肝胆湿热型

主症：集簇丘疱疹或水疱，疱壁紧张，疱疹周围红晕，有疼痛及灼热感，可伴有口干，烦躁，舌质红，苔黄腻，脉滑数。

治法：清利湿热通络。

方药：龙胆泻肝汤加减。

龙胆草 6 克　栀子 10 克　黄芩 10 克　柴胡 10 克　车前草 10 克　泽泻 10 克　当归 10 克　甘草 6 克　生地 15 克　赤芍 10 克　银花 15 克　板蓝根 15 克

疼痛较重者可加川楝子 10 克，元胡 10 克；大便秘结者，加草决明 10 克~20 克，润肠通便。

2. 脾虚湿盛型

主症：群集丘疱疹或水疱，疱疹基底淡红，疼痛，可伴有纳呆，腹胀，便稀，舌质淡，苔白腻，脉滑。

治法：健脾利湿，佐以清热。

方药：除湿胃苓汤加减。

苍术 9 克　厚朴 9 克　陈皮 9 克　栀子 10 克　黄柏 10 克白术 10 克　猪苓 10 克　茯苓 10 克　泽泻 10 克　滑石 10 克川楝子 10 克　元胡 10 克　板蓝根 15 克　甘草 6 克

发于下肢者加牛膝、黄柏。

3. 气滞血瘀型

主症：丘疱疹及水疱已结痂，或脱痂后遗留褐色色素沉着，仍有疼痛，舌暗红有瘀斑，苔白。

治法：疏肝理气，活血止痛。

方药：柴胡疏肝散加减。

柴胡 9 克　当归 9 克　川芎 6 克　枳壳 9 克　陈皮 9 克白芍 9 克　丹参 10 克　川楝子 10 克　元胡 10 克　醋香附 10克　郁金 10 克　全瓜蒌 10 克

疼痛在胁肋部者用柴胡疏肝散加减；在其他部位者可酌情选用桃红四物汤加全虫、泽兰等。皮疹消退后仍有热者可加银花或板蓝根；有湿者可加生薏苡仁、茯苓；阴伤者可加元参、麦冬；疼痛较重，夜不能寐者可加珍珠母、牡蛎；乏力，气短者，可加黄芪、党参等。

【外治法】

1. 刺络拔罐：水疱期及早给予梅花针叩刺，梅花针局部叩刺具有活血化瘀、通络止痛之功，且叩刺后有利于外敷药物的吸收，随后给予拔罐治疗，可以使疱液流出，减轻胀痛不适感，并拔除局部瘀滞邪毒，疏通经络，调整脏腑的功能，起到泻热、止痛、镇静作用。

适应症：各年龄段的患者，不同时期均可适用，糖尿病患者慎用。

操作手法：治疗前首先给予75%的酒精棉球常规消毒，根据经络进行刺络与拔罐，每次拔罐时间10～15分钟，年老或皮肤薄嫩者拔罐时间宜短，以免罐内起水疱，每日或隔日一次。

2. 中药外敷及导入：根据疱疹的情况，进行辨证施治，给予适当温度，6～8层浸有中药药液的纱布外敷。

3. 中药涂擦治疗：微波后给予中药膏剂，辨证用药（根据患者情况配制外用药），维持、巩固治疗疗效。具体如下：

（1）急性期皮损：以清热燥湿为法。

处方：苦参30克　黄柏30克　大青叶30克　元胡20克

用法：研末调成糊状，外敷，每日换药1次。

（2）气滞血瘀型：以舒筋活络止痛为法。

处方：透骨草30克　伸筋草30克　乳香20克　没药20克　熟大黄30克

用法：研末调成糊状，外敷，每日换药1次。

4. 肛内纳药：必要的情况下，可以考虑肛纳中成药消炎止痛栓（院内制剂），每次 1~2 枚，每日 1 次。

5. 其他疗法

（1）微波治疗：局部给予适宜的温度进行理疗，每次 20 分钟，每日 1~2 次。

禁忌症：身体内置留金属材料的患者、孕妇禁用，头部禁用。

（2）头面部皮疹可给予低频脉冲电治疗、偏振光治疗。

（3）针刺：

主穴：

内关——手厥阴心包经

阳陵泉——足厥阴肝经

足三里——足阳明胃经

配穴：疼痛日久者加支沟，或阿是穴刺激。

操作手法：患者采取坐位或卧位，常规消毒后选穴，局部周围卧针平刺，留针 30 分钟，每日 1 次。

（4）耳针：取穴肝区、神门埋针，直至疼痛消失为止。

（5）外涂鳝鱼血：部分头面部带状疱疹患者可出现口眼歪斜、额纹变浅或消失等症状，可予鳝鱼血外涂患侧，日 1 次。

【预后及护理】

1. 应卧床休息，避免过度劳累，避免各种感染、高热及外伤等各种诱发因素。

2. 老年人患带状疱疹后，说明身体抵抗病毒的能力降低，应进行检查，排除肿瘤的可能性。

3. 带状疱疹如发生于三叉神经眼支区，应高度重视治疗及护理，防止影响角膜引起失明。

4. 病人应与幼儿湿疹患者隔离，防止发生疱疹样湿疹。

5. 带状疱疹后遗面瘫者，应及时治疗。

6. 饮食宜清淡，避免食用辛辣刺激腥发食物。

7. 舒畅情志，避免抑郁恼怒。

第三节　手足口病

本病是以手、足及口腔内发生水疱丘疹为特征的病毒性急性传染病。由肠病毒，通常是由柯萨奇 A16 肠病毒 71 型（EV71）或由柯萨奇 A5、A10 等病毒引起。病毒通过口腔由人传播人。

相当于中医"手脚疹"。

【病因病机】

外感风热时邪，邪毒蕴于肺胃二经所致。

【诊断要点】

1. 好发于 5 岁以下儿童。

2. 潜伏期 3～7 天，短的 12～24 小时。

3. 前驱症状有低热、不适、腹痛，继而在口腔和皮肤上出现水疱。

4. 黏膜损害开始在咽部出现直径为 1～3 毫米的水疱，周围绕以红晕，以后在硬鄂、颊黏膜、舌、齿龈相继出现。水疱迅速发展成糜烂和溃疡，有的患儿因疼痛而拒食。

5. 皮损开始为红色斑丘疹，很快变成周围绕以红晕的小而清晰的水疱。疱壁薄，呈卵圆形，数目从几个到几十个不等。几天后水疱干涸，4～7 天后消退。

6. 发疹部位以手指，足趾背侧面，特别在指甲周围及侧缘多见，但亦可见于手指屈面和掌跖。婴儿皮疹好发于臀部，有时呈泛发型。有的患者出现严重的并发症，如心肌炎、脑膜炎、肺炎等。

7. 复发罕见，但有时有慢性间歇性发作过程。

【内治法】

1. 风热型

主症：手足部及口腔黏膜有少量丘疱疹，轻度疼痛，部分患儿伴有鼻塞，流涕，舌红，苔薄白，指纹青紫。

治法：疏风清热，凉血解毒。

方药：银翘散加减。

银花9克　连翘6克　大青叶9克　黄芩6克　竹叶2克　荆芥2克　牛蒡子6克　薄荷（后下）3克　甘草3克　芦根10克　赤芍6克

2. 热毒型

主症：手足部、口腔黏膜、臀部出现较多斑丘疹及丘疱疹，周围绕以红晕，伴口干，咽痛，小便黄，大便干，舌红，苔白或稍腻，指纹青紫可达命关。

治法：清热解毒，化湿活血。

方药：清瘟败毒饮加减。

羚羊角粉（冲）0.3克　板蓝根6克　生石膏6克　连翘6克　银花10克　生薏苡仁6克　茯苓皮6克　黄芩6克　生地6克　甘草6克　淡竹叶6克　丹皮10克

根据年龄及病情可调整剂量及药味。

【外治法】

1. 皮肤丘疱疹可中药涂擦：黄芩、黄柏、丹皮、马齿苋煎汤外用。

2. 口腔用中药金银花、竹叶煎汤或漱口，口内外用双料喉风散、锡类散。

【预防及护理】

1. 危重患者应住院治疗，中西医结合及时救治。

2. 幼儿园、托儿所发现患儿需隔离治疗，防止传染给他人。

3. 患儿用过的用具、衣服等应消毒。

4. 应注意患儿手及面部卫生，预防手足口病发生。

第四节　风　疹

风疹是由风疹病毒引起的发疹性传染病。传染途径主要是直接接触或飞沫传染。6 个月 ~ 5 岁儿童发病率最高，可获得终身免疫，多在冬春季流行。

相当于中医"风痧"范围。

《医门补要·小儿叠发风疹》记载："小儿乃脆嫩弱质。淫风厉气，每能侵犯而发风疹，壮热咳嗽，鼻塞作呕，眼如含泪，烦躁易啼，身现似针尖红点，此名风疹。"

【病因病机】

多因外受风热时邪，与气血相搏，郁于肌肤，发于肌表而致。

【诊断要点】

1. 前驱期较短，约半天至一天，有轻度发热、咳嗽、流涕等前驱症状，少数人在软腭上出现暗红色斑疹。

2. 皮疹为大小不一淡红色斑疹、斑丘疹或丘疹，部分可融合成片，疹间有正常皮肤，面颈部皮疹往往较多，躯干四肢略少，一天内即可出齐，而掌跖部不发疹。历时 3 ~ 4 天消退，疹退后一般不留痕迹，偶见细薄糠状脱屑。

3. 出疹前 5 ~ 7 天，后枕部、耳后、腋窝、腹股沟淋巴结肿大，轻度压痛，数日内可自行消退。

4. 偶可并发关节炎、中耳炎、支气管炎、心肌炎及脑炎等。

【内治法】

1. 邪郁肺卫型

主症：疹见浅红，面部及胸部较多，轻度瘙痒，耳后、颈部淋巴结肿大，咳嗽流涕，舌红，苔黄薄，脉象浮数。

治法：疏风清热。

方药：

银花9克　板蓝根9克　菊花6克　赤芍6克　牛蒡子9克　桑叶6克　蝉衣3克　生甘草3克　芦根6克　连翘9克　淡竹叶6克

2. 邪热炽盛型

主症：全身发疹，疹色红，融合成片，瘙痒明显，纳呆食少，舌红，苔黄，脉象数。

治法：凉血解毒。

方药：

桑叶9克　银花12克　连翘6克　板蓝根9克　牛蒡子6克　薄荷（后下）6克　竹叶6克　蝉衣3克　赤芍6克　生地12克　丹皮9克　白茅根15克　甘草2克　黄芩6克

【外治法】

可中药煎汤（金银花、黄芩、薄荷等）外用或炉甘石洗剂外用。

【预防及护理】

1. 隔离患者，皮疹出后应隔离5～7天。

2. 被患者呼吸道分泌物污染的房间、被服等，可以用通风、日晒等措施进行消毒。

3. 发热期间，病人应卧床休息。

4. 治疗期间忌吃煎炒、辛辣食物，饮食宜清淡，并多喝开水。

5. 幼儿期可接种风疹疫苗。

6. 孕妇应避免与风疹患者接触，风疹能致胎儿先天畸形。

7. 易感妇女可接种风疹疫苗，在接种风疹活疫苗后，至少应在 6 个月内避免怀孕。

第五节　水　痘

水痘是由水痘—带状疱疹病毒引起的传染性皮肤病。主要发生在儿童，多见于冬春季节，起病较急。一般感染后可获得终生免疫。

中医明清时期将本病称为"水痘"。

《医宗金鉴·痘疹心法要诀》记载："水痘，发于脾、肺二经，由湿热而成也。初起与大痘相似，面赤唇红，眼光如水，咳嗽喷嚏，唾涕稠粘，身热二三日而始出，其形尖圆而大，内含清水，易胀易㿗，不作脓浆。"《幼幼集成》记载："水痘似飞痘，外候面红唇赤，眼光如水，咳嗽，喷嚏，涕唾稠粘，身热二、三日而出，明莹如水泡。"

【病因病机】

外感风热时邪，内蕴湿热，阻于肌表，多由相互传染而发病。

【诊断要点】

1. 潜伏期为 15 天，前 2 ~ 3 日先有发热、不适、头痛、干咳、厌食等前驱症状。

2. 皮疹先发于颜面，后发于躯干。主要分布于面部、躯干、四肢近侧端，为向心性分布，以躯干及四肢近侧端较密。也可累及掌、跖、口腔、鼻腔、阴道黏膜，以及咽、喉、气管、膀胱、胃肠道等部位。

3. 皮损为斑疹、丘疱疹、水疱。水疱表浅而皮薄，如同水珠滴在皮肤上，直径约为 2~3 毫米，略呈椭圆形，疱周围绕以红晕。疱液在数小时后转为混浊，水疱从中心开始干瘪，产生脐窝状外观，然后结痂。从斑疹开始演变为丘疹、水疱直至结痂，全过程仅 8~12 小时。皮疹连续成批发生，几种皮损同时共存。

4. 轻度瘙痒。若继发化脓性感染或患者年龄较大，可出现较严重的全身症状，如壮热、烦渴等。

【内治法】

1. 风热型

主症：轻微发热或无全身症状，出现红色斑丘疹及水疱，水疱透明，舌尖红，苔薄白，脉浮数。

治法：清热利湿，辛凉透表。

方药：桑菊饮加味。

银花 15 克　连翘 10 克　板蓝根 15 克　桑叶 9 克　菊花 9 克　薄荷 5 克　杏仁 5 克　桔梗 5 克　芦根 10 克　竹叶 6 克　甘草 5 克

2. 湿热毒盛型

主症：壮热烦渴，溲赤便秘，斑疹紫红，疱疹呈血性，舌质红绛，苔黄厚，脉洪数。

治法：清热祛湿凉血透疹。

方药：清瘟败毒饮加减。

生地 15 克　生石膏 15 克　黄芩 10 克　赤芍 10 克　元参 10 克　连翘 10 克　丹皮 10 克　黄连 6 克　栀子 9 克　桔梗 5

克　知母9克　竹叶9克　羚羊角粉（冲）0.3克　甘草5克

【外治法】

1. 外擦中药汤剂：马齿苋、黄芩、苦参等，防止继发感染。

2. 若有糜烂化脓皮损，可外用青黛散或黄连膏。

【预防及护理】

1. 忌食辛辣、虾、蟹等刺激性食物，少吃煎炒、油炸、辛热食物，给予易消化食物和充足的水分。

2. 患者的病室、被服和用具，可采用紫外线照射，通风、曝晒和煮沸等措施进行消毒。

3. 注意休息，加强护理。

4. 儿童接触水痘病人后，应观察三周。

第六节　传染性红斑

本病是病毒引起的一种轻度的传染病，以面部红斑为主的发疹性疾病。多见于春夏季，好发于4~12岁儿童，常在幼儿园、小学校流行。

相当中医"丹痧"。俗称"红蝴蝶斑"。

《吴医汇讲·卷八》记载："其症初起，凛凛恶寒，身热不甚，并有壮热，而仍兼憎寒者，斯时虽咽痛烦渴，先须解表透达为宜，即或兼清散，总以散字为重，所谓火郁发之也。"

【病因病机】

患儿素体血热，复感风邪，内外相合，热入营血，而致肌肤发斑。

【诊断要点】

1. 潜伏期为1~2周。

2. 皮疹初起在面部，两颊突然出现玫瑰红色斑片，边缘清楚，蝶形分布，午后明显，上无鳞屑，局部温度增加。皮疹可蔓延到四肢，掌跖可受累，生殖器黏膜可发生暗红色斑疹。

3. 病程 6~10 天。皮疹从中央到外周依次消退，消退后不留痕迹。

4. 一般无自觉症状，或者有轻微瘙痒。

5. 该病有时有全身症状，如发烧、消化道症状、头痛、关节痛、咽痛、眼结合膜充血、局部淋巴结肿大等。有时全身症状作为前驱症状表现。

【内治法】

本病多为热毒所致。

主症：两颊玫瑰红色斑片，边缘清楚，伴咽痛、轻咳、鼻塞，舌质略红，苔薄白，脉浮数。

治法：清热解毒，凉血消斑。

方药：

生石膏 9 克　知母 3 克　丹皮 6 克　元参 6 克　赤芍 3 克连翘 6 克　银花 9 克　大青叶 9 克　白茅根 3 克　淡竹叶 3 克生甘草 2 克

【外治法】

可外用中药涂擦：金银花、丹皮等煎汤。

【预防及护理】

1. 隔离患者至皮疹完全消退后为止。

2. 适当多饮水，食易消化食物。

第七节　幼儿急疹

幼儿急疹又称婴儿玫瑰疹，是一种常见的幼儿急性热性发疹性疾病，与病毒感染有关。多发生于 6 个月至 2 岁的婴幼儿。可通过空气飞沫传染。

本病中医称"小儿发疹"、"奶麻"。

《麻科活人全书·奶麻》记载："奶麻者，小儿初生未满月时，遍身红点，斑驳如朱，皆由儿在母胎中，受有热毒所致，故生下发于皮肤，不可认作时行麻疹。"

【病因病机】

中医认为本病由于外感风热时邪，气分热盛入营发于肌肤所致。

【诊断要点】

1. 潜伏期为 10～15 天，多无前驱症状。

2. 突然高烧（39℃～40℃），持续 3～5 天后骤降，出现皮疹。

3. 皮疹为周围绕以红晕的玫瑰色斑丘疹。直径约为 1～5 毫米，散在分布，可互相融合成红色斑片。

4. 皮疹先发于躯干上部及颈部，以后波及面部和四肢。但鼻、颊及肘膝以下部位及掌跖不易发生。

5. 全部皮疹 24 小时内出齐，1～2 天后消退，消退后无色素沉着及脱屑。

6. 发热期可有轻度枕后及颈淋巴结肿大，但无压痛。少数患儿可有倦怠、恶心，偶有惊厥，发疹时伴有瘙痒。

7. 发病早期白细胞增高，随皮疹发展白细胞减少，而淋巴细胞可高达 70%～90%。

【内治法】

1. 热入营血型

主症：突然高热，体温可达 39℃～40℃，一般无鼻塞、流涕、咳嗽等呼吸道症状，唇红，大便干，小便短赤，舌红苔黄，脉数。

治法：清热解毒，凉血清营。

方药：解毒清营汤。

生地 5 克　银花 5 克　连翘 5 克　黄芩 5 克　赤芍 5 克
丹皮 5 克　栀子 5 克　生石膏 5 克　甘草 3 克　羚羊角粉
（冲）0.15 克

根据病情可酌加芦根、大青叶、蝉衣等。

2. 热蕴皮肤型

主症：高热消退，颈、面、躯干、上肢及膝以上部位出现
玫瑰红色斑丘疹，舌红苔白脉数。

治法：清热凉血。

方药：皮炎汤加减。

银花 5 克　连翘 3 克　黄芩 5 克　栀子 5 克　生地 5 克
赤芍 5 克　丹皮 5 克　甘草 6 克　竹叶 3 克

阴伤出现口干，倦怠，舌红少苔，脉细数者加麦冬、元
参、石斛。

【预防及护理】

卧床休息，适当多饮水，食易消化食物。

第八节　传染性软疣

传染性软疣是由传染性软疣病毒所致的皮肤病。常通过直
接接触和污染的用具（如浴巾）传染。可自体接种，也可通
过媒介物间接感染。近年来发病有增多趋势。好发于儿童及青
年女性。

相当于中医"鼠乳"。俗称"水瘊子"。

《诸病源候论》记载："鼠乳者，身面忽生肉，如鼠乳之
状，谓之鼠乳也。"

【病因病机】

风邪湿毒搏结于肌肤而生。

【诊断要点】

1. 潜伏期 2～3 周。

2. 典型损害为米粒至绿豆大小，半球形丘疹，呈灰白、微红或正常皮肤色，表面有蜡样光泽，中央有脐窝，可以从中挑出或挤出乳白色干酪状物质即软疣小体。

3. 皮损好发于躯干、四肢，散在不融合，损害数目多少不定，无明显自觉症状或微痒。

4. 本病易继发感染，局部红肿并发脓疱，或在损害周围继发湿疹样损害。发于眼睑者，常可引起慢性结膜炎或角膜炎。以上继发损害可随软疣消退而消失。

【内治法】

1. 热毒蕴结型

主症：皮疹初起，疣体数目多且大，伴有微痒，口干，大便干结，舌红苔黄，脉弦数。

治法：清热解毒。

方药：

马齿苋 15 克　败酱草 15 克　紫草 10 克　大青叶 15 克生薏仁 30 克　甘草 6 克　赤芍 10 克　白蒺藜 10 克

2. 脾虚湿阻型

主症：皮疹反复发作，疣体数目较少，散在分布，颜色淡，胃纳差，大便溏，舌质淡红舌苔白，脉弱。

治法：健脾化湿散结。

方药：

薏苡仁 30 克　白术 10 克　醋香附 10 克　茯苓 15 克　黄芪 10 克　萆薢 10 克　白花蛇舌草 15 克　淮山药 12 克　陈皮

5克　炙甘草3克　防风10克

【外治法】

消毒皮肤后，用消毒镊夹住疣体，将内部软疣小体全部挤出，用2.5%碘伏充分涂抹，压迫止血。

【预防及护理】

1. 注意隔离，防止传播。患者的内衣和毛巾应充分烫洗曝晒。

2. 避免搔抓，慎用搓澡巾搓澡，勿用公共浴巾。

第九节　扁平疣

扁平疣为常见的一种病毒性赘生物。多发于青年人面部或手背。

相当于中医"扁瘊"。

【病因病机】

皮肤腠理不密，感受毒邪侵袭，瘀聚皮肤形成疣体。

【诊断要点】

1. 好发于颜面、手背及前臂等处，起病常突然，女性发病较多。

2. 损害为正常皮色、淡红或淡褐色扁平丘疹，米粒到绿豆大，圆形或椭圆形或多角形，表面光滑，境界清楚。

3. 皮疹数目较多，常散在或密集分布，可见由于搔抓后的自体接种现象，即皮疹沿抓痕呈串珠状排列。

4. 有轻度痒感或无自觉症状。病程慢性，可自行消退，愈后不留痕迹。有的患者消退期可有预兆，如突然瘙痒，基底部红肿，损害突然增大，损害趋于不稳定等。

【内治法】

1. 热毒蕴结型

主症：红褐色、淡红色或肤色扁平丘疹，口干，便干，舌红，苔白，脉弦。

治法：清热解毒，凉血祛疣。

方药：马齿苋合剂。

马齿苋30克　大青叶15克　紫草10克　败酱草10克　木贼10克　蒺藜12克　赤芍10克　磁石30克　桃仁10克　夏枯草10克　薏苡仁30克　醋香附10克

2. 脾虚型

主症：疣体分布稀疏，呈皮肤颜色或灰白色，日久不消。食少肢倦，大便溏稀。舌质淡红、苔薄白，脉细弱。

治法：健脾益气，养血散结。

方药：

黄芪15克　白术10克　薏苡仁30克　茯苓15克　醋香附15克　白芍12克　淮山药15克　川芎6克　炙穿山甲6克　炙甘草5克

【外治法】

1. 中药外洗：马齿苋30克，木贼30克，香附30克，赤芍15克，煎洗。

2. 火针：在酒精灯上将火针针尖烧红后，迅速刺入皮损表面，依次将皮损表面点刺，皮损将自行结痂，痂自行脱落。

【预防及护理】

避免搔抓，防止皮疹因同形反应增多。

第十节　跖　疣

跖疣是发生在足底部的寻常疣。因该部位角质层较厚，常受到挤压或摩擦，故临床表现不同于寻常疣。

相当于中医"雌雄狐刺疮"。

【病因病机】

足部外伤，毒邪蕴积，以致气滞血凝而生。

【诊断要点】

1. 好发于足跟、跖骨头或跖间受压迫处。

2. 初为细小发亮丘疹，逐渐增至绿豆大小，表面角化粗糙，灰黄或污灰色，境界清楚，绕以增厚的角质环，如用小刀将表面角质刮去，表面可见出血点，有时疣表面有微量血液外渗，凝固成小黑点，往往有压痛。

3. 有时损害可互相融合为一角质片块，又称"镶嵌疣"。

【内治法】

主症：足底部可见较多角化性丘疹，表面粗糙。

治法：清热解毒，活血软坚。

方药：

马齿苋 30 克　大青叶 15 克　紫草 10 克　败酱草 10 克桃仁 10 克　红花 6 克　赤芍 6 克　生牡蛎（先煎）30 克　香附 10 克

【外治法】

1. 木贼 30 克，香附 30 克，陈皮 15 克，金毛狗脊 30 克，大黄 15 克，水煎外洗。

2. 物理疗法：数目少时可采用冷冻、激光疗法。

【预防及护理】

不要硬性搔破，以防自行接种。

第十一节 寻常疣

疣病毒引起的赘生性皮肤病，属良性赘生物。寻常疣为最常见的一种，多发于青年人。

中医称之为"千日疮"、"疣疮"、"晦气疮"、"枯筋箭"、"刺瘊"、"疣目"，俗称瘊子。

《诸病源候论》记载："疣目者，人手、足边忽生如豆，或如结筋，或五个或十个相连肌里，粗强于内，谓之疣目。"《外科启玄》记载："生于人手足上，又名瘊子，生一千日自落，故名之。"《外科正宗》记载："枯筋箭，初起如赤豆大，枯点微高，日久破裂，攒出筋头，蓬松枯槁。"

【病因病机】

1. 肝郁血燥，筋气不荣，风邪外袭，以致风热血燥外发肌肤而生。

2. 气血失和，腠理不密，感受毒邪，致使气血凝滞，瘀聚肌肤。

【诊断要点】

1. 好发于手背、手指、颜面、足缘、头皮等处。

2. 初发多为1~2个小丘疹，日久增大，约绿豆至黄豆大小，呈半球形突起，边界清楚，褐色或正常皮色，表面干燥，略硬。后期表面粗糙，顶部渐呈乳头状或刺状增生，数月后可逐渐增多。

3. 一般无自觉症状。

4. 慢性病程，可达数月或数年。能自愈，愈后不留痕迹。

5. 几种特殊的寻常疣：

（1）甲周疣：寻常疣发于甲周或延及甲下，呈刺状角质增生，有触痛。

（2）丝状疣：柔软细长如丝状突起，多发于成人颈部及眼皮。

（3）指状疣：疣形如小指状，可呈单指或多指状出现，好发于头皮或面部。

【内治法】

1. 血燥型

主症：疣体表面粗糙，顶部呈乳头状或刺状增生，舌脉可无变化。

治法：养血润燥，活血化瘀。

方药：治疣汤加减。

熟地15克　何首乌10克　夏枯草10克　赤芍10克　醋香附10克　白芍15克　薏苡仁30克　白术10克　桃仁5克　红花5克　大青叶10克　炙穿山甲5克　甘草6克　木贼10克

2. 气滞血瘀型

主症：皮疹日久，疣体较大，部分呈多角形或不规则形斑块，数目较多，表面粗糙，舌质暗红有瘀点或瘀斑，脉弦或涩。

治法：活血化瘀，软坚散结。

方药：

桃仁10克　红花6克　马齿苋15克　大青叶10克　醋香附10克　薏苡仁30克　丹皮10克　甘草5克　牡蛎（先煎）30克

【外治法】

1. 马齿苋 30 克，赤芍、香附、陈皮、木贼各 10 克，水煎煮外洗，每天 1 次。

2. 数目少时可用冷冻、激光疗法。

【预防及护理】

1. 女性怀孕或月经期忌用中药内服。

2. 有出血倾向的患者不能口服以上药物，数目较少者不必内服。

（陈维　郝子佳　曹欢欢）

第二章　变态反应性皮肤病

第一节　接触性皮炎

接触性皮炎是指皮肤或黏膜接触某种物质后，在接触部位发生的急性炎症。表现为红斑、肿胀、丘疹、水疱、大疱，甚至坏死等。能引起本病的物质主要有动物性、植物性和化学物质三大类，其中以化学物质引起者较多。接触性皮炎可分为两类：即变态反应性接触性皮炎和原发刺激性接触性皮炎（分急性与慢性两种）。变态反应性接触性皮炎是接触物本身无刺激性，仅少数人对此物质过敏引起，如能找到致敏的接触物，其后不再接触，就可防止再次发生。原发刺激性接触性皮炎接触物本身有很强的刺激性，任何人接触后均可发病。这里重点介绍变态反应性接触性皮炎。

本病相当于中医的"漆疮"、"粉花疮"、"膏药风"、"马桶癣"等。《诸病源候论·漆疮候》中有"漆疮"的描述："漆有毒，人有禀性畏漆，但见漆便中其毒。"

【病因病机】

由于禀性不耐，湿热内蕴，复受毒热等接触物刺激，内外湿热毒邪蕴郁肌肤，因而发病。又因体质有差异，因蕴湿热轻重不同，接触外来毒物性质不同，部位差异，所以临床表现多种多样。

变态反应性接触性皮炎致病物质非常多，动物性的如斑蝥，动物的皮毛等，植物性的如荨麻、除虫菊、银杏、补骨脂等，化学性的如镍、铬及其制品，皮革，塑料、橡胶及其制品，某些染发剂、化妆品、油漆、外用药等。

【诊断要点】

1. 有致敏物接触史。

2. 原发刺激性接触性皮炎，如强酸、强碱所致，无潜伏期，立即发病。变应性接触性皮炎发病有一定的潜伏期，从数小时至十数天不等，一般再次接触多于 24～48 小时发病。

3. 皮疹发生部位及范围多与接触物接触部位一致，境界清楚，好发于双手、面部等暴露部位，机体高度敏感时皮疹可泛发。

4. 皮损的形态、范围、严重程度取决于接触物的种类、性质及其浓度、接触时间的久暂、接触部位和面积大小，以及机体对接触物的反应程度。皮疹轻时为红斑，稍有水肿或有粟粒大红色丘疹、丘疱疹、水疱甚至大疱，但临床所见常以某种损害为主。皮炎发生于眼睑、包皮、阴囊等组织疏松部位则皮肤水肿异常显著。

5. 自觉灼热、瘙痒，重者有疼痛。少数患者有时有畏寒、发热、恶心、头痛等全身反应。

6. 本病有自限性，多呈急性经过，皮炎症状可在数日内发展至高峰。去除病因，处理得当，经 1～2 周可痊愈，但再接触可再发。如反复接触或处理不当，可转为亚急性或慢性皮炎。

7. 本病应与急性湿疹、日光性皮炎、药疹等病鉴别，发生于颜面部位应与丹毒相鉴别。

【内治法】

1. 风热型

主症：皮疹以红斑、丘疹为主，肿胀，瘙痒，无水疱，无渗液，口干，大便干结，小便短赤，舌红，苔白或薄黄，脉数。

治法：清热祛风，凉血止痒。

方药：消风散加减。

苍术 9 克　苦参 10 克　知母 10 克　荆芥 5 克　防风 5 克　当归 10 克　牛蒡子 10 克　蝉衣 5 克　生石膏 15 克　甘草 5 克　胡麻仁 10 克　生地 15 克　丹皮 10 克

2. 湿热型

主症：皮损潮红、肿胀，其上有群集性丘疹、水疱，糜烂渗出，自觉痒痛，舌质红，苔黄腻，脉滑数。

治法：清热除湿止痒。

方药：龙胆泻肝汤加减。

龙胆草 6 克　生地 15 克　当归 9 克　柴胡 6 克　木通 6 克　泽泻 9 克　车前子 9 克（包）栀子 9 克　黄芩 10 克　茯苓皮 15 克　薏苡仁 30 克　白鲜皮 10 克　地肤子 10 克　甘草 3 克

3. 血虚风燥型

主症：病程迁延日久，皮损肥厚粗糙，表面有抓痕、血痂、色素沉着或苔藓样变，瘙痒剧烈，舌质淡，苔白，脉沉细。

治法：养血润燥，祛风止痒。

方药：当归饮子加减。

当归 10 克　赤芍 10 克　生地 15 克　川芎 6 克　制何首乌 10 克　生甘草 6 克　防风 6 克　白蒺藜 10 克　黄芪 10 克　鸡血藤 15 克　白鲜皮 10 克

痒甚者加僵蚕 10 克，徐长卿 10 克。

【外治法】

1. 立即脱离并清洗去除接触物。

2. 皮损处于急性期，皮损以红斑、丘疹为主，无水疱、渗出者可给予1%薄荷三黄洗剂或炉甘石洗剂外用。

3. 皮损出现水疱、糜烂渗液，可给予清热燥湿解毒中药湿敷外用，方用马齿苋30克、黄柏10克、生地榆15克，水煎外洗或冷湿敷。湿敷后给予三黄粉（黄芩、黄连、黄柏）或湿疹散外撒，以清热燥湿止痒。

4. 皮损无渗液，处于亚急性期，可外用青鹏软膏、硼酸氧化锌软膏。

5. 皮损干燥脱屑者，可局部外涂甘草油、紫草油，或维生素E乳外用。

【预防及护理】

1. 与职业有关的应加强防护措施。

2. 接触刺激物后应立即用流动清水充分冲洗或采用其他有效方法去除。

3. 明确病因，避免继续接触过敏物质，以免引起本病加重。如接触物已明确，应避免再次接触该致敏物及结构类似物质。如不明确接触物应谨慎对待直接接触皮肤的任何物质，包括医用外用药物。

4. 患病期间少食鱼虾海味等发物。不宜用热水或肥皂水洗澡，避免摩擦搔抓。禁用刺激性强的外用药物。

第二节　湿疹

湿疹是一种过敏性的炎症皮肤病。由多种复杂的内、外因素引起，与个体素质或遗传因素亦有一定关系。其特点是皮损具有多形性、对称性，剧烈瘙痒，反复发作易转为慢性。

中医依据该病发病部位和临床表现而有多种名称：发于婴儿的称"奶癣""胎敛疮"，滋水浸淫者称"浸淫疮"，发于耳部的称"旋耳疮"，发于脐部的称"脐疮"，发于阴囊部的称"肾囊风"，发于肘、腘窝部位的称"四弯风"，发于手部的称"瘸疮"，发于乳头的称"乳头风"，一般称为"风湿疡"、"湿疮"等。

历代文献中均可看到相关病或证的记载，最早的见于《金匮要略》"浸淫疮，黄连粉主之"，《圣济总录·浸淫疮》描述到："其状初生甚微，痒痛汁出，渐以周体，若水之浸渍，淫跌不止，故曰浸淫疮。"《医宗金鉴·外科心法要诀》认为其病机："由湿热内搏，滞于肤腠，外为风乘，不得宣通"，"……由心火脾湿受风而成。"

【病因病机】

由于禀赋不耐，饮食失节或过食腥发之物使脾失健运，湿热内生；过食生冷，伤及脾阳，导致水湿内生，郁而化热；或由内外因素刺激，风、湿、热诸邪相搏于肌肤所致。因此风湿热是本病发病的基础。

若平素体虚，病久伤阴耗血，血虚风燥，肤失所养而致慢性湿疹。

【诊断要点】

按照皮疹特点和病程长短可分为急性湿疹、亚急性湿疹和慢性湿疹三种。

1. 急性湿疹

（1）发病急，初起时皮损局限于身体某一部位，很快发展成对称性。多见于面、耳、手、足、前臂、小腿等外露部位，严重者可泛发全身。

（2）皮疹特点呈多形性，多数为粟粒大红色丘疹、丘疱疹或水疱，尚有明显点状或小片状糜烂、渗液、结痂，在同一部位可同时出现多种皮疹，或者以某一损害为主。损害境界不清，全部感染时可出现脓疱、脓性渗出及脓痂，相应淋巴结可肿大。感染严重时可伴有发热等全身症状。

（3）自觉剧烈瘙痒和灼热感，尤以夜间加剧。

（4）经治疗，约2~3周好转，但常易反复发作，易转为亚急性或慢性。

2. 亚急性湿疹

（1）常因急性湿疹未能及时治疗或治疗不当，病程迁延而致。

（2）湿疹在急性发作后，红肿渗出减轻，进入亚急性阶段。以红色丘疹、斑丘疹、鳞屑或结痂为主，间有少数丘疱疹或水疱及糜烂渗液。

（3）瘙痒较急性湿疹轻。

（4）亚急性湿疹由于种种原因会呈急性发作或时轻时重，经久不愈会发展成慢性湿疹。

3. 慢性湿疹

（1）多由急性或亚急性湿疹演变而来，亦可开始即为慢性。

（2）慢性湿疹好发于手、足、小腿、肘窝、股部、乳房、外阴及肛门等处，多对称发病，由于发病部位不同，临床表现各异。

（3）皮损为暗红或棕红色斑或斑丘疹，常融合增厚呈苔藓样变，表面有脱屑、抓痕和血痂，周围散在少数丘疹、丘疱疹等。发生于手足及关节部位者常有皲裂。

（4）呈阵发性剧痒，遇热及睡前痒重。

（5）病程可达数月至数年，时轻时重。常反复急性或亚急性发作。

4. 常见特定部位的湿疹有耳湿疹、手湿疹、乳房湿疹、脐部湿疹、肛门外生殖器湿疹、小腿湿疹等。

【内治法】

1. 湿热型

主症：皮损潮红肿胀，有红斑、丘疹、疱疹、糜烂渗液或结痂，有剧烈瘙痒及灼热感，或有心烦，口干，口苦，舌质红，苔薄黄或黄腻，脉滑数。此型多见于急性湿疹或慢性湿疹急性发作期。

治法：清热利湿，止痒。

方药：龙胆泻肝汤加减。

生地 15 克　黄芩 10 克　龙胆草 6 克　丹皮 10 克　白茅根 15 克　银花 15 克　连翘 10 克　车前子（包）10 克　泽泻 10 克　木通 6 克　白鲜皮 10 克　苦参 6 克　甘草 3 克

2. 脾虚湿盛型

主症：皮损以红斑、丘疹、鳞屑或结痂为主，间有少数丘疱疹，舌质偏红，苔白腻。此型多见于亚急性、慢性湿疹。

治法：健脾利湿、止痒。

方药：除湿胃苓汤加减。

茯苓 10 克　猪苓 10 克　苍术 6 克　厚朴 6 克　薏苡仁 15 克　陈皮 6 克　白鲜皮 10 克　泽泻 10 克　白术 10 克　滑石 10 克　栀子 10 克　黄柏 10 克　甘草 6 克

3. 血虚风燥型

主症：病程日久，反复发作，皮损肥厚呈苔藓样变，阵发性剧烈瘙痒，舌质淡红，苔薄白，脉细。此型多见于慢性湿疹。

治法：养血润燥，祛风止痒。

方药：当归饮子加减。

生地黄10克　当归10克　生黄芪10克　丹参10克　白芍10克　何首乌10克　防风10克　荆芥6克　白蒺藜10克川芎6克　生甘草6克　鸡血藤10克　玄参10克

【外治法】

1. 糜烂渗液明显时，选用清热解毒、燥湿收敛中药水煎外洗或冷湿敷，可选用马齿苋30克、生地榆20克、黄柏10克、苦参10克，水煎至1500～2000毫升，外洗患处。或选1～2种药物煎汤，湿敷患处，面积不宜过大。湿敷后给予三黄粉（黄芩、黄连、黄柏）或湿疹散外撒，以清热燥湿止痒。

2. 无明显糜烂渗液者也可选用湿疹散、青黛散麻油调涂。

3. 慢性湿疹皮肤肥厚或苔藓样变，可用止痒洗药或养血祛风止痒中药，如：白蒺藜、防风、当归、甘草等水煎后趁热熏洗患处，或者中药熏蒸，每日1次，每次20～30分钟。亦可外搽10%黑豆馏油软膏。

4. 对于肛周湿疹和阴囊湿疹，可以选用中药，如苦参、马齿苋、明矾燥湿解毒，水煎先熏后洗，每次20～30分钟，每日睡前1次，如有轻度渗液者，洗后可给予三黄粉（黄芩、黄连、黄柏）外撒。

5. 对于手足皲裂性湿疹，可选用透骨草、苍术、白及、黄精、地榆、当归等煎汤候温浸泡，每次20分钟，然后外涂甘草油、紫草油。

6. 火针治疗：对于皮损暗红肥厚，经久不退，瘙痒剧烈者，可用火针针刺皮损处，隔日1次。

【预防及护理】

1. 尽可能寻找病因，隔绝过敏源，避免再刺激。

2. 禁食鱼虾海味和腥辣发物。

3. 禁用热水、肥皂水洗烫。

4. 急性期暂缓预防接种。

5. 避免搔抓。

第三节 婴儿湿疹

婴儿湿疹是发生在 1~2 岁以下婴幼儿中的湿疹。

婴儿湿疹中医称为"胎敛疮"。由于皮损形态有干、湿不同，又有"湿敛"和"干敛"之分，后者又称为"奶癣"。

《诸病源候论》认为小儿发病乃"五脏有热，熏发肌肤，外为风湿所折，湿热相搏身体……""……是心家有风热"。

【病因病机】

婴儿湿疹主要是由于先天不足，脾虚胃弱，风湿热邪郁积皮肤所致。

【诊断要点】

1. 临床分为渗出型和干燥型两种。

渗出型：多发生于肥胖的婴儿，皮疹特点是以红斑、丘疹、丘疱疹或水疱为主，皮疹可互相融合成大片，表面有糜烂渗液或黄色痂屑，境界不清。

干燥型：多发于营养差的瘦弱婴儿，皮疹特点是以淡红色斑、丘疹为主，表面少许糠秕样鳞屑，患儿皮肤干燥。慢性者可轻度浸润肥厚。

另外还有一种脂溢型，其皮损主要发生于头皮、眉、耳后等皮脂腺发达区域，形成黄色油腻厚痂，搔抓痂皮脱落，暴露有大量渗液的糜烂面，症状与渗出型相似。

2. 皮损好发部位在面部、头皮、颈周及四肢屈侧，尤其多见于双颊和额部。

3. 发病年龄在出生后 1~3 个月为多见，多于 1~2 岁内痊愈。

4. 瘙痒剧烈，患儿常常搔抓，哭闹烦躁。

【内治法】

1. 湿热型

主症：皮疹以红斑、丘疹、水疱、糜烂、渗出为主，或伴有黄色较腻痂皮，大便干或见奶瓣，小便黄，患儿多肥胖，舌红、苔薄黄。

治法：清热利湿。

方药：

金银花5克　黄芩3克　竹叶3克　灯心3克　牡丹皮3克白鲜皮3克　冬瓜皮5克　车前草5克　六一散（包）5克

用量根据小儿体重加减。

2. 脾虚蕴湿型

主症：皮疹以红斑、丘疹、干燥、脱屑为主，患儿体瘦，食少，大便溏，舌质淡红，苔薄白。

治法：健脾化湿。

方药：小儿化湿汤加减。

苍术6克　陈皮4.5克　茯苓6克　泽泻6克　炒麦芽9克　六一散（包）6克

【外治法】

1. 渗水多时可用马齿苋煎汤冷湿敷（面积不宜过大）。

2. 无渗出时可外搽三黄洗剂或用甘草油、地榆油调祛湿散。

3. 皮损干燥时可外用黄连油、青黛油、蛋黄油、黄连膏等。

【预防及护理】

1. 尽量寻找可能致病和诱发加重的因素并去除，特别要注意饮食，观察食物反应。

2. 患儿衣服、尿布宜用柔软的纯棉制品。洗涤时尽量将肥皂冲洗干净。

3. 保护皮损，避免热水洗烫，肥皂刺激及搔抓等，必要时晚间睡觉戴手套。

4. 注意患儿消化情况，及时进行调理。

第四节　特应性皮炎

特应性皮炎又称遗传过敏性皮炎，原称异位性皮炎、遗传过敏性湿疹。本病是与遗传因素有关的一种慢性、复发性、瘙痒性的炎症性皮肤病。典型的特应性皮炎，患者具有特定的年龄阶段。皮损呈湿疹样表现，临床常将本病分为婴儿期、儿童期和成人期。其特征为本人或家族中有"过敏性"病史，临床表现如湿疹。

典型患者有以下特点：

一、有患哮喘、过敏性鼻炎、荨麻疹、湿疹等病的家族性倾向。

二、对异种蛋白过敏。

三、血清中 IgE 值高。

四、血液嗜酸性粒细胞增多。

本病发于肘腘窝部位，中医称"四弯风"。《医宗金鉴·外科心法要诀·四弯风》云"此证生在两腿弯、脚弯，每月一发，形如风癣，属风邪袭人腠理而成，其痒无度，搔破津水，形如湿癣"。

【病因病机】

多因禀赋不耐，脾胃功能失调，脾虚湿滞，湿郁化热，外受风湿热邪，蕴郁肌肤腠理而发病。由于病程迁延，缠绵日久，致使脾虚血燥、肌肤失养。

【诊断要点】

发病的年龄，典型者常从婴儿期开始发病，时轻时重，延续到成年，但也可发生于任何年龄，甚至到青春期，多数病例婴儿期可自愈，部分病人延至成人期，年长的患者较少见。

1. 婴儿期的临床特点：

（1）常在出生后两周至三个月内发病。

（2）皮疹好发于面颊、额及头皮，躯干、四肢亦可受累。

（3）其皮疹分为两型，即渗出型和干燥型。渗出型是在红斑上有较多的丘疹、丘疱疹及水疱，有明显的渗出结痂。干燥型是有灰白色糠状鳞屑的暗红斑，但无水疱及渗出，比较干燥，有时伴有浸润肥厚及皲裂。

（4）有阵发性剧烈瘙痒，常引起婴儿哭闹及睡眠不安，本病易受刺激因素而诱发，如服用敏感的食物，气候突变，穿着紧身的毛衣，感染，或用洗衣粉、肥皂清洗过勤等，均会导致过敏。

（5）有继发感染时，可有脓疱及局部淋巴结肿大，有的出现发热等全身症状。极少数患儿可扩展致全身变成红皮病，并伴有腹泻，营养不良等。

（6）病程慢性，时好时坏，反反复复，有的迁延到儿童期或成年期，但总趋势是随着年龄增长而逐渐减轻。

2. 儿童期的临床特点：可由婴儿期演变而来，亦有不经过婴儿期而发病。

（1）常在 3～10 岁发病，多数在 5 岁前发病。

（2）皮损表现有两种形态，即湿疹型和痒疹型。

湿疹型多发生于肘窝、腘窝和双小腿伸侧，也可累及颈外侧及四肢其他部位，中医此型多称之为"四弯风"。多为针尖大丘疹、丘疱疹及小水疱，融合成片。也可表现为干燥的皮损，覆有白色鳞屑，皮肤有轻度浸润。如遇刺激因素时，会出现细小的丘疹、丘疱疹及水疱。

痒疹型的皮损表现为全身散在丘疹，多发生于四肢伸侧及背部。丘疹较大，皮色或棕褐色，初起丘疹较红，陈旧者小而硬。在典型的异位性皮炎患者中，常可见与毛囊一致的小丘疹，带灰色，无光泽，如鸡皮疙瘩样。

（3）剧烈瘙痒。

（4）病程慢性，可迁延至成人期。

3. 成人期的临床特点： 皮损与儿童期类似。

（1）多发生于 12～23 岁，少数病例超过 45 岁。

（2）好发部位多见于肘、腘窝、颈部，亦可发生于面、眼周围、手背，少数泛发其他部位。皮损虽可泛发，但以屈侧为重。

（3）以有灰白色鳞屑、浸润肥厚、红斑或苔藓样变为特征，有时出现丘疹及痒疹样损害。摩擦刺激可有渗液及结痂。

（4）剧烈瘙痒，易受各种刺激而诱发。

（5）随年龄增长逐渐缓解，通常在 30 岁以后渐渐痊愈。

综上所述，根据患者本人及家族中的"过敏性"病史，结合皮疹特点及好发部位，在排除脂溢性皮炎和湿疹的情况下可做出诊断。实验室检查和皮肤白色划痕试验等对诊断有一定帮助。

【内治法】

1. 湿热型

主症：发病较急，多见于儿童期，病情时轻时重。皮损为红斑、丘疹、水疱、糜烂、渗液、结痂，瘙痒剧烈，常反复发作，纳呆，舌质红，苔黄或黄腻，脉滑数。

治法：健脾利湿，清热止痒。

方药：

白术 6 克　薏苡仁 10 克　茯苓 10 克　淡竹叶 6 克　白扁豆 6 克　黄芩 6 克　栀子 6 克　连翘 6 克　白鲜皮 6 克　牡丹皮 6 克　陈皮 6 克　焦三仙 10 克　炒莱菔子 6 克

2. 血虚风燥型

主症：病久缠绵，反复发作，此型多见于成人期或年龄较大儿童。皮损常以丘疹为主，多呈局限性肥厚性浸润，瘙痒，常有抓痕、血痂、鳞屑及色素沉着，舌质红，苔少或无苔，脉细数。

治法：养血润燥止痒。

方药：四物消风饮加减。

当归 10 克　川芎 6 克　赤芍 10 克　生地 10 克　荆芥 6 克　防风 6 克　蝉蜕 6 克　薄荷 5 克　白鲜皮 10 克　柴胡 6 克　刺蒺藜 8 克　丹皮 10 克　黄芩 10 克

【外治法】

外治法与湿疹相同。按照皮损急性、亚急性及慢性的用药原则，选用外用药剂型及药物。

1. 急性渗出多时宜湿敷，以便控制渗出。如无渗出，丘疱疹较多、瘙痒时可用炉甘石洗剂、三黄洗剂外用。

2. 亚急性期可用湿疹散、青黛散香油调涂。

3. 慢性期可使用治疗湿疹的软膏及乳剂，如黄连膏、青黛膏、黄柏霜等。

4. 对处于慢性期皮损或瘙痒剧烈者，亦可用火针治疗：可用火针针刺皮损处，隔日 1 次。

【预防及护理】

1. 尽量避免一切外来刺激,穿的衣服要宽松、轻、软。不要将毛或者化纤衣服接触皮肤。不要用力搔抓或摩擦皮肤。

2. 避免过度清洗皮肤,避免用热水烫洗、肥皂或消毒药水刺激皮肤,衣服不要过暖,以免汗液刺激皮肤。

3. 尽量减少环境中的过敏原,如灰尘、螨、毛、人造纤维、真菌等。

4. 详细了解患儿对食物的敏感反应,不食敏感食物,注意孩子的消化功能,若有便秘,要对症处理。

第五节 药物性皮炎

药物性皮炎也称为药疹,是指药物通过各种途径,如注射、口服、吸入、外用等进入人体后引起的皮肤黏膜急性炎症性反应。

药疹属中医"中药毒"范围。

【病因病机】

总由禀赋不耐,药毒内侵,入于营血,外蕴肌肤腠理,内传经络脏腑所致。或禀血热之体,受药毒侵扰,火毒炽盛,燔灼营血,外发皮肤,内攻脏腑;或禀湿热之体,受药毒侵扰,体内湿热蕴蒸,郁于肌肤;病久药毒灼伤津液,气阴两伤,肌肤失养;或阴液耗竭,阳无所附,浮越于外,病重而危殆。

总之,药物性皮炎是由于内因(过敏体质)和外因(药物因素)共同作用而发生的,内因是决定因素。常见引起药物性皮炎的致敏药物有抗生素类、解热镇痛类、磺胺类、巴比妥类、安眠药及各种预防接种的生物制品。近年来也有某些中药、中成药、中药注射液引起药疹的报道。

【诊断要点】

1. 病前有用药史，多在治疗过程中急骤发病。应详细询问起疹前 3 周内的用药史及既往药物过敏史。

2. 有一定的潜伏期，首次用药潜伏期约 4～20 天左右，多数 7～8 天后才发生药疹。已致敏者重复用药时可在 1～2 日内或数小时、数分钟内发病。

3. 皮疹类型多样，除固定性药疹有特征性表现外，很少有特异性。药疹均具有发病突然、皮疹对称、泛发、颜面鲜艳、自觉瘙痒的特点。一个人对一种药物过敏在不同时期会发生相同或不同类型的药疹。

4. 瘙痒是药疹最明显的全身症状，此外可伴发热、头痛、恶心、腹泻、乏力等。

5. 重症药疹常伴口腔黏膜损害，且可有肝、肾、心脏、关节及造血系统损害。可出现肝功能异常、尿蛋白、心电图异常。

6. 病程多急性。停用致敏药物后，轻症者约 1～3 周内自愈。再用该药或结构类似药可再发病。

7. 实验室检查：白细胞总数可增多，常伴嗜酸性粒细胞增多，个别情况有白细胞减少者。

【分型】

根据皮疹形态，常见的药物性皮炎有以下类型：

1. 固定型药疹：是最常见的一型。皮疹为圆形或椭圆形的水肿性紫红色斑，直径约 1～4 厘米。常为一个，偶可数个，边界清楚，重者其上发生大疱。停药后约 1～2 周红斑消退，留灰黑色色素沉着斑，经久不退。如再服该药，常于数分钟或数小时在原药疹处发痒，继而即出现同样皮疹，并向周围扩大，以致中央色深、边缘潮红，也可发生水疱。复发时它处也可出现新的皮疹，随着复发次数增加，皮疹数目也可增加。损害可发生于任何部位，但较多见于口唇、口周、龟头、肛门等皮肤黏膜交界处，趾指间、手背、足背及躯干也常发生，可单独发或同时累及数处。发生于皱襞黏膜处容易糜烂，产生痛感。一般经7~10日可消退，若已溃烂则愈合较慢，重者可伴发热。

2. 荨麻疹型药疹：较常见。症状与急性荨麻疹相似，风团色红，持续时间较长，可伴有发热、关节疼痛、淋巴结肿大、血管性水肿甚至蛋白尿等。

3. 麻疹样或猩红热样药疹：较常见。发病突然，常伴有畏寒、发热等全身症状。麻疹样药疹为散在或密集、红色、针头至米粒大的斑疹或斑丘疹，对称分布，可泛发全身，以躯干为多，类似麻疹，严重者可伴发小出血点。猩红热样药疹初起为小片红斑，从面、颈、上肢、躯干向下发展，于2~3日内可遍布全身，并相互融合，达到高潮时，全身遍布红斑，面部四肢肿胀，酷似猩红热的皮疹，尤以褶皱部位及四肢屈侧更为明显。本型药疹患者的皮疹虽鲜明，但全身症状较麻疹及猩红热稍轻，无麻疹或猩红热的其他症状。白细胞可升高，少数患者肝功能可有一过性异常。半数以上病例在停药后1~2周病情好转，体温也逐渐下降，皮疹颜色变淡，继以糠状或大片脱屑。病程一般较短，但若未即时发现病因及停药，则可向重型药疹发展。

4. 湿疹型药疹：大都先由外用磺胺或抗生素软膏引起接触性皮炎，使皮肤敏感性增高，以后再服用同样的或化学结构式相似的药物又可引发此型药疹。其形态为粟粒大小丘疹及丘疱疹，常融合成片，泛发全身。可有糜烂渗液，但少有畏寒、发热等全身症状。

5. 多形性红斑型药疹：临床表现与多形性红斑相似，皮损为豌豆至蚕豆大小圆形或椭圆形水肿性红斑、丘疹，中心呈紫红色，或有水疱，境界清楚。多对称分布于四肢伸侧、躯干、口腔及口唇，有痛痒感。重者可在口腔、鼻孔、眼部、肛门、外生殖器及全身泛发大疱及糜烂，可占体表面积的一半以上，疼痛剧烈，可伴高热、肝肾功能障碍及肺炎等，病情险恶，称为重症多形红斑型药疹。

6. 紫癜型药疹：轻者双小腿出现红色瘀点或瘀斑，散在或密集分布，有的可略微隆起；重者四肢躯干均可累及，甚至有黏膜出血、贫血等。有时可伴发风团或中心发生水疱。此型药疹也可有重型。

7. 大疱性表皮松解型药疹：是最严重的一型。起病急骤，全身中毒症状较重，有高热、疲乏、咽痛、呕吐、腹泻等症状。皮损为弥漫性紫红色或暗红色斑片，常起始于腋和腹股沟，迅速波及全身，触痛显著，旋即于红斑处起大小不等的松弛性水疱，稍一搓即成糜烂面，或形成大面积的表皮坏死松解，呈灰红色覆于糜烂面上的坏死表皮，及疼痛的剥露面，像浅表的二度烫伤。口腔、颊黏膜、眼结膜、呼吸道、胃肠道黏膜也可糜烂、溃疡。部分病例开始时似多形红斑或固定型药疹，很快即泛发全身，须即刻停药及抢救。严重者常因继发感染、肝肾功能障碍、电解质紊乱或内脏出血等而死亡。

8. 剥脱性皮炎型药疹：为重症药疹。起病急，常伴高热、寒战。皮损初呈麻疹样或猩红热样，在发病过程中逐渐加剧，全身弥漫性红肿，尤以面部及手足为重。可有糜烂、丘疱疹或小疱，破后渗液结痂。至2周左右，一身皮肤脱屑，呈鳞片状或落叶状，手足部呈手套或袜套状剥脱。以后头发、指（趾）甲可脱落（病愈可再生）。口唇和口腔黏膜潮红、肿胀或发生水疱和糜烂，影响进食。眼结膜充血、水肿、畏光、分泌物增多，重时可发生角膜溃疡。全身浅表淋巴结常肿大，可伴有支气管肺炎、中毒性肝炎。白细胞显著增高或降低，重者因全身衰竭或继发感染而死亡。

【内治法】

1. 风热型

主症：皮损主要为丘疹、红斑、风团，来势快，多在上半身，分布疏散或密集，灼热作痒，皮损泛发，或伴有恶寒发热，头痛，鼻塞，咳嗽，舌质红、苔薄黄，脉浮数或滑数。麻疹样、猩红热样或荨麻疹样型的初起阶段，多属于此类。

治法：清热解毒，凉血祛风。

方药：消风散加减。

生石膏30克　金银花15克　赤芍10克　生地15克　黄芩10克　连翘10克　火麻仁6克　白鲜皮10克　知母10克　苦参9克　牛蒡子9克　蝉蜕6克　防风6克　生甘草6克

2. 湿热型

主症：皮肤肿胀、潮红、水疱、糜烂、流滋，多集中在下半身，或伴有胸闷，纳呆，大便干结或溏薄，小便短少，舌质红，苔白腻或黄腻，脉滑数。湿疹型多属于此类。

治法：清热利湿。

方药：龙胆泻肝汤加减。

白茅根15克　金银花15克　地肤子10克　生地15克　连翘10克　车前草15克　泽泻10克　白鲜皮15克　冬瓜皮15克　龙胆草6克　黄芩9克　山栀9克　木通5克　生甘草5克

3. 血热型

主症：皮肤或黏膜红斑，颜色鲜艳，甚或有血疱、水疱，口腔、阴部黏膜糜烂，或伴有口干，便秘，溲赤，舌质红，苔薄白，脉弦细数。多形红斑型多属于此类。麻疹或猩红热样型亦常见。

治法：清热凉血解毒。

方药：皮炎汤加减。

生地15克　丹皮9克　赤芍9克　黄芩9克　竹叶9克银花15克　连翘9克　生石膏30克　知母9克　生甘草6克白茅根15克　白鲜皮10克

4. 火毒炽盛型

主症：皮损全身泛发，肿胀，潮红，或有大疱、血疱，可侵犯黏膜，伴有严重的全身症状，或有内脏损害，如寒战、高热、烦渴、舌红绛，苔黄腻，脉弦滑或洪数。甚至可出现神昏谵语、黄疸、尿血等症状。大疱性表皮松解型、剥脱性皮炎型进行性加剧时多属于此类。

治法：清热解毒，凉血护阴。

方药：清瘟败毒饮加减。

生石膏30克　羚羊角（冲）0.3克　生地15克　栀子9克　黄芩9克　知母9克　黄连6克　元参15克　赤芍9克丹皮9克　连翘9克　竹叶9克　甘草6克

尿血者加大小蓟、白茅根；高烧重者加金银花15克；便秘者加生大黄；瘙痒甚者加白鲜皮、苦参；口干者加鲜沙参、鲜石斛、天花粉。

5. 热毒伤阴型

主症：重症药疹后期，大热已退，皮肤损害好转，干燥有屑，有低热，口渴心烦，舌绛无苔，脉细数。

治法：清热解毒养阴。

方药：清营汤加减。

生地15克　元参15克　白茅根15克　金银花15克　连

翘 10 克　丹皮 10 克　沙参 15 克　麦冬 10 克　竹叶 9 克　黄连 5 克　生甘草 6 克　莲子心 3 克

6. 气阴两伤型

主症：严重药疹后期大片脱屑，黏膜剥脱，神疲乏力，纳呆，口干唇燥欲饮，舌红苔剥，脉细数。

治法：益气养阴，健脾和胃。

方药：增液汤合益胃汤加减。

生地 15 克　麦冬 10 克　元参 10 克　沙参 10 克　玉竹 10 克　生甘草 6 克　粳米 15 克　太子参 15 克　山药 10 克

重症药疹应及早采用中西医结合治疗，控制病情，缩短疗程，降低病死率。

【外治法】

1. 小范围的红斑、丘疹、风团可外涂炉甘石洗剂，或单味马齿苋煎汤外洗皮损。

2. 对于水疱、糜烂、渗液明显的皮损，可小面积用燥湿解毒中药湿敷治疗，方药：牡丹皮、苦参、地榆、马齿苋、黄柏，可选用 1 ~ 3 味中药水煎后湿敷皮损。也可间断外搽青黛油、黄连油或氧化锌油。

3. 剥脱性皮炎型落屑期皮肤干燥可用麻油湿润保护皮肤。

4. 对口腔和外阴黏膜溃烂者可用金银花 15 克，淡竹叶 10 克，甘草 6 克煎水，每日漱口。

【预防及护理】

严重的药疹会危及生命，因此须防止和及早发现药疹的发生。

1. 用药前应详细询问过敏史，包括患者本人及家族过敏史，对有用药过敏者，应避免再次应用此种药物，对化学结构相似的药物也应避免使用，以防交叉过敏反应。用药要合理，力求简单。防止中西药滥用、乱用。防止假冒伪劣药物应用。

2. 发生药疹以后对致敏药物应禁用，发给病人药物禁忌卡，并在病历上注明对何种药物过敏。

3. 在用药过程中，有可疑症状出现，如皮肤出现红斑、瘙痒，或突发各种不适表现，应立即停用可疑药物，并及早到医院就诊。

4. 皮疹忌用热水洗烫及搔抓。

5. 多饮开水，忌食鱼腥虾蟹。

6. 防止继发感染，对表皮大片剥脱者，应采取严格消毒隔离措施，房间、床单应无菌消毒，护理人员应无菌操作，以尽量减少感染机会。

7. 严重病人要加强营养，注意补液及维持电解质平衡。

第六节 染发皮炎

染发皮炎是由染发剂引起的一种变态反应性接触性皮炎。通常使用的有机合成染发剂中，最主要的致敏原是对苯二胺。对苯二胺是致敏作用较强的半抗原性化学物，能激发皮肤迟发型变态反应发生。

本病中医无确切病名，与中医文献中记载的"漆疮"、"膏药风"、"马桶癣"类似。《诸病源候论·漆疮候》中有"漆疮"的描述："漆有毒，人有禀性畏漆，但见漆便中其毒。"

【病因病机】

由于禀赋不耐，湿热内蕴，接触染发剂，湿热加毒邪蕴于肌肤所致。

【诊断要点】

1. 发病前有染发史，发病有一定潜伏期。

2. 皮疹轻者仅为红斑或斑丘疹、丘疹及丘疱疹，重者红肿、水疱、糜烂、渗液明显，尤以双眼睑红肿为著，且多伴球结膜充血。

3. 皮损主要累及头皮、发际、面部、耳郭及颈部。由于冲洗，将染发剂带到其他部位，也可出现眼发红，面部红斑、丘疹加重。

4. 自觉瘙痒剧烈或烧灼、胀痛感，全身症状一般不明显。严重时可伴发热、畏寒、恶心等全身症状。

5. 病程多呈急性经过。去除残留染发剂及治疗及时适当，一般于 1～2 周内痊愈。

【内治法】

本病多为湿热所致。

主症：头皮、颜面、双耳潮红肿胀渗液，分布有大小不等的密集水疱，双眼睑肿胀明显，两目难睁，球结膜充血，触诊面部有灼热感，舌质红，苔微黄，脉弦滑数。

治法：清热凉血，解毒利湿。

方药：龙胆泻肝汤加减。

龙胆草 6 克　黄芩 10 克　生地 15 克　丹皮 10 克　车前子（包）10 克　泽泻 10 克　薏米 30 克　白茅根 15 克　野菊花 10 克　马齿苋 15 克　生石膏 30 克　冬瓜皮 15 克　白鲜皮 15 克　苦参 10 克

【外治法】

同接触性皮炎。

【预防及护理】

染发皮炎的护理在本病的治疗中起着重要的作用，护理措施如下：

1. 一旦发生过敏，应立即停止使用染发剂。

2. 尽量清除残留的染发剂，用大量清水及洗发乳充分清洗头发。配合其他措施如适当剪短头发，更换污染的衣物等。

3. 避免搔抓及热水洗烫，不使用对皮肤有刺激性的药物。

4. 对已发生过染发皮炎的患者，应避免再次接触染发剂。并应注意慎用与对苯二胺有交叉反应的化合物。

5. 准备染发者，应事先用染发剂作斑贴试验。

6. 头皮如有伤口或皮疹时，暂不宜染发。染发时，尽量避免染发剂沾染头皮及面部等处。染发后用洗发香乳彻底洗去染发后残留的染发剂。

7. 因职业需要常接触染发剂者，如理发师，应加强个人防护。

第七节　颜面再发性皮炎

本病为在颜面发生的一种轻度红斑鳞屑性皮炎。多发于女性。发病原因尚不明，有可能与化妆品、温热、光线刺激、尘埃、花粉等过敏或刺激有关。

本病中医俗称"时毒疹"、"吹花癣"。如《外科证治全书》记载"吹花癣，生面上如钱，瘙痒抓之如白屑，发于春月，故俗名桃花癣。"

【病因病机】

本病多由素体脾胃湿热，外感风邪，侵袭肌腠，同时外受化妆品、尘埃、日光、花粉等毒邪刺激，以致湿热风邪相搏，蒸发于面所致。

西医认为患者的卵巢功能障碍、习惯性便秘、植物神经功能紊乱、精神紧张及疲劳、消化功能障碍、维生素 B 族缺乏、维生素 C 缺乏和贫血，亦可能为本病发病的因素。

【诊断要点】

1. 发病多为春秋季，以 20～40 岁女性为主，男性少见。

2. 好发于颜面、颈项、颈前三角区。

3. 局限性红斑，有细小糠状鳞屑。

4. 瘙痒。

【内治法】

本病多由风热所致。

主症：颜面、颈项或颈前三角区有不规则红斑，上有细小糠状鳞屑，舌红，苔薄白。

治法：清热化湿，疏风止痒。

方药：

银花 15 克　黄芩 10 克　丹皮 10 克　赤芍 10 克　苦参 6 克　荆芥 6 克　蝉衣 6 克　薏苡仁 10 克　焦三仙各 10 克

本病发病原因复杂，如与肝郁脾虚有关，可加逍遥散调理；如脾胃不好可区别情况加减用药。

【外治法】

1. 用中药牡丹皮煎汤（2%～5% 浓度）冷敷面部患处，再擦食用橄榄油。

2. 外用清凉膏、紫草油。

【预防及护理】

1. 禁食辛辣等刺激性食物。

2. 外出注意皮肤防护，使用洗面奶及外搽化妆品要慎重选择。

第八节　荨麻疹

本病是一种皮肤出现红色或苍白色风团，时隐时现的瘙痒性、过敏性皮肤病。

本病中医称为"瘾疹"、"风疹块"、"鬼饭疙瘩"。

《医宗金鉴·外科心法要诀》云："此证俗名鬼饭疙瘩，由汗出受风，或露卧乘凉，风邪多中表虚之人。初起皮肤作痒，次发扁疙瘩，形如豆瓣，堆累成片。"《诸病源候论·风瘙身体瘾疹候》中曰："邪气客于皮肤，复逢风寒相折，则起风瘙瘾疹。"

【病因病机】

由于禀性不耐，腠理不密，或表虚不固，外受风寒或风热之邪，客于肌肤而成；或因饮食不节，损伤脾胃，运化失常，内生湿热，发于肌肤而致；或情志不畅，损及肝肾，冲任失调，发于肌肤而致；或因邪气入里化热，灼伤津液，津血同源，导致血虚生风而发病；或病久伤阴耗气，可致气血亏虚，肌肤失养而发病，缠绵难愈。

现代医学认为本病发病原因复杂，药物（如抗生素、解热镇痛药等）、食物（鱼、虾、蟹、肉、蛋等动物蛋白性食物）、吸入物（花粉、羽毛、灰尘等）、病灶感染、昆虫叮咬及冷、热、潮湿、光、压力等物理因素均能引起本病。

【诊断要点】

一、一般荨麻疹的临床特点：

1. 起病突然，消退迅速。风团持续数分钟至数小时，多在一天内消退，退后不留痕迹。

2. 风团为特征性损害，常成批出现，成批消退，又成批再现，呈淡红色、鲜红色或苍白色。

3. 风团大小不等，散在或密集分布，泛发全身或局限于某部位，可融合成地图状，或发展成环形。

4. 胃肠道受累时，可出现腹痛、腹泻、肠梗阻、肠套叠等症状。

5. 喉头黏膜和支气管受累时，则有胸闷气短、呼吸困难甚至窒息等症状。

6. 急性病例多在数天或 1~2 周内痊愈。部分病例反复发作，可迁延较长时间，超过 6 周常称为慢性荨麻疹，80%~90% 以上的患者找不到明确的病因，治疗比较困难。

7. 有剧痒、烧灼或刺痛感。

二、特殊类型荨麻疹的临床特点：

1. 皮肤划痕症：亦称人工荨麻疹。用手搔抓或用钝器划过皮肤后沿划痕发生条状隆起（即皮肤划痕征阳性），伴有瘙痒，不久消退。有的先有皮肤瘙痒或灼热，搔抓或轻划后局部皮肤出现线状风团。可单独发生或与荨麻疹伴发。

2. 寒冷性荨麻疹主要分为两型：

（1）获得性寒冷性荨麻疹：可于任何年龄突然发病。皮肤在暴露于冷风冷水后，数分钟内局部出现瘙痒性水肿和风团，可持续 30~60 分钟，保暖后缓解。贴冰试验阳性。

（2）遗传性寒冷性荨麻疹：属显性遗传，女性多见，婴儿期发病，持续终生。于受冷后数小时出现泛发性风团，有烧灼感，不痒，可持续 48 小时，同时伴畏寒、发热、头痛、关节痛和白细胞增多等。贴冰试验阴性。

3. 蛋白胨性荨麻疹：多在暴饮暴食（特别是海味、牛羊肉、猪肉），并有饮酒、精神激动后，皮肤出现潮红、风团，伴头痛、乏力。病程短，仅持续 1~2 日。

4. 胆碱能性荨麻疹：多在青年期发病。在遇热（热饮、热水浴）、情绪激动和运动后出现。皮疹的特点为 1~3 毫米大小的小风团，周围有红晕，多发生在躯干及四肢近端，伴瘙痒。有些患者伴有消化道症状，如腹痛、腹泻等。

5. 血管性水肿也叫巨大荨麻疹，主要分为两型：

（1）获得性血管性水肿：突然发生的大片暂时性皮损水肿，边缘不清，肤色或稍带苍白及淡红色，不痒或轻度烧灼和不适感。数小时至 24 小时消失。好发于皮下组织较疏松的部位，如眼睑、口唇、外生殖器和手足背部，发生在咽喉部者可出现喉头水肿。

（2）遗传性血管性水肿：常于 10 岁前开始发病，有家族史。突然发生局限性水肿，非凹陷性，不痒，常单发，局限于面部或一个肢体，持续 1～2 天消退。有发生喉头水肿导致窒息的危险。

6. 日光性荨麻疹：较少见，可由中及长波紫外线或可见光引起。风团发生于暴露日光部位的皮肤，有痒和针刺样感。有时透过玻璃的日光亦可诱发。严重时有全身反应如畏寒、乏力、晕厥、痉挛性腹痛等。以波长 300 纳米左右的紫外线敏感作用最强。

7. 压迫性荨麻疹：皮肤受压后约 4～6 小时局部发生肿胀，累及皮肤及皮下组织，持续 8～12 小时消退，常见于行走后的足底部和臀部受压迫后的部位。机理不明，可能与皮肤划痕症相似。

【内治法】

1. 风热型

主症：风团色红，遇热发生或增剧，得冷则减，有剧烈瘙痒及灼热，可伴有口渴，心烦，舌质红，舌苔薄黄，脉浮数。本证多属于急性荨麻疹。

治法：清热凉血，祛风止痒。

方药：消风散加减。

荆芥 6 克　防风 6 克　牛蒡子 6 克　蝉衣 6 克　苍术 6 克

苦参 6 克　木通 3 克　知母 10 克　石膏 15 克　胡麻仁 6 克　生地 10 克　牡丹皮 10 克　当归 10 克　生甘草 3 克

2. 风寒型

主症：风团色淡微红或苍白，遇风冷易发或加重，得暖则缓解，冬重夏轻，恶寒怕冷，口不渴，舌质淡红，苔薄白，脉浮紧。

治法：疏风散寒，调和营卫。

方药：固卫御风汤加减。

桂枝 6 克　白芍 9 克　赤芍 9 克　炙黄芪 9 克　炒白术 9 克　防风 9 克　炙甘草 6 克　生姜 3 片　大枣 3 枚

日久不愈可加乌梅、五味子。

3. 胃肠湿热型

主症：红色风团，剧烈瘙痒，伴有脘腹胀满疼痛，或恶心呕吐，纳呆，大便秘结或溏泻，舌红，苔黄腻，脉滑数。

治法：清热祛风，表里双解。

方药：防风通圣散加减。

麻黄 5 克　荆芥 9 克　防风 9 克　薄荷（后下）5 克　大黄 6 克　滑石 10 克　栀子 10 克　白鲜皮 10 克　生石膏 30 克　黄芩 10 克　连翘 10 克　桔梗 5 克　当归 6 克　白芍 6 克　川芎 6 克　白术 6 克　生甘草 6 克

4. 冲任不调型

主症：月经失调，常在月经前 2~3 天或经期初始时出疹，风团细小，色呈淡红，微痒少搔，以少腹、腰骶、大腿内侧为多，往往随月经的结束而消失，但在下次月经开始时又照常发作，往返复发而连年不愈，常伴有月经不调或痛经，舌暗红，苔薄白，脉沉细。

治法：调摄冲任，养血活血。

方药：四物汤合二仙汤加减。

全当归 9 克　杭白芍 9 克　川芎 6 克　熟地 12 克　仙灵脾 10 克　仙茅 10 克　菟丝子 10 克　炙甘草 5 克　夜交藤 15 克　炒白蒺藜 10 克

5. 血虚风燥型

主症：平素体虚，风团伴瘙痒反复发作，劳累或受凉后加重，神疲乏力，面色无华，舌淡红，苔薄白，脉沉细。

治法：养血祛风，润燥止痒。

方药：当归饮子加减。

当归 9 克　白芍 9 克　川芎 6 克　生地黄 9 克　白蒺藜 9 克　防风 9　荆芥穗 9 克　何首乌 6 克　黄芪 9 克　甘草 6 克

伴午后或夜间加重，心烦易怒，口干，手足心热，舌红少津者可加生地、地骨皮、银柴胡。

6. 气血两虚型

主症：平素体虚或病久，皮疹色淡红，反复发作，迁延日久，日轻夜重，或疲劳时加重，伴神疲乏力，面色无华，舌质淡，苔薄白，脉沉细。

治法：调补气血。

方药：八珍汤加减。

人参 5 克　白术 9 克　白茯苓 9 克　川芎 9 克　当归 9 克　白芍 9 克　熟地 9 克　炙甘草 5 克　黄芪 9 克　防风 9 克

【外治法】

1. 可选用炉甘石洗剂、三黄洗剂外涂。

2. 可应用疏风、清热、燥湿等中药进行中药熏蒸治疗。

3. 放血疗法：实证患者可分别在双耳尖、双中指尖经常规消毒后，用三棱针刺之，挤出少许血液。

4. 于背部大椎、双侧夹脊穴梅花针点刺放血、拔罐治疗。

5. 针刺：皮损发于上半身者，取曲池、内关；发于下半身者，取血海、足三里、三阴交；发于全身者，配风市、风池、大肠俞等。手法：除血虚风燥、气血两虚证外，其他均用泻法。耳针取神门、肺区、枕部、肝区、脾区、肾上腺、皮质下等穴，针刺后留针1小时，每次选2~3穴。

6. 穴位埋线：可选取肺俞、风门、风池、大肠俞、足三里等穴位，每3周1次。

【预防及护理】

1. 忌食辛辣、海鲜、牛羊肉等刺激之品。

2. 避风寒，慎起居，畅情志，强体质。

3. 本病要从衣、食、住、行、环境、药物、感染各方面去找致病原因，避开过敏原。

第九节　丘疹性荨麻疹

丘疹性荨麻疹是好发于儿童及青少年的一种过敏性皮肤病。本病以红色斑丘疹、似风团样、中心有丘疱疹或水疱伴剧烈瘙痒为特征。大多认为与昆虫叮咬有关，如蚊、蚤、螨、臭虫等。湿热季节多见，部分患者与食物药物过敏、居住环境潮湿有关。

中医称本病为"水疥"、"细皮风疹"、"土风疮"、"水疱湿疡"等。

《诸病源候论》卷三十五认为其发作原系由"肌肤虚疏，风尘入于皮肤故也"，故以命名。其发作特点为乍发乍瘥，证见状若风疹，瘙痒难忍，搔之破溃而成疮。

【病因病机】

禀赋不耐，湿热内蕴，外受风邪及虫咬，风湿热加虫毒搏结发于肌肤；饮食不节，进食辛辣鱼腥，致脾胃运化失常，湿滞化热，蕴郁肌肤而发病。

【诊断要点】

1. 多发于学龄前儿童，夏秋季多见。

2. 皮疹以四肢、躯干、臀部为多见，多成批出现，散在分布或群集但较少融合。

3. 皮损为黄豆至花生米大略呈梭形的红色水肿性斑丘疹，似风团样，中心可有水疱，部分高度敏感者可出现半球形隆起的紧张性大疱，皮疹泛发，瘙痒剧烈。

4. 一般无全身症状。由于搔抓，可继发感染，出现发热等。皮疹 3~7 天后消退，可遗留暂时性色素沉着。

【内治法】

1. 风热型

主症：皮损为红色风团样丘疹，剧烈瘙痒，舌质红，苔白，脉浮。

治法：清热疏风，祛湿止痒。

方药：浮萍饮加减。

浮萍 10 克　荆芥 9 克　防风 9 克　白芷 6 克　蝉衣 6 克
银花 10 克　连翘 10 克　茯苓 10 克　泽泻 8 克　白鲜皮 10 克

2. 湿热型

主症：皮损多发于四肢，尤以双下肢较多，除风团、红斑外，有大小不等之水疱、糜烂、结痂，剧烈瘙痒。舌质红、苔黄腻，脉滑。

治法：健脾利湿，清热祛风。

方药：小儿化湿汤加味。

苍术 9 克　茯苓 9 克　泽泻 9 克　炒麦芽 9 克　陈皮 6 克
生甘草 3 克　滑石 10 克　地肤子 10 克　防风 6 克　蝉衣 6 克
以上两方可根据患者年龄调整用药剂量。

【外治法】

1. 皮损无破溃时，可外擦炉甘石洗剂或三黄洗剂。

2. 皮损有糜烂、渗液或继发感染时，可用香油调湿疹散或青黛散外涂。

【预防及护理】

1. 搞好环境及个人卫生：消灭臭虫、跳蚤、蚊虫等，防止虫叮；衣服、被褥应勤洗勤晒，防虫藏身，避免受潮及淋雨。

2. 禁食鱼腥发物及辛辣食品。

第十节　自身敏感性湿疹

自身敏感性湿疹又称自家过敏性皮炎，是由于对自身病灶组织的多种变应原成分发生过敏反应而引起的泛发性急性皮肤炎症。常见的原发病灶有湿疹、真菌感染病灶、外伤、溃疡等，多有局部处理不当史，而使病灶恶化。一般原发病灶好后，继发皮疹也渐渐消退。

赵炳南老中医将本病归属于"风湿疡"范畴。

【病因病机】

由于患者素有蕴湿，脾失健运，兼感毒邪，湿毒化热，湿热相搏而发病。

【诊断要点】

1. 原发皮肤病灶近期恶化，出现红肿、渗液多等，多由局部使用刺激性药物、搔抓、热水肥皂洗烫及继发感染等因素引起，经过 7～10 天左右出现泛发皮疹。

2. 皮疹初于原发病灶周围出现，为红斑、丘疹、丘疱疹或水疱，可有糜烂、渗液；继而在远隔部位出现广泛性、对称性的类似皮疹，可密集融合成片。

3. 原发病灶好转，继发性损害也随之减轻或消退，病程一般在 2 ~ 4 周左右。

4. 自觉瘙痒剧烈，偶有轻度发热等。

【内治法】

1. 脾虚湿盛型

主症：皮疹散在或密集分布，色暗，有的融合成片，呈急性湿疹样表现，伴纳差，乏力，便溏，小便清长。舌质淡红，苔白或白腻，脉滑。

治法：健脾利湿。

方药：参苓白术散加减。

党参10克　茯苓10克　白术10克　甘草6克　薏苡仁15克　山药15克　泽泻10克　猪苓10克　白鲜皮10克

也可根据病情选用除湿胃苓汤加减。

2. 湿热内蕴型

主症：皮疹散在或密集分布，色鲜红，有的融合成片，呈急性湿疹样表现，伴灼热，剧痒，口苦，心烦，小便短赤，大便干燥，舌质红，苔白或黄，脉弦滑。

治法：清热凉血，除湿止痒。

方药：清热除湿汤加减。

生地10克　丹皮10克　赤芍10克　黄芩10克　龙胆草6克　白茅根15克　银花10克　连翘10克　车前草10克六一散（包）10克　苦参6克　白鲜皮10克

【外治法】

1. 局部可外用炉甘石洗剂。

2. 马齿苋、黄柏、苦参水煎外用。

3. 可配合局部梅花针、火针、拔罐、闪罐治疗，渗出部位可予氦-氖激光治疗。

【预防及护理】

1. 积极治疗原发病灶。

2. 忌食辛辣鱼虾等食品。

第十一节　传染性湿疹样皮炎

传染性湿疹样皮炎是由于局部慢性感染性病灶的炎性分泌物刺激和细菌毒素的作用，使周围皮肤发生急性湿疹样变化。远端部位亦可发生同样皮疹。

赵炳南老中医认为本病相当于"湿毒疡"范畴。

【病因病机】

湿热内蕴，外感毒邪，浸淫肌肤而成。

【诊断要点】

1. 皮疹常发生于脓性病灶周围，有时因搔抓而传染至远端部位发生同样皮疹。

2. 出现红斑、丘疹、丘疱疹、水疱、糜烂等湿疹样损害，自觉瘙痒。

3. 可伴有全身不适，甚至发生畏寒，常有附近淋巴结肿大。

4. 末梢血白细胞计数升高，局部细菌培养可呈阳性。

【内治法】

本病以湿热型为多。

主症：原损害处出现红斑、丘疹、水疱，抓破呈糜烂、渗出，常伴有口苦，口干，尿黄，舌质淡红，苔白或薄黄，脉滑数。

治法：清热解毒，凉血利湿。

方药：清热除湿汤加减。

龙胆草 6 克　白茅根 15 克　生地 10 克　丹皮 10 克　六一散（包）10 克　泽泻 10 克　金银花 10 克　车前草 15 克　连翘 9 克　黄芩 9 克　大青叶 10 克　白鲜皮 10 克　地肤子 10 克

【外治法】

同湿疹。

【预防及护理】

应尽快控制原发病灶的炎症，迅速控制全身继发性炎症。

第十二节　多形性红斑

多形性红斑又名多形渗出性红斑，是一种原因较复杂的急性炎症性皮肤病。皮疹为多形性，具有靶形或虹膜样特征性红斑。重症可有严重的黏膜、内脏损害，可累及较大面积皮肤和黏膜，可伴有严重的全身症状、内脏损害或死亡。

本病相当于中医的"猫眼疮"、"雁疮"、"寒疮"。

清代《医宗金鉴·外科心法要诀》云："猫眼疮名取象形，痛痒不常无血脓，光芒闪烁如猫眼，脾经湿热外寒凝。……初起形如猫眼，光彩闪烁，无脓无血，但痛痒不常，久则近胫。"

【病因病机】

多由先天禀性不耐，腠理不密，感受不耐之物，搏于肌肤而发；阳气不足，卫外不固，风寒、风热之邪侵袭肌肤而发；因过食辛辣肥甘，损伤脾胃，湿浊内生，蕴久化热，湿热蕴阻肌肤而发；素体湿热内蕴，复感毒邪，热毒内蕴，燔灼营血，以致火毒炽盛，蕴结肌肤而发。

西医认为本病病因复杂，可能与发生于皮肤小血管的变态反应有关，变应原多种多样，如细菌、病毒、支原体、真菌、原虫等。亦可因感染病灶、鱼虾蟹类食物过敏引起。某些器官或系统疾病如红斑狼疮、皮肌炎、结节性动脉周围炎、霍奇金淋巴瘤、恶性淋巴瘤、骨髓瘤以及月经、妊娠、寒冷等亦可引起本病。

【诊断要点】

1. 多形性红斑多见于青壮年，春秋季好发。

2. 皮疹多形性，有红斑、丘疹、水疱、大疱、紫癜等损害。皮损对称分布，好发于面颈部、耳郭及四肢远端，严重时泛发全身。

3. 发病急骤，发病前多有头痛、低热、四肢倦怠、关节肌肉疼痛、食欲不振等前驱症状。部分患者可伴上呼吸道感染。

4. 临床上根据皮损特点分为三型：

（1）红斑丘疹型：

①以红斑、丘疹为主，为圆形水肿性鲜红色斑或扁平丘疹，境界清楚，部分皮疹中心呈紫红色或有水疱，形成典型的虹膜状或靶形红斑，有诊断价值。

②全身症状不明显，自觉瘙痒或灼热。

③病程一般 2~4 周。

（2）水疱及大疱型：

①在红斑基础上有水疱或大疱，偶有血疱，水疱有集簇倾向，水疱破裂后形成糜烂或溃疡。

②可有黏膜受累，常见于口腔、尿道口、阴道黏膜及眼结合膜。

③可有全身症状，如关节痛、发热、蛋白尿、血尿等。白细胞总数及嗜酸性粒细胞增多，血沉增快。

（3）重症型：

①多有用药史，起病急骤，有轻重不等的前驱症状。

②全身中毒症状明显，起病突然，发展迅速，可由高热演变成昏迷及抽搐。

③皮损为水肿性鲜红或紫红斑，其上迅速出现水疱、大疱、血疱或瘀斑，迅速发展至全身。

④黏膜受累广泛而严重，可发生糜烂和坏死。多见于口腔、鼻咽、尿道、肛门及呼吸道黏膜。

⑤眼受累严重，可发生角膜炎、角膜溃疡、虹膜炎、浆液性结合膜炎，乃至失明。

⑥常伴发内脏器官受累，可出现消化道出血、心肌炎、脑水肿及肝肾机能减退。

⑦实验室检查：血沉增快，抗"O"值升高，C反应蛋白阳性，白细胞计数及嗜酸性粒细胞增加。若肾脏受累，可出现尿素氮增高、蛋白尿、血尿，还可出现肝功能异常等。

⑧病程约2~4周，常反复发作。重症患者病程可达3~6周，若不及时抢救，可导致死亡。

【内治法】

1. 风寒型

主症：多见于冬季，皮疹好发于四肢末端、耳边，为紫红色水肿斑，或见形如猫眼状斑疹、水疱、风团等；发于颜面手足时，形如冻疮。自觉疼痛或灼热，遇冷加重，舌淡苔白，脉弦紧。

治法：温经通络，活血和营。

方药：当归四逆汤加减。

当归9克 桂枝6克 白芍12克 细辛3克 通草6克 赤小豆9克 炙甘草5克 大枣6枚

若下肢沉重，大便溏，脉迟缓寒湿较重者可去细辛、通草、炙甘草、大枣，加吴茱萸、茯苓、白术、鸡血藤；气虚者加黄芪、党参；关节疼痛者加羌活、独活、秦艽、老鹳草；水肿明显者，加汉防己、车前子、泽泻；斑色紫暗者，加丹参、赤芍；上肢发病者加片姜黄；下肢发病者加木瓜。

2. 风热型

主症：多于春秋发病，发于脸面及四肢，斑色鲜红或起水疱，略见瘙痒，可伴发热，咽干，咽痛，便干溲赤，舌质红，苔薄黄，脉浮数。

治法：疏风清热，活血消斑。

方药：升麻消毒饮加减。

升麻6克　防风6克　牛蒡子9克　羌活9克　白芷6克归尾9克　赤芍9克　红花5克　银花9克　连翘9克　生甘草6克　栀子9克　白茅根9克

3. 血热型

主症：皮损色红或鲜红，水疱较多，自觉灼热，常有发热，咽痛，口干，关节疼，大便干，小便黄等症状，舌质红，苔白或微黄，脉弦滑或数。

治法：清热凉血，解毒利湿。

方药：凉血五根汤加减。

白茅根30克　茜草根10克　紫草根10克　生地15克丹皮10克　板蓝根15克　茯苓皮15克　车前草15克　薄荷（后下）5克　金银花10克　连翘10克

本型也可用皮炎汤加减。

4. 湿热内蕴型

主症：红斑水肿，色泽鲜红，伴见水疱，或口腔糜烂，外阴湿烂，自觉痒痛，或发热头重，身倦乏力，纳呆呕恶，溲赤，大便或秘结或粘滞不爽，舌红，苔黄腻，脉弦滑。

治法：清热利湿，解毒止痒。

方药：龙胆泻肝汤加减。

龙胆草 6 克　黄芩 9 克　柴胡 6 克　栀子 9 克　车前子
（包）6 克　木通 6 克　泽泻 9 克　当归 6 克　生地黄 10 克
甘草 6 克　白鲜皮 10 克　淡竹叶 6 克

5. 热毒炽盛型

主症：起病急骤，皮疹广泛，可见红斑、大疱、糜烂、出
血及黏膜损害，伴恶心呕吐，关节疼痛，或大便秘结，小便黄
赤，或伴有高热，畏寒，头痛，无力，重者神昏谵语，舌质红
苔黄，脉滑数。

治法：清热凉血，解毒利湿。

方药：清瘟败毒饮合导赤散加减。

水牛角（先煎）30 克　生地黄 15 克　丹皮 10 克　赤芍
10 克　生石膏 30 克　黄连 6 克　栀子 9 克　桔梗 6 克　黄芩
9 克　知母 9 克　玄参 9 克　连翘 9 克　竹叶 9 克　莲子心 3
克　甘草 6 克

【外治法】

有渗液者可参照湿疹治法；口腔黏膜受损可用金银花 15
克、甘草 6 克煎水漱口，并用喉风散局部喷药；大疱者常规消
毒后抽去疱液。

【预防及护理】

1. 危急患者应住院中西医结合治疗。

2. 风寒型患者应避免冷水、冷风等刺激，注意保暖。

3. 忌食鱼、虾、蟹、辛辣等刺激性食品。

4. 注意口腔、女阴部清洁卫生。

5. 重症者，若大疱破溃、糜烂，应加强护理，皮损处及
时换药，注意床上用品的消毒、更换，防止感染。

（王月美　边莉　黄亚丽）

第三章 红斑及红斑鳞屑性皮肤病

第一节 玫瑰糠疹

玫瑰糠疹是一种常见的炎症性皮肤病。皮疹色红如玫瑰，脱屑如糠秕，有自限性。病因尚未明确，可能与病毒感染及过敏有关。

类似中医文献的"血疳疮"、"风癣"、"母子疮"、"风热疮"。

《外科正宗》云："风癣如云朵，皮肤娇嫩，抓之则起白屑。"《医宗金鉴外科心法要诀》云："风癣，即年久不愈之顽癣也，搔之痹顽，不知痛痒。"

【病因病机】

由于素体有热，外感风邪，致风热客于肌肤，郁于腠理而发病；或过食辛辣炙煿，或情志抑郁化火，导致血分蕴热，发于肌肤而发病；或若邪毒久留，化火化燥，伤阴耗液，不能濡养肌肤而致。

本病初期多为血热风盛；后期多表现为血虚风燥。

【诊断要点】

1. 春秋季节好发，多见于青壮年。

2. 部分患者发疹前 1~2 周可出现轻度全身不适、低热、头痛、咽痛、肌肉及关节酸痛，腋下及颈部淋巴结肿大等前驱症状。数日后50%~90%的患者在躯干或四肢等部出现一个指甲盖大圆形或椭圆形、淡红或黄红色鳞屑斑，逐渐增大，直径可达数厘米，称为母斑或先躯斑，往往被患者忽视。

3. 母斑出现约1~2周后，躯干部出现多数形状较小的斑疹称为子斑或继发斑。继发斑初发大小如针头或稍大，逐渐扩大至硬币大小，皮损颜色因人种肤色不同呈鲜红、淡红、玫瑰红或褐黄色不等。皮损或横或斜，圆形或椭圆形，长轴与皮纹走行一致，境界清楚，边缘略呈锯齿状。中心略呈黄褐色，边缘有领圈样薄屑。

4. 皮疹好发于躯干及四肢近心端，股上部，少数出现于颈部。

5. 无自觉症状或有不同程度瘙痒。

6. 一般4~6周痊愈，皮肤恢复正常，不遗留痕迹。亦有迁延2~3个月，甚至更长一段时间才痊愈者。愈后一般不复发。本病有自限性。

7. 本病有时仅出现母斑不发生子斑，称为顿挫型。此外，本病尚可出现不典型皮疹，如局限性皮疹，或可有水疱及紫癜样皮疹，偶可侵犯口腔黏膜。皮损亦可呈毛囊性、银屑病样、荨麻疹样损害等，临床上均较少见。

【内治法】

1. 风热型

主症：发病急骤，皮损主要呈圆形或椭圆形淡红色斑片，中心有细微皱纹，表面有少量糠秕状鳞屑，伴口干，大便干，尿微黄，舌红，苔白或薄黄，脉浮数。

治法：疏风清热止痒。

方药：消风散加减。

苍术6克　胡麻仁6克　生地10克　黄芩10克　知母6

克 石膏 15 克 牛蒡子 6 克 苦参 6 克 蝉衣 6 克 当归 6 克 荆芥 6 克 木通 3 克 生甘草 3 克

2. 血热型

主症：皮损主要分布于躯干部，皮疹呈鲜红色或玫瑰红色，表面覆盖较多糠屑，瘙痒较剧，伴抓痕、血痂等，心烦口渴，大便干，小便黄，舌红，苔白或黄，脉数。

治法：清热凉血止痒。

方药：皮炎汤加减。

生地 15 克 牡丹皮 10 克 赤芍 10 克 金银花 15 克 连翘 10 克 黄芩 10 克 淡竹叶 8 克 生石膏 20 克 白茅根 15 克 知母 10 克 甘草 6 克 白蒺藜 9 克 苦参 9 克 防风 6 克 蝉衣 6 克

若血热较重者加紫草等药。

3. 血虚风燥型

主症：素体虚弱，皮疹呈淡红色，鳞屑不明显，皮肤干燥，舌质淡苔白，脉细。

治法：养血祛风润燥。

方药：当归饮子加减。

当归 9 克 防风 9 克 白蒺藜 9 克 制首乌 9 克 白芍 12 克 生地 12 克 元参 12 克 知母 10 克 白鲜皮 10 克 牡丹皮 10 克 甘草 6 克

【外治法】

皮疹较红，鳞屑较少，可外擦炉甘石洗剂。

【预防及护理】

1. 多食蔬菜水果，少吃辛辣刺激性食物。

2. 注意皮肤清洁卫生，忌用热水烫洗。

3. 保持心情舒畅及大便通畅。

4. 可配合中药浴、紫外线治疗，方用苦参 30 克，生地 30 克，牡丹皮 30 克，马齿苋 30 克等。

第二节　银屑病

银屑病是一种慢性、易于复发的炎症性皮肤病。本病皮损特点是在红斑上有银白色鳞屑，刮去鳞屑可见到发亮的薄膜，刮去薄膜后有点状出血，称为薄膜现象及点状出血现象，为本病特征性皮损。病因不太清楚，可能与遗传、感染、代谢障碍、免疫、内分泌、精神因素、外伤等因素有关。

本病类似中医文献中的"白疕"、"白疕"、"疕风"、"蛇风"、"松皮癣"、"疕风"、"蛇虱"等。

白疕作为一个病名，始见于清代《外科大成》："白疕，肤如疹疥，色白而痒，搔起白疕，俗呼蛇风。"《外科证治全书》对其描写较为细致："白疕，一名疕风。皮肤燥痒，起如疹疥而色白，搔之屑起，渐至肢体枯燥坼裂，血出痛楚，十指间皮厚而莫能搔痒。"《医宗金鉴·外科心法》曰："白疕之形如疹疥，色白而痒多不快，固有风邪客皮肤，亦有血燥难荣外。"以上文献对银屑病的描述虽较为粗浅，然而，关于其皮损特征和病因病机已有了一定的认识。

【病因病机】

素体血热内蕴，风、寒、湿、热邪外袭，客于皮肤，阻塞脉络，郁久化热，或气郁化火，蕴于血分而发本病；饮食不节，伤及脾胃，湿热内生；情志不畅，气机受阻，气血瘀滞；或病久气血运行不畅，以致经脉阻塞，气血瘀结，肌肤失养而反复不愈；素体虚弱，气血不足，或病久耗伤营血，阴血亏虚，生风化燥，肌肤失养而成。

【诊断要点】

根据不同的临床表现，分为寻常型、脓疱型、关节型及红皮病型，以上四型可合并发生或相互转化。

一、寻常型

1. 本病可发生于任何年龄，初发年龄大多是青壮年，病程慢性，有一定的季节性，多数患者冬重夏轻。

2. 皮损可累及皮肤任何部位，以头皮、躯干和四肢伸侧为主。

3. 典型皮损为红色斑丘疹，或斑疹扩大形成的大片红斑，表面覆盖银白色鳞屑。轻轻刮去鳞屑，可见一层淡红色发亮薄膜，称薄膜现象。刮除薄膜后可见小出血点，称为点状出血现象。

4. 头皮部位皮损鳞屑较厚，使毛发呈束状，但不引起脱发。皮损侵及指（趾）甲可使甲板出现点状凹陷似"顶针样"，失去光泽、变形、肥厚或剥脱等。

5. 根据临床表现本病可分三期：

（1）进行期：初起皮损往往呈点滴状，不断出现新的皮损或原有皮损逐渐增大。颜色鲜红，鳞屑较多，针刺、摩擦、外伤处可出现皮疹，称为"同形反应"阳性。痒感较明显。

（2）静止期：病情稳定，基本无新疹出现，原皮疹色暗红，鳞屑减少，既不扩大，也不消退。皮损以钱币状鳞屑性斑块及斑片为多见。

（3）退行期：原皮疹逐渐消退，皮损缩小，颜色变淡，鳞屑减少，遗留色素沉着或色素减退斑。

6. 本病病程缓慢，愈后易复发，常冬重夏轻，亦有夏重冬轻的。

二、脓疱型

脓疱型银屑病常可因寻常型银屑病外用刺激性药物或皮质类固醇激素治疗突然减药或停药后发生。也有人认为发病与上呼吸道等感染有关。临床上分为泛发性和掌跖性两种，但也有人认为后者是一个独立的疾病。

（一）泛发性脓疱型

1. 皮损突发在急性炎性皮损上或在原发银屑病的皮损基础上，出现无数密集针尖至粟粒大小黄白色浅在的小脓疱，表面覆盖少量鳞屑，约2周左右消退，再发新脓疱，脓疱上附有少量菲薄鳞屑。严重者可急性、全身性出现密集脓疱，脓疱可融合成脓湖。脓疱一般为无菌性脓疱。

2. 脓疱经数日干枯脱屑，但数日后新脓疱又会发生，病程可达数月或更久。病情好转后可出现典型的银屑病皮损。

3. 皮疹可泛发于躯干及四肢，也可出现于口腔黏膜，常可见沟纹舌。

4. 可伴发热、关节肿痛等全身症状。

5. 可并发肝肾等系统损害，可因继发感染和电解质紊乱危及生命。

（二）掌跖性脓疱型

1. 皮损多发于大小鱼际、掌心及足跖部，多对称分布。

2. 在红斑基础上出现多数粟粒大小的脓疱，不易破溃，约2周左右自行干涸，形成黄色屑痂，或小片鳞屑，脓疱反复发生，皮损渐向周围扩展，顽固难愈。

3. 患者一般情况不受影响，但病情反复不愈。可在其他部位出现银屑病损害或有银屑病病史。

4. 脓疱内容物细菌培养阴性。

三、关节型

关节型银屑病是银屑病的一种特殊类型。

1. 患者除具有银屑病皮疹外，伴有典型的关节改变，多侵犯远端指趾关节，呈非对称性，受累关节弥漫红肿、疼痛，重者可致关节畸形、活动障碍。严重者可侵及多个大、小关节及脊柱和骶髂关节。颇似类风湿性关节炎。可伴有发热等全身症状。

2. 常与寻常银屑病或脓疱银屑病同时发生，关节症状的轻重常随皮损的轻重而变化。多见于男性。

3. 实验室检查：类风湿因子阴性，部分患者可有血沉增快。X线检查类似类风湿关节炎表现，常累及一个或数个远端指趾间关节。

四、红皮病型

1. 有银屑病病史。红皮病型银屑病可由寻常型银屑病皮损发展而成，或由脓疱型银屑病脓疱消退后转变而来。常因寻常型银屑病在急进行期外用了刺激性较强的药物而诱发，或长期大量应用皮质类固醇激素后突然停药或减量太快而引起。

2. 全身皮肤弥漫潮红、肿胀、浸润，覆以鳞屑、大量脱屑，有时可见正常皮岛，愈后可见小片银屑病样皮损。

3. 掌跖角质层增厚脱屑。指（趾）甲增厚混浊，甚至脱落。

4. 可伴发烧、畏寒、头痛、关节痛、浅表淋巴结肿大等不适。

5. 病程较长，病情反复，一般约3~4个月后方可逐渐恢复，消退后常显现典型的银屑病损害。

【内治法】

1. 血热型

主症：多见于急性进行期银屑病。皮疹多呈点滴状，发展迅速，颜色鲜红，层层鳞屑，瘙痒剧烈，抓之有点状出血，或夏季加重，伴有口舌干燥，咽痛，怕热，大便干结，小便黄赤，舌质红，苔薄黄，脉弦滑或数。

治法：清热凉血，解毒消斑。

方药：

生地 15 克　赤芍 10 克　牡丹皮 10 克　黄芩 10 克　连翘 10 克　槐花 15 克　紫草 10 克　白茅根 20 克　大青叶 10 克　白花蛇舌草 15 克　白鲜皮 15 克　白蒺藜 10 克　知母 10 克　甘草 6 克

咽喉肿痛者，加板蓝根、山豆根、玄参；大便秘结者，加生大黄。

2. 火毒炽盛型

主症：多属红皮病型或脓疱型。全身皮肤发红或呈暗红色，甚则稍有肿胀，灼热痒痛，大量脱皮，或密布小脓疱，往往伴有壮热口渴，头痛畏寒，便干溲赤，舌质红绛，苔黄腻，脉弦滑数。

治法：清热泻火，凉血解毒。

方药：清瘟败毒饮加减。

水牛角（先煎）30 克　生地黄 15 克　丹皮 10 克　赤芍 10 克　生石膏 30 克　黄连 6 克　栀子 9 克　桔梗 6 克　黄芩 9 克　知母 9 克　玄参 9 克　连翘 9 克　竹叶 9 克　甘草 6 克　白鲜皮 15 克　白花蛇舌草 15 克

3. 湿毒蕴阻型

主症：皮损多发生在腋窝、腹股沟等皱褶部位，红斑糜烂，痂屑黏厚，瘙痒剧烈，或掌跖红斑、脓疱、脱皮，或伴关节疼痛、肿胀或变形（以小关节为主），下肢沉重，舌红，苔黄腻，脉滑。

治法：清热利湿，解毒通络。

方药：

薏苡仁 30 克　草薢 10 克　牡丹皮 10 克　重楼 6 克　茯苓 10 克　车前子（另包）10 克　莲子心 3 克　白术 10 克　黄柏 6 克　土茯苓 20 克　地肤子 10 克　白蒺藜 10 克　白花蛇舌草 15 克

伴腰强直疼痛加桑寄生、秦艽、川牛膝。

4. 血瘀型

主症：多见于顽固性银屑病。病史较长，年龄偏大，久治反复不愈，皮损肥厚浸润呈皮革状、斑块状，鳞屑较厚，覆盖红斑，颜色暗红，舌质紫暗有瘀点瘀斑，脉涩或细缓。

治法：活血化瘀，解毒通络。

方药：

生地 15 克　板蓝根 15 克　当归 10 克　赤芍 10 克　白芍 10 克　丹皮 10 克　川芎 6 克　丹参 10 克　鸡血藤 15 克　薏苡仁 15 克　金银花 15 克　白花蛇舌草 15 克　白茅根 15 克　紫草 6 克　白蒺藜 10 克　白鲜皮 10 克

5. 血燥型

主症：多见于静止期银屑病。病情处于相对稳定阶段，病程较久，皮损不扩大，或有少数新发皮疹，部分呈钱币状或大片融合，有明显浸润，表面鳞屑少，附着较紧，与红斑大小相当，干燥皲裂，自觉瘙痒，全身症状多不明显，可伴口咽干燥，舌质淡红，苔少，脉缓或沉细。

治法：养血滋阴润肤。

方药：

当归 10 克　白芍 10 克　川芎 6 克　生地黄 10 克　白鲜皮 10 克　首乌藤 15 克　牡丹皮 10 克　玄参 10 克　知母 10 克　茜草 10 克　白花蛇舌草 15 克　板蓝根 15 克　紫草 6 克 甘草 6 克

【外治】

1. 进行期皮损宜用温和之剂，可用黄连膏，凡士林每日 1～2 次。

2. 静止期、退行期皮损可用中药浴（方用马齿苋 30 克，黄柏 30 克，蒲公英 30 克，地丁 30 克，牡丹皮 20 克，生地黄 30 克等）、光疗或 308 准分子光，再外涂黄连膏。

3. 放血拔罐：进行期，耳部放血，后背大椎穴、夹脊穴点刺放血，拔罐等。

4. 刺络罐法：斑块型、紫红色的斑块，给予局部刺络拔罐，或闪罐，或走罐（四肢、胸腹部）。

5. 火针疗法：斑块型、紫红色的斑块，久不消退的皮损可行火针治疗。（瘢痕体质者慎用或不用）

6. 中药封包法：中药药浴或中药湿敷后，给予三黄膏、凡士林局部封包，平均 2 小时。

【预防及护理】

1. 平时可用温水洗澡或矿泉浴，忌用热水洗浴。急性期或红皮病型不宜用刺激性强药物。

2. 保持心情愉快，防止外伤。

3. 预防感冒和感染。在秋冬及冬春季节交替时，要特别注意预防感冒、咽炎、扁桃腺炎。

4. 避免滥用药物。

5. 忌口适当，少食辛辣腥发之物，戒烟酒，多食新鲜蔬菜和水果。

第三节　扁平苔藓

扁平苔藓多见于成人，儿童较少发生，男女性别患病率无显著差别。皮肤及黏膜均可出现皮疹，发病原因不明。

本病属于中医学的"紫癜风"、"乌癞风"。单纯发于口内者中医称"口蕈"。

《圣济总录》卷十八云："紫癜风之状，皮肤生紫点，搔之皮起而不痒痛是也。"

【病因病机】

多因风热外束，郁久化热，阻于肌肤；或情志不畅，导致气滞血瘀，经络受阻，发于肌肤；或久病损伤阴血，致经络肌肤失养发为本病。

【诊断要点】

1. 典型皮损为红色或紫红色扁平多角型、圆形丘疹或斑丘疹，边界清楚，表面有蜡样光泽。皮疹呈散在或簇集分布，可排列成带状或环状。急性期搔抓后可出现线状或串珠状同形反应。

2. 可发生于全身各处，但以四肢屈侧、腘窝、踝部、胫前、腰臀部等处多见。

3. 黏膜损害：常见于口腔黏膜，也可发生于阴唇、龟头及肛周。表现为乳白色丘疹或融合成网状、带状的斑片或斑块，可发生糜烂、疼痛。偶可继发癌变。偶可累及毛发及指趾甲，指甲特征性损害为甲胬肉样改变。

4. 自觉剧痒，呈阵发性发作，或不明显。

5. 扁平苔藓可有许多不同的临床类型，如急性泛发性扁平苔藓、慢性局限性扁平苔藓、色素型扁平苔藓、肥厚型扁平苔藓、大疱型扁平苔藓、线状扁平苔藓等。

【内治法】

1. 风热型

主症：发病骤急，皮疹广泛，丘疹紫红，瘙痒明显，小便黄，大便干，舌红苔白，脉浮数。

治法：清热祛风止痒。

方药：消风散加减。

荆芥6克　防风6克　牛蒡子10克　苍术6克　生石膏15克　苦参6克　当归10克　银花10克　知母10克　薄荷（后下）5克　蝉衣5克　赤芍10克　乌梅10克

若病情反复，可用乌蛇祛风汤加减。

2. 肝郁气滞型

主症：主发于口内，尤以舌体、唇部、颊黏膜可见针头大丘疹、灰白色斑，指甲萎缩干裂，脾气急躁，经前乳胀，善叹息，舌边红，苔白或薄黄，脉弦。

治法：疏肝理气。

方药：柴胡疏肝散加减。

柴胡6克　醋香附9克　郁金10克　炒枳壳6克　黄芩10克　川芎6克　赤芍9克　白芍9克　栀子9克　陈皮6克　茜草10克　紫草6克　白蒺藜10克　甘草6克

3. 血虚风燥型

主症：病情已久，皮疹局限，色泽淡红，可呈斑片状，条带状多环状，瘙痒难忍，伴面白，口干，舌淡有裂纹，苔薄白，脉细弱。

治法：养血润燥，消风止痒。

方药：

生地15克　熟地10克　当归10克　赤芍10克　白芍10

克 鸡血藤 15 克 玄参 9 克 白蒺藜 9 克 僵蚕 10 克 徐长卿 10 克 红花 3 克 珍珠母（先煎）20 克 首乌藤 15 克 白鲜皮 10 克 防风 6 克

4. 阴虚内热型

主症：皮疹多发于口腔黏膜，皮疹为点状或网状，甚或出现糜烂，溃疡，伴咽干喉痛，口渴引饮，五心烦热或午后烦热；皮疹若发于阴部，以肛门、龟头或尿道口等处为主，伴小便短赤、尿道口刺痛等。舌质暗红，苔少或花剥，脉细数。

治法：养阴清热，凉血止痒。

方药：

黄柏 10 克 知母 10 克 栀子 9 克 生地 15 克 元参 10 克 金银花 10 克 石斛 10 克 天冬 10 克 黄芩 10 克 赤芍 10 克 白蒺藜 10 克 乌梅 10 克 蝉衣 6 克 金果榄 10 克 锦灯笼 6 克

虚火上炎加生石膏、牛膝；肝肾阴虚者加女贞子、旱莲草；湿热下注加虎杖、胆草、车前草、川草薢。

【预防及护理】

1. 发于口内者，要保持口腔卫生，或经常用甘草、金银花、菊花煎汁含漱。

2. 可配合中药熏洗及紫外线治疗，方用黄柏 20 克，蒺藜 15 克，生地 20 克，苦参 20 克等。

3. 瘙痒剧烈、病情较重者可中西医结合治疗。

第四节　红皮病

红皮病又称剥脱性皮炎，是一种以全身皮肤弥漫潮红、浸润、肿胀及大量脱屑为特征的炎症性皮肤病。主要致病因素可归纳为 4 类：①药物过敏：如常见的磺胺药、青霉素、镇静安眠药和解热镇痛药等；②继发于其他疾病：如银屑病、湿疹、脂溢性皮炎、毛发红糠疹等，因处理不当或治疗不及时所致；③继发于恶性肿瘤：主要为淋巴系统的恶性肿瘤；④原因不明，属于特发性红皮病。病情重者可死于严重并发症、全身衰竭、原发肿瘤或原发病恶化。本病的预后取决于病因、病重程度及治疗是否正确、及时。

中医学称之为"红皮"等。亦有人认为属中医的"风热发斑"、"热毒发斑"。

【病因病机】

素体有热，复受热毒，内外合邪，热毒扰于营血，发于皮肤；热毒炽盛，灼伤津液，肌肤失养。

【诊断要点】

1. 任何年龄均可发生，中年和老年较多见，男性多于女性。

2. 典型皮损为全身皮肤弥漫性潮红、肿胀、浸润、反复大量脱屑（糠秕状、鳞片状或落叶状脱屑）。手足呈破手套样脱皮。间擦部位糜烂，渗液。皮肤受累面积大于等于 90% 是诊断本病的先决条件。

3. 面、颈、躯干部先受累，然后波及四肢及全身。

4. 黏膜受累，常见于唇、口腔、眼结膜、女阴、尿道及肛门等部位，可见黏膜充血、肿胀、糜烂、渗液等表现。

5. 毛发、指（趾）甲可受累；毛发、指（趾）甲均可受累，轻者仅毛发稀疏，重者广泛而大片地脱落。指（趾）甲可萎缩、混浊、增厚，重者可致甲脱落。

6. 全身症状，常有畏寒，发烧，体温可高达 39℃。也可出现低温，或发热与低体温交替出现，此时要特别注意病情变化。

7. 常因皮肤瘙痒，搔抓后继发毛囊炎、疖等感染，严重时可导致败血症。

8. 内脏受累：（1）常有表浅淋巴结肿大，以腹股沟、腋下淋巴结受累最多，颈部次之。当淋巴结肿大特别显著或不对称时，提示网状内皮系统肿瘤引起红皮病的可能性最大。

（2）肝、脾肿大。

（3）易伴发支气管炎、肾炎。

9. 实验室检查：可出现水、电解质及蛋白质代谢紊乱。可查肿瘤标志物、相关部位彩超或 CT 等排除肿瘤引起的红皮病。

【内治法】

1. 血热型

主症：周身皮肤弥漫潮红，轻度鳞屑，口干渴，大便干，小便赤，舌红或绛，脉数或滑。

治法：清热凉血解毒。

方药：皮炎汤加减。

生地黄 15 克　牡丹皮 10 克　赤芍 10 克　银花 10 克　连翘 10 克　生石膏 30 克　知母 10 克　甘草 6 克　黄芩 10 克　竹叶 10 克　白茅根 15 克　白鲜皮 10 克

2. 火毒炽盛型

主症：全身皮肤弥漫性潮红、肿胀，寒战，高热，心烦，口渴欲饮，舌质绛红，苔黄，脉滑数有力。

治法：清热解毒，凉血救阴。

方药：清瘟败毒饮加减。

水牛角（先煎）30 克　丹皮 10 克　赤芍 10 克　生地 15 克　连翘 10 克　生石膏 30 克　银花 10 克　淡竹叶 10 克　栀

子10克 黄芩10克 黄连6克 元参12克 知母10克 甘草6克

皮疹红肿明显者加蒲公英、白茅根；便秘者加大黄（后下）、大青叶；瘙痒甚者加白鲜皮、地肤子。

3. 气阴两亏型

主症：多在疾病后期，皮色暗红，伴有脱屑，神疲乏力，体倦气短，唇干咽燥喜饮，舌质淡，苔少，脉细数。

治法：益气养阴，解毒润燥。

方药：

太子参15克 党参10克 山药15克 白扁豆15克 天冬9克 麦冬9克 元参9克 生地黄15克 蒲公英15克 丹皮9克 甘草6克 花粉10克 石斛10克

【外治法】

可用甘草油调涂，每日1～2次。感染糜烂者可用黄柏搽剂外搽，每日2～3次。还可应用紫外线治疗、中药浴、中药熏蒸治疗，方用黄柏、马齿苋、牡丹皮等。

【预防及护理】

1. 本病病情复杂，可用中西医结合治疗。

2. 患寻常型银屑病、湿疹的患者要及时治疗，以防发展成红皮病。

3. 注意饮食护理。避免辛辣刺激性食物，适当多食高蛋白食物及含维生素丰富食物。

4. 外用药物宜温和，勿刺激性大。

5. 对药物过敏所导致的红皮病，治疗过程中选择用药特别慎重，避免出现交叉过敏反应。

6. 注意皮肤的清洁及保持良好的环境，如空气流通、定期消毒、被褥衣服的清洁等，尤须做好口腔、眼、外阴的护理。

第五节 毛发红糠疹

毛发红糠疹又称毛发糠疹，是一种少见的以皮肤潮红、原发毛囊角化性丘疹为特征的慢性角化性炎症性皮肤病。病因不明，可能与遗传、维生素 A 缺乏、内分泌功能障碍、感染、肝病等有关。本病有遗传性和获得性两型。遗传性型为常染色体显性遗传，发病早，常在婴儿期或儿童期发病，症状轻，病程迁延以至终生。获得性型可在任何年龄发病，发病较迅速，可发展为红皮病。

相当于中医的"狐尿刺"。

此病名出自唐代《千金翼方》，宋代《圣济总论·狐尿刺》中对皮疹特点、好发部位及治疗方法都有记述。

【病因病机】

本病多因外感风热之邪，入里化热，蕴于血分，发于肌肤所致；亦可因脾胃虚弱、中气不足，致使精微不化，气血生化失常，肌肤失养而发病。除此之外，亦有因遗传而致病者。

【诊断要点】

1. 好发部位：常起病于头皮颜面，继后发展到颈旁、躯干、四肢伸侧，常由上半身向下蔓延，特别是第一、二指关节背面、手腕关节、膝、肘关节受累明显。

2. 特征性的皮疹为针头、粟粒大圆锥形毛囊性角化丘疹，干燥而坚硬聚集成片呈鸡皮样，触之有木锉感，散在黄橙色或淡红色斑片，上附细碎糠样的鳞屑。头皮皮损在红斑基础上覆糠秕状鳞屑，类似干性脂溢性皮炎。皮疹可融合泛发全身，但其间有大片正常皮岛。

3. 多数患者伴掌跖角化过度，指（趾）甲肥厚，毛发脱落等。

4. 自觉症状有不同程度瘙痒、干燥及灼热感，一般身体状况良好。

【内治法】

1. 风热型

主症：发病较急，皮疹泛发，见红色较密集性丘疹或红斑，上覆有细小鳞屑，瘙痒明显，伴恶风发热，舌红，苔薄白，脉浮数。

治法：疏风清热，调和气血。

方药：消风散加减。

荆芥9克　防风9克　当归6克　生地黄12克　蝉衣6克　牛蒡子9克　赤芍9克　白鲜皮10克　地肤子9克　知母10克　白蒺藜10克　乌梅10克　甘草3克

2. 血热炽盛型

主症：急性进展可发展为红皮病。皮疹融合泛发全身，红斑间有正常皮岛，口渴欲饮，便干溲赤，舌红，苔白或腻，脉数。

治法：清热凉血，解毒利湿。

方药：

羚羊角粉（冲服）0.3克　生石膏（先煎）30克　赤芍10克　金银花15克　白茅根30克　生地30克　丹皮10克　赤芍10克　知母10克　黄芩10克　淡竹叶10克　连翘10克　甘草6克　白鲜皮10克

3. 血虚风燥型

主症：病程较长，皮疹为暗红色丘疹或斑块，鳞屑不断脱落伴瘙痒，指（趾）甲增厚不平，舌质淡红，苔薄或少，脉细数。

治法：养血润燥。

方药：

生地 15 克　熟地黄 10 克　当归 9 克　赤芍 10 克　白芍 12 克　鸡血藤 15 克　首乌藤 15 克　白蒺藜 12 克　天冬 10 克　麦冬 10 克　牡丹皮 10 克　黄芩 10 克　甘草 3 克

4. 阴虚内热型

主症：发病日久，皮色淡红，皮肤肥厚伴瘙痒，掌跖角化过度，口干唇燥，手足心热，并口渴欲饮，舌红苔少或花剥，脉细数。

治法：养阴清热，润肤止痒。

方药：

生地黄 15 克　元参 15 克　牡丹皮 10 克　知母 10 克　丹参 10 克　白鲜皮 10 克　石斛 10 克　威灵仙 6 克　紫草 6 克　地骨皮 10 克　银柴胡 6 克　白蒺藜 10 克　甘草 6 克

5. 气血两虚型

主症：疾病后期红皮消退，皮疹淡红，大量脱屑，瘙痒，乏力，舌淡红，苔白，脉细弱。

治法：健脾益气，养血活血。

方药：

党参 10 克　茯苓 10 克　白术 10 克　山药 15 克　当归 10 克　白芍 10 克　首乌藤 15 克　刺蒺藜 10 克　丹参 10 克　鸡血藤 10 克　甘草 6 克

本型也可使用八珍汤加减。

【外治法】

1. 蛋黄油、甘草油各等量混匀外涂。

2. 可配合糠麸浴、淀粉浴、中药浴、温泉浴或中药熏蒸，每日或隔日 1 次。还可配合中药涂擦治疗、梅花针、拔罐、紫外线治疗。

【预防及护理】

1. 防止外用有毒及刺激性较强的药物，以免诱发红皮病。

2. 忌食辛辣、海鲜刺激之品。

3. 病情较重者可中西医结合治疗。

第六节 远心性环状红斑

远心性环状红斑是以一种向周围扩大的环状红斑为特征的慢性复发性皮肤病。病因尚未完全明了，可能是由多种原因引起的，如真菌、细菌感染、药物过敏及昆虫叮咬等。

本病俗称"蝶丹"、"火丹瘾疹"。

【病因病机】

体内蕴热，外感风邪，风热相搏，蕴于血分，发于肌肤；或因饮食不节，损伤脾胃，内生湿热而发病。

【诊断要点】

1. 夏季多见，其他季节也可发病。

2. 初发皮损为单个或多个水肿性红色扁平丘疹，以后逐渐向周围扩大，中央消退，边缘略隆起而呈淡红色环状、弧形或融合成多环状边缘可有少许鳞屑，形似地图。

3. 皮疹好发于四肢和躯干。

4. 无自觉症状或轻度瘙痒。

5. 病程慢性，可持续数月及数年，易复发。

【内治法】

1. 血热型

主症：扁平丘疹，色红，向周围扩延，边缘隆起，呈双环或多环形，舌红，苔白或薄黄，脉数。

治法：清热凉血，祛风解毒。

方药：凉血五根汤加减。

白茅根 15 克　栝蒌根 9 克　茜草 9 克　紫草 9 克　板蓝根 15 克　竹叶 9 克　生石膏 30 克

2. 湿热型

主症：皮疹初为水肿性的红色丘疹，逐渐向周围扩大，中心消退红斑向外扩大，范围可达十余厘米，形成多形的环状损害，舌红，苔白腻或黄，脉滑数。

治法：清热化湿。

方药：

牛蒡子 9 克　苍耳草 6 克　白鲜皮 9 克　豨莶草 9 克　金银花 15 克　黄芩 9 克　生地 12 克　牡丹皮 10 克　茯苓皮 15 克　板蓝根 12 克　薏苡仁 15 克　生甘草 3 克

【外治法】

可配合中药涂擦、中药熏蒸或中药浴治疗，每日或隔日 1 次。还可配合梅花针、拔罐治疗。

【预防及护理】

1. 禁食发霉变质食物或饮料。

2. 防止虫叮咬。

3. 彻底治疗真菌、细菌感染及内脏肿瘤，停用一切可疑药物。

第七节　副银屑病

副银屑病临床上较少见，是一组病因尚不明确的慢性皮肤病，临床以红斑、丘疹、浸润及鳞屑而无自觉症状为特征。病情顽固，不易治疗，与银屑病并无关系。

本病中医无相应病名，类似于"松皮癣"或"风癣"。

【病因病机】

素为热体，外感邪毒，或外邪侵入肌肤，久着不去，郁而化热，可导致热毒蕴结；热毒入侵肌肤，煎灼阴液，阴虚则生内热，气虚则推动无力致血行不畅，内热血瘀阻于肌肤而成；因禀赋不足，或病久耗气伤阴而发病。

【诊断要点】

目前尚无满意的分类方法，根据临床表现，本病分为 4 型：①点滴状副银屑病，此型较为常见。②斑片状副银屑病，此型较少见。③苔藓样副银屑病。④痘疮样副银屑病，又称急性痘疮样苔藓状糠疹。近来认为斑片状和苔藓样副银屑病实际上是一个类型，因为两者可互相转化并均可演变为蕈样肉芽肿。有人将痘疮样副银屑病归为一种淋巴细胞性血管炎。

1. 点滴状副银屑病

常于青春期发病，男性多于女性。皮疹为淡红色或红褐色针头至指甲大小，略有浸润的斑或斑丘疹，互不融合，表面附以细薄鳞屑，经 2～6 周皮疹可消退，也有多年不愈的，一般无自觉症状，不影响健康。皮疹消退后有暂时性色素减退斑，但还可出现新损害。皮损主要分布在躯干两侧及四肢。本型副银屑病应与 2 期梅毒疹、银屑病、药疹、扁平苔藓等病鉴别。

2. 斑片状副银屑病

中年发病，男性多见，好发于躯干及四肢，皮疹为边界清楚的斑片或斑块，色淡红、黄红或紫褐色，表面附有少许鳞屑，硬币至手掌大小，呈圆形、椭圆形或不规则形。一般无自觉症状，少数轻度瘙痒。病程慢性，多冬重夏轻，病久后出现苔藓样肥厚或萎缩，类似皮肤异色病样外观，如发生剧痒，要警惕发展成蕈样肉芽肿。本型应与脂溢性皮炎、玫瑰糠疹等鉴别。

3. 急性痘疮样苔藓状糠疹

亦称痘疮样副银屑病，为一种急性、亚急性、复发性皮肤病。

大多青年时期发病，皮疹为多形性，可见淡红色或红褐色针头至豌豆大小的圆形斑丘疹、丘疱疹。并易有出血坏死、结痂或鳞屑，愈后留有微凹陷性痘疮样疤痕。皮疹泛发，主要在躯干及四肢屈侧，有时可见口腔及生殖器黏膜损害。由于皮疹不断成批出现，故同时可见不同发展阶段的皮损为本病的特点。自觉症状不明显，有时可伴乏力、发热、关节痛及淋巴结肿大等。大多急性发病，病程较短，部分患者数周至半年可消退，也有多年不消退，病情时轻时重。本型副银屑病可根据临床症状及组织病理与皮肤变应性血管炎等病鉴别。

【内治法】

1. 热毒型

主症：皮疹泛发全身，为针头至豌豆大小的红色丘疹或丘疱疹，或是出血性丘疹，中央坏死结痂，愈后遗留天花样疤痕，伴有明显发热、乏力、关节酸痛、淋巴结肿痛等，舌质红绛，苔黄腻，脉弦滑数。

治法：清热解毒。

方药：

鲜生地 15 克　玄参 10 克　黄芩 10 克　重楼 6 克　生山栀 10 克　知母 10 克　竹叶 6 克　丹皮 10 克　赤芍 10 克　金银花 10 克　白茅根 15 克　薏苡仁 15 克　茯苓 10 克　生甘草 6 克

发热时加水牛角（先煎）15 克。

2. 瘀热内阻型

主症：皮损为扁平丘疹、斑块，或有结节，易坏死，出血，病程日久不愈，或愈后留疤痕，舌质紫暗尖红，苔黄，脉弦滑。

治法：活血化瘀，清热解毒。

方药：活血解毒汤加减。

桃仁 10 克　红花 5 克　丹皮 10 克　元参 12 克　栀子 9 克　金银花 10 克　丹参 10 克　野菊花 10 克　白茅根 15 克　黄芩 10 克　白花蛇舌草 15 克　甘草 3 克

3. 气阴两虚型

主症：初起出现扁平丘疹，渐渐部分融合成网状，色红或棕红，日久则浸润成斑块。部分病例迁延日久可变成蔓样肉芽肿。常见于颈部、躯干和小腿。伴头昏、口干欲饮、消瘦等。舌有瘀点，苔花剥，脉细数。

治法：益气养阴，清热活血。

方药：

生黄芪 15 克　太子参 15 克　玉竹 10 克　麦冬 10 克　元参 10 克　赤芍 10 克　丹参 10 克　鸡血藤 15 克　蒲公英 15 克　忍冬藤 30 克　白花蛇舌草 15 克　炙甘草 3 克

【外治法】

1. 可选用黄柏霜外涂。

2. 可应用中药浴及紫外线光疗，中药方用黄柏、地丁、丹参、苦参等。

【预防及护理】

1. 经常温水洗浴。

2. 防止日晒过度。

3. 避免过度劳累，以防病情发展

第八节 剥脱性角质松解症

本病又称层板状出汗不良，好发生于双手掌跖，以非炎症性表浅脱皮为其特征。病因尚不明确。可能与遗传有关，亦有认为与多汗及植物神经功能紊乱有关。

本病中医称为"指掌脱皮"，有的认为亦属"鹅掌风"范围。

《外科正宗》卷四云："初起红斑白点，久则皮肤枯厚破裂不已。"

【病因病机】

素体脾虚，或饮食不节损伤脾胃，内生湿邪，蕴阻肌肤；素体阴虚，或病久耗伤阴液，肌肤失于濡养。

【诊断要点】

好发于春秋，多见于青少年。皮疹对称地发于手掌，开始为针头大小散在白色点状小疱，数目多少不定，渐向周围扩大，中央破裂形成表浅细薄的白色脱皮，可融合成大片的白色鳞屑。1个月左右可自愈，但易复发。

【内治法】

1. 脾虚湿盛型

主症：双手掌多汗，出现点状或片状脱屑，伴口粘口甜，大便粘腻或溏，纳差，舌淡红，苔白腻，脉缓滑。

治法：健脾燥湿，和中利水。

方药：除湿胃苓汤加减。

苍术9克　厚朴6克　陈皮9克　猪苓9克　赤苓9克泽泻6克　白术6克　滑石9克　防风6克山栀6克　木通6克　生苡仁15克　生甘草6克

2. 阴虚型

主症：多发于秋冬换季之时，双手掌或足跖皮肤干燥，出现点状或片状脱屑，伴口干咽燥，手足心热，大便干结，舌红苔少，脉细。

治法：养阴清肺。

方药：养阴清肺汤加减。

生地黄 12 克　沙参 9 克　浙贝母 6 克　石斛 9 克　麦冬 9 克　银柴胡 6 克　丹皮 9 克　玄参 10 克　白芍 12 克　首乌藤 15 克　五味子 6 克　白鲜皮 10 克　甘草 6 克

【外治法】

轻者不需内治，专从外治。

1. 王不留行 30 克，明矾 10 克，水煎外洗。

2. 可选用黄连膏外用或封包。

【预防及护理】

1. 平时应尽量避免接触刺激性强的洗涤剂。

2. 多食水果、蔬菜。

3. 保持良好的精神状态。

4. 脱皮较重时，禁用手撕脱，以防感染。

（边莉　吕培　吴娅）

第四章 血管性皮肤病

第一节 过敏性紫癜

过敏性紫癜，是一种过敏性毛细血管及细小血管的血管炎。易侵犯男性，皮肤和黏膜均可出现瘀点，可伴有关节、腹部和肾脏症状。致病因子复杂，细菌、病毒、食物或药物均可诱发本病。

相当于中医的"紫斑病"、"肌衄"、"葡萄疫"等病。

《外科正宗》云："葡萄疫，其患生于小儿，感于四时不正之气，郁于皮肤不散，结成大小青紫斑点，色若葡萄。"

【病因病机】

感受外邪，郁而化热，热伤血络，迫血妄行，血溢肌肤，瘀滞成斑；饮食不节，湿热蕴积于胃肠，化火扰动血络，外溢而致紫癜、便血；先天禀赋不足，或久病伤阴，肝肾阴亏，阴虚火旺，内扰血分，血不循经，外溢肌肤而发斑；素体虚弱或久病体虚，脾气不足，气失统摄，血无所归，妄行外溢而发斑。

【诊断要点】

1. 典型皮损为散在分布、针尖或黄豆大小的瘀点或瘀斑，压之不退色。亦可为红斑、斑丘疹、水疱或风团样损害。皮损约经 1～2 周后逐渐转为褐色斑点或消退，但可成批反复出现，有些病程可持续数年。

2. 皮损常对称分布于四肢伸侧及臀部，以小腿多见，自觉瘙痒，可无明显自觉症状。

3. 仅以皮损为重点称为单纯性紫癜；同时伴有明显关节肿痛者称为关节型紫癜；累及胃肠道者可出现呕吐、腹痛和便血，称胃肠型紫癜；紫癜伴有肾损害者称肾型紫癜，可表现轻度肾炎，尿中出现蛋白及红细胞、白细胞，严重时出现肾功能障碍；亦可有心、肺、中枢神经系统受累。临床上数型可同时并存，各型均可反复发作，部分患者数次发作后可自愈。

4. 累及关节及内脏者，可有全身症状，如发热、关节痛、头痛、不适及食欲不振。

5. 本病好发于儿童及青年，发病前 1～3 周可有上呼吸道感染史。

6. 血小板计数及出凝血时间正常，少数患者血沉增快。对过敏性紫癜患者应常规做尿常规，以便早发现肾损害，对伴有腹痛者应作大便潜血检查。

【诊断要点】

1. 血热型

主症：皮肤突然发生散在的鲜红色瘀点或瘀斑，后瘀斑深红而大，分布广泛，压之不褪色，可伴有血疱或血肿。发病急骤，常有口干、咽痛、疲乏，亦可有关节疼痛或腹痛或血尿等症状，自觉瘙痒，舌红苔黄，脉滑数或弦数。

治法：清热解毒，凉血止血。

方药：凉血五根汤加减。

生地炭 20 克　丹皮 10 克　白茅根 30 克　板蓝根 20 克
银花炭 20 克　茜草根 10 克　瓜蒌根 15 克　槐花 10 克

瘙痒者加荆芥、防风；关节痛者加豨莶草、络石藤，腹痛加元胡、五灵脂、木香；血尿可加小蓟、生地榆、生荷叶、生侧柏。

2. 脾胃湿热型

主症：皮肤散在瘀点、瘀斑，甚至血疱，以下肢为重，伴有恶心，呕吐，胸闷，腹痛，便血，舌质红，苔白腻，脉濡数。

治法：清热利湿，凉血止血。

方药：清脾除湿饮加减。

薏苡仁 15 克　茵陈 10 克　栀子 10 克　茯苓 10 克　苍术 10 克　白术 10 克　紫草 10 克　地榆炭 10 克　厚朴 10 克　山药 10 克　黄芩 10 克　生甘草 6 克　淡竹叶 10 克

恶心、呕吐较重者，加生姜、黄连或加佩兰、竹茹。

3. 肝肾阴虚型

主症：紫癜反复发作，瘀点稀疏，新斑鲜紫，旧斑暗褐，伴有五心烦热，烦躁，腰酸，耳鸣，尿血，面色淡红，舌红苔少，脉细数。

治法：滋阴清热，凉血止血。

方药：知柏地黄丸加减。

白茅根 15 克　生地 10 克　山药 10 克　山茱萸 10 克　大蓟 10 克　小蓟 10 克　知母 10 克　黄柏 10 克　茯苓 10 克　丹皮 10 克　生甘草 6 克

4. 气不摄血型

主症：病程日久，反复发作，皮疹紫暗，面色萎黄，倦怠无力，舌淡或有齿痕，苔白，脉细弱或沉缓。

治法：健脾益气，养血止血。

方药：归脾汤加减。

　　龙眼肉 10 克　黄芪 15 克　白术 10 克　党参 10 克　茯苓 10 克　当归 10 克　白芍 10 克　地榆炭 10 克　阿胶 10 克（烊化兑入）　仙鹤草 10 克

　　如出现蛋白尿可重用黄芪，加山药、白茅根、白花蛇舌草、益母草。

【外治法】

　　1. 洗法：用紫草根适量水煎外洗或外敷患处，每日 1 次。

　　2. 中药熏蒸疗法：紫草 10 克，茜草 10 克煎药后熏蒸患处。每次 20 分钟，每日 1 次。

【预防及护理】

　　1. 卧床休息。

　　2. 给予富含维生素的清淡易消化饮食，停服可疑过敏药物。

　　3. 每日定时开窗通风消毒，保持病室内空气流通，注意保暖避免受凉，防止感冒。

第二节　变应性皮肤血管炎

　　变应性皮肤血管炎是一种特殊的坏死性血管炎，以主要侵及真皮浅层毛细血管和小血管为主要临床表现。好发于小腿、踝部及上肢等处、多对称，皮损呈多形性，如紫癜结节和溃疡等损害，具有一定特征性，可伴有烧灼和痛感，病程慢性反复发作。

　　本病的发生与 III 型免疫反应关系密切。感染、药物、恶性肿瘤和自身免疫性疾病在体内都可产生免疫复合物而引起本病。如链球菌和流感病毒可作为抗原产生相应抗体形成循环免疫复合物，由于下肢血流的液体静压高，一使血液循环中的循环免疫复合物沉积于血管壁而发病。

相当于中医的"瘀血流注"。

【病因病机】

本病病机多由脏腑蕴热于内，湿邪侵袭于外，湿热蕴结、寒湿痹阻或瘀血阻络致使血脉阻塞、冲脉失养，气血凝滞所引起；又因湿性重浊而下行，故好发于下肢。

【诊断要点】

1. 多见于青壮年女性。

2. 以下肢多发，亦可累及全身各处，甚至黏膜及内脏。

3. 皮疹形态多种多样，典型损害为出血性斑丘疹，其他如红斑、丘疹、风团、紫癜、血疱、小结节及溃疡等均可出现，部分患者皮损痊愈后留有色素沉着或浅表萎缩性瘢痕。

4. 损害较轻时可无症状或局部瘙痒、烧灼感或疼痛，较重时可伴有发热、关节疼痛及脏器受损的表现。

5. 本病具有自愈倾向，病程一般 2 ~ 4 周，但易于反复发作。

6. 实验室检查可有血沉增快，补体 C3 及总补体降低。可有贫血、白细胞升高及嗜酸性粒细胞增高。肾脏受累时可出现蛋白尿、血尿及管型。组织病理学检查可助于诊断。

【内治法】

1. 湿热型

主症：相当于急性期。皮疹多形，可为红斑丘疹、风团紫斑、血疱结节，颜色鲜红，边界鲜明，小如赤豆，大似芡实，或痒或痛，伴发热，关节肿胀疼痛，尿黄便干等，舌红苔腻，脉弦数。

治法：清热除湿，化瘀通络。

方药：四妙丸加减。

苍术 10 克　黄柏 15 克　牛膝 15 克　薏苡仁 30 克　茯苓 10 克　泽泻 15 克　生地 10 克　金银花 15 克　丹参 15 克　白花蛇舌草 10 克　甘草 3 克

2. 寒湿型

主症：相当于慢性期。紫癜、结节、血疱为主，但多有溃疡坏死，皮肤发凉麻木，尿浊便稀，舌淡苔腻，脉象沉迟。

治法：温经散寒，利湿通络。

方药：

丹参 15 克　泽兰 10 克　川牛膝 10 克　丹皮 10 克　赤芍 10 克　王不留行 10 克　鸡血藤 30 克　当归尾 10 克　黄柏 10 克　冬瓜皮 15 克　路路通 6 克　甘草 6 克

3. 瘀滞型

主症：相当于缓解期。紫癜减退，颜色淡紫，结节变小，痒痛俱减，舌暗红，苔薄，脉象沉涩。

治法：活血化瘀，行气通络。

方药：

当归 10 克　丹参 10 克　赤芍 10 克　鸡血藤 15 克　黄芪 10 克　黄精 10 克　玄参 10 克　甘草 3 克

【外治法】

1. 洗法：金银花 10 克，紫草 10 克，苦参 10 克，地榆 10 克，赤芍 10 克，水煎外敷患处。

2. 中药涂擦疗法：紫癜性丘疹、风团外涂三黄洗剂或炉甘石洗剂，坏死性溃疡外涂生肌油或三黄膏。

3. 灸法：双侧足三里、三阴交穴位灸法，每日 1 次。

4. 神灯疗法：用神灯照射坏死性溃疡创面，每日 1 次，每次 20 分钟，可促使创口愈合。

【预防及护理】

1. 病情较重时需休息治疗，卧床时患肢抬高，防止久立久行久坐。

2. 经常用温热水泡洗小腿，但破溃时不宜温洗。

3. 注意寻找病因，注意可疑的药物及体内感染灶。

第三节　结节性红斑

结节性红斑是发生于真皮深层中小血管的炎症性疾病，临床以下肢疼痛性红色结节和斑块为特点。多累及小腿伸侧、前臂，经4～6周消退。易复发。

本病病因尚不十分清楚。不少患者发病前有上呼吸道感染史，溶血性链球菌感染咽炎史等。可能与细菌、病毒或结核感染及药物所致的迟发过敏反应有关。本病亦可见于某些免疫异常疾病，如结节病、溃疡性结肠炎及白塞病等。因此结节性红斑应视为一种症候群，可由多种疾病引起，临床上应探求其诱发原因，以便进行合理治疗。

中医称之为"瓜藤缠"，"湿毒流注"等。《医宗金鉴》"此证生于腿胫，流行不定，或发一二处，根脚漫肿，结核数枚，日久肿痛"。

【病因病机】

饮食不节，湿邪内生，蕴而化热，瘀阻脉络；或湿邪内生，复受寒邪，寒湿客于血脉，蕴结而成；脾虚中焦失运，湿浊内生，郁久化热，湿热下注，凝滞血脉，气血不畅，经络阻滞所致。

【诊断要点】

1. 好发于中青年女性，春秋季好发。

2. 皮损多突然出现，为蚕豆或更大的皮下结节，压痛明显。表面皮肤初为鲜红色，渐转为暗红色，多隆起于皮面，皮损数目不定，不融合，不破溃。

3. 一般对称发生于小腿伸侧，少数可侵及大腿及上肢。

4. 常伴有全身不适、发热、关节酸痛等。

5. 病程约 4～8 周，亦有数月者，愈后易复发。

6. 有的患者起疹前可有上呼吸道感染，扁桃腺炎等。

7. 实验室检查可有白细胞增高，血沉增快，抗溶血性链球菌 "O" 升高等。

【内治法】

1. 湿热型

主症：双下肢可见大小不等的结节，结节颜色鲜红，舌红，苔白腻，脉数。

治法：清热利湿，和营凉血。

方药：

当归 10 克　白茅根 15 克　丹皮 10 克　丹参 10 克　茯苓皮 15 克　黄柏 6 克　草薢 9 克　汉防己 6 克　鸡血藤 12 克　川牛膝 9 克　生甘草 6 克

畏寒、发热、咽痛、头痛者加荆芥 6 克，牛蒡子 9 克，桔梗 6 克；肢节疼痛者加羌活 6 克，独活 6 克，威灵仙 6 克，木瓜 9 克；下肢肿甚者加赤豆 15 克，冬瓜皮 9 克。

2. 寒湿型

主症：结节反复发作，经久不消，关节疼痛，遇寒加重，舌质淡，苔薄白或腻，脉沉迟或缓。

治法：健脾燥湿，疏风散寒。

方药：

炒苍白术各 10 克　茯苓 10 克　炒薏米 15 克　桂枝 6 克

秦艽 10 克　木瓜 10 克　独活 10 克　鸡血藤 15 克　当归
10 克

3. 气滞血瘀型

主症：小腿结节紫红或暗红，疼痛或压痛明显，大便干
结，口干不喜饮，舌红有瘀点，苔薄黄，脉弦或涩。

治法：行气活血，化瘀散结。

方药：桃红四物汤加减。

桃仁 10 克　红花 6 克　生地 15 克　川芎 6 克　当归 10
克　赤芍 10 克　蒲公英 12 克　丹参 10 克　牛膝 10 克　白花
蛇舌草 20 克　元参 15 克　甘草 5 克

4. 脾虚血瘀型

主症：双小腿结节暗红不鲜或淡红，反复发作，日久不
愈，双足浮肿，肢倦乏力，纳呆食少，大便溏烂，舌淡苔白，
脉细弱。

治法：健脾利湿，化瘀散结。

方药：

黄芪 15 克　白术 10 克　茯苓 15 克　泽泻 10 克　淮山药
15 克　薏苡仁 15 克　川芎 6 克　丹参 10 克　鸡血藤 15 克
苍术 10 克　牛膝 10 克　炙甘草 5 克

【外治法】

1. 中药外洗：蒲公英 30 克，丹参 10 克，荆芥 10 克，丹
皮 10 克，当归 10 克，紫草 10 克，水煎至 1000 毫升外洗患
处，每日 1 次。

2. 中药外敷：鲜马齿苋适量捣烂后外敷。

3. 火针疗法：结节局部进行火针点刺，5 天 1 次。

4. 中药涂擦：急性期结节红肿疼痛明显者，可用金黄散
或新癀片研末后醋调或酒调后外敷皮肤结节处，或紫金锭加适

量食醋溶解后外搽皮肤结节每日 1～2 次。

5. 蜡疗法：中药蜡疗温热性能好，寒湿型者，可予局部蜡疗。

6. 神灯疗法：对准皮损，每次 30 分钟，每日 1 次。

第四节　结节性血管炎

皮肤结节性血管炎是一种发生在真皮深部或皮下脂肪内的中、小血管炎。常见于中年妇女，呈痛性皮下结节，病程慢性，反复发作。

本病可能与变态反应有关，变应原可来自慢性病灶，如咽喉炎、扁桃体炎、龋齿、结核灶等。由于局部组织病理可出现肉芽肿和凝固性干酪样坏死，曾认为本病与结核病有关。但研究发现局部未培养出结核杆菌，对抗痨治疗无效，不支持此学说。

属于中医的"瓜藤缠"范畴。

【病因病机】

风邪夹湿侵袭络脉，营血循行受阻，以致瘀血凝聚肌肤所致。

【诊断要点】

1. 多发生于 30～60 岁的女性，也可发生于男性。多春秋季节发病。

2. 损害主要发生于小腿，逐渐发展至大腿、臀部，偶尔在上肢，无躯干损害。单侧发生，常不对称，有沿血管分布的倾向。

3. 原发损害为皮下结节，大小不一，有的形成较大浸润块，颜色鲜红、暗红或紫红，可有不同程度的疼痛和压痛，可伴有下肢关节酸痛和小腿酸胀感。

4. 急性发作时可伴有低热、乏力、困倦不适、咽喉疼痛、食欲减退等。一般不侵犯内脏器官。

5. 病程不定，反复发作，数年不愈。

6. 实验室检查：急性期少数病例血沉加快，抗链"0"滴度、黏蛋白、γ球蛋白值升高。

【内治法】

木病多为气血郁滞挟湿所致。

主症：单侧下肢出现结节及较大的浸润块，压痛明显，反复发作，舌暗红，苔白，脉滑。

治法：行气活血，化湿通络。

方药：

丹参10克　当归10克　赤芍10克　鸡血藤15克　川牛膝10克　独活10克　络石藤10克　桑寄生10克　土茯苓15克　赤小豆15克　丝瓜络10克

发热者加牛蒡子10克，荆芥6克，黄芩10克；咽喉疼痛者加板蓝根15克，生山栀10克，射干10克；关节不疼者加独活、络石藤；下肢有热者加银花、黄柏等。

注意：女性患者经期及备孕期、怀孕期均不宜使用。月经量过大及出血倾向者不能用。

【外治法】

1. 鲜马齿苋适量捣烂后外敷。

2. 中药湿敷：清热燥湿，软件散结为法，给予金银花、黄芩、黄柏、乳香、没药等湿敷，每日1次，每次30分钟。

3. 中药涂擦：给予黄芩、黄连、牡丹皮、三七粉、土茯苓等分研成面，醋调成糊状涂擦结节处。或新癀片、或片仔癀、或紫金锭捣烂后醋调成糊状涂擦结节处。

【预防及护理】

1. 患者应去除一切可疑的病因及感染灶。

2. 急性发病时宜适当休息、抬高患肢。

第五节 进行性色素性皮肤病

本病亦称进行性紫癜性色素性皮肤病,是一种表现为含铁血黄素沉着的皮肤病。临床特点为无炎症的点状红斑及瘀点,以后扩大融合成片,继之色素沉着。

现代医学对本病的病因及发病机理尚不明确。目前认为重力和静脉压升高是本病的重要因素。常有家族史。

相当于中医的"血疳"。《外科心法》:"血疳,此证由风热闭塞腠理而成。形如紫疥,痒痛时作,血燥多热。"

【病因病机】

风邪入于血分,郁久化热,血热脉络损伤,血溢于肌肤,郁积不散以致瘀血凝滞而成。

【诊断要点】

1. 好发于下肢伸侧、踝部、足背部。

2. 皮疹初起为多数散在针头大小淡红色斑点,渐变成瘀斑,也可融合成片。陈旧皮损可变成褐黄色或棕色,但新的瘀点不断发生。旧损害内和边缘处可陆续出现新的瘀点,犹如撒布胡椒粉状。皮损范围逐渐扩大,偶可出现轻微皮肤萎缩。

3. 多见于青年男性,无自觉症状,病程缓慢,但有自愈倾向。

【内治法】

本病多为血热挟瘀所致。

主症:双下肢、足背呈棕黄色的瘀斑、瘀点,好像撒布皮肤上的胡椒粉，舌红苔白，脉弦。

治法：清热凉血、活血祛瘀。

方药：凉血五根汤加减。

生地 10 克　丹皮 10 克　黄柏 10 克　白茅根 15 克　茜草根 10 克　紫草 6 克　花粉 10 克　桃仁 6 克　红花 6 克　丝瓜络 10 克

【外治法】

1. 外洗：紫草 10 克，苦参 10 克，生地 10 克，白鲜皮 10 克，水煎后温湿敷。

2. 外涂：初起者，用三黄洗剂外涂患处。

【预防及护理】

1. 注意休息，下肢适当抬高。

2. 避免搔抓刺激。

第六节　色素性紫癜性苔藓样皮炎

色素性紫癜性苔藓样皮炎，病因尚不完全明了，目前认为是与静脉压升高有关的毛细血管炎。基本损害为棕褐色紫癜样丘疹。

相当于中医的"血疳"。《外科心法》："血疳，此证由风热闭塞腠理而成。形如紫疥，痒痛时作，血燥多热。"

【病因病机】

血分蕴热，循行失常，溢于脉外，郁结肌肤，以致瘀血凝滞，日久肤失濡养而成；或内有蕴热，外受风邪，风热闭塞腠理，热伤血络，迫血妄行，溢于脉外而见发斑；或湿热内蕴，湿热下注，瘀阻经脉，肤失所濡而成。

【诊断要点】

1. 多见于中老年男子，偶见更年期妇女。

2. 常呈对称性分布于下肢、躯干下部，也可累及肩背、腹部。

3. 皮疹初为圆形紫癜样小丘疹，数目很多，往往孤立，逐渐增多互相聚集成大小不等边界不清的斑片，周围分布很多散在丘疹，呈苔藓样改变，表面有鳞屑，有的伴有细小青筋暴露。

4. 有不同程度的瘙痒，病程缓慢，可逐渐自愈。

【内治法】

1. 血虚瘀滞型

主症：皮损为圆形紫红或棕褐色小丘疹，散在或融合，边界不清，呈苔藓样改变，表面有鳞屑，舌淡红，苔白，脉涩。

治法：养血祛瘀。

方药：

当归 10 克　丹参 10 克　鸡血藤 15 克　制首乌 10 克　桃仁 10 克　红花 6 克　甘草 3 克　川牛膝 10 克　白鲜皮 10 克

2. 血热风盛证

主症：针尖大瘀点，成群或融合成片，色呈棕黄，时有瘙痒，舌红口干，脉弦数。

治法：清热凉血，祛风止痒。

方药：

生地 15 克　丹皮 10 克　赤芍 10 克　紫草 10 克　茜草 10 克　蝉衣 6 克　荆芥炭 6 克　苦参 6 克　生甘草 3 克　苍术 8 克　知母 10 克　当归 10 克

3. 湿热瘀阻型

主症：瘀点绿豆大或成瘀斑，呈铁锈色，皮肤肥厚，呈苔藓样，表面鳞屑，皮肤干燥，多有瘙痒，舌红苔腻，脉滑数。

治法：清热利湿，活血消斑。

方药：

苍术9克　黄柏9克　薏苡仁9克　泽兰9克　六一散（包）9克　丹皮9克　赤芍9克　丝瓜络9克

【外治法】

1. 外洗：紫草15克，苦参15克，白鲜皮15克，水煎外洗患处，不宜太烫。

2. 皮肤苔藓样变、干燥者，外涂紫草油，每日3次。

3. 热疗：

（1）色素经久不退者，可用火疗法。火疗后，再以保鲜膜局部封包半小时。每日1次或隔日1次。

（2）蜡疗：可用大黄、桑枝、丹皮、丹参等药物研细粉调糊后蜡疗。每次20～30分钟，每日1次。

4. 灸法：三阴交、足三里穴位艾灸以温通经络。

【预防及护理】

1. 休息时适当抬高下肢，避免劳累，不要久站久立。

2. 少食辛辣刺激性食物。

3. 避免搔抓及外伤。

第七节　毛细血管扩张性环状紫癜

毛细血管扩张性环状紫癜的病因不明，可能与某种传染性疾病或中毒性因素有关。有的伴有心血管疾病，但大多数患者查不出其他疾病。本病主要分布于两下肢，皮损主要是毛细血管扩张和色素沉着所形成的环状斑片。

本病中医的"血风疮"相似。《外科真诠》："血风疮生于两胫内外臁，上至膝，下至踝骨。乃风热、湿热、血热交感而成。"

【病因病机】

血虚受风，化燥生热，瘀阻经脉，营血循行失常所致。

【诊断要点】

1. 多见于青年及成人，男性常见。

2. 对称分布于小腿伸侧面、足背，也可扩展到躯干和臀部。

3. 皮疹为对称性的粉红色或红蓝色斑疹，边界明显，逐渐扩大，形成 1～2 厘米的环状损害。中央红色消退而呈褐色的色素斑，以后慢慢消退。可有轻度皮肤萎缩，毳毛脱落。

4. 一般无自觉症状，有的稍瘙痒。少数患者发病前有神经痛和风湿痛病史。

5. 病程缓慢，数年以后可自行痊愈。

【内治法】

本病多为血热瘀滞所致。

主症：双下肢可见红色环状斑片，舌红苔白，脉涩。

治法：凉血清热，和营活血。

方药：

生地 15 克　赤芍 10 克　丹皮 10 克　黄柏 10 克　蒲公英 10 克　当归 10 克　炒桃仁 10 克　白茅根 15 克　白芍 10 克

【外治法】

同色素性紫癜性苔藓样皮炎。

【预防及护理】

1. 少食辛辣刺激食物，多食新鲜蔬菜和水果。

2. 注意保暖，避免劳累，减少活动。

第八节 红斑性肢痛病

红斑性肢痛病是由于阵发性血管扩张而引起指趾末端出现红斑、疼痛为主要表现的一种种疾病。

现代医学对本病的病因尚不清楚。目前认为可能是由于中枢神经、植物神经紊乱，使末梢血管运动功能失调，局部充血，压迫或刺激邻近的神经末梢而出现本病症状。常因温热刺激而诱发。本病可分为原发性和继发性两种，继发性可伴有真性红细胞增多症、周围神经炎、脊髓炎、痛风、多发性硬化症等。

本病与中医古医籍中"血痹"相类似。《诸病源候论》："血痹者，由体虚邪入于阴经故也。血为阴，邪入于血而痹，故为血痹也。"

【病因病机】

由于寒湿蕴积下肢，郁久化热，壅阻经络，气滞血瘀所致。

【诊断要点】

1. 任何年龄均可发病，以青壮年较为多见。双侧足部为好发部位，其次为手部，严重者可累及整个肢体。

2. 发病时患部鲜红灼热，疼痛剧烈。皮肤温度比正常增高 $2℃ \sim 3℃$，出汗明显。伴有舌红、苔薄黄，脉濡涩等。

3. 局部因受热、站立、运动等轻度刺激，可引起本病的发作或病情加重。经休息、冷敷、抬高患肢，可使病情减轻或消失。

4. 本病 2~3 个月可以痊愈，但以后容易复发。

【内治法】

本病多为血热瘀滞所致。

主症：发病时患足或手部甚至整个肢体红、肿、热、痛，自诉有烧灼感，皮肤温度较正常高，发作呈阵发性可持续数分钟或数小时甚至数日，舌红，苔薄黄，脉濡涩。

治法：凉血清热，利湿通络。

方药：

苍术 10 克　黄柏 10 克　川牛膝 10 克　生地 15 克　元参 10 克　水牛角 15 克（先煎）赤白芍各 15 克　银花 15 克　紫花地丁 10 克　鸡血藤 10 克　丹皮 10 克　炙地龙 6 克　丝瓜络 6 克

疼痛明显者可加元胡、丹参、没药；发于上肢者可加姜黄、黄芩；皮温高，红肿明显者加生石膏、地骨皮、大青叶；湿重者可加薏苡仁、泽泻等。

【外治法】

1. 外洗：紫草 15 克，生地 15 克，地榆 15 克，水煎至 1000 毫升，放凉后浸泡患处，每日 2 次，每次 20 分钟。

2. 外敷：新鲜马齿苋捣烂如泥，调敷患处。

3. 刺络拔罐法：可于背部夹脊穴或皮损部位阿是穴针刺放血、拔罐疗法。

【预防及护理】

1. 避免过暖，以防发作。

2. 发作时可用冷水或冰块湿敷，以缓解症状。

3. 避免温热药品、辛辣、酒类饮食。

第九节　下肢慢性溃疡

本病又称小腿静脉曲张性溃疡。由于小腿静脉功能不全而继发的慢性溃疡，多继发于下肢静脉曲张、血栓性静脉炎等。

下肢静脉曲张或静脉炎时，血流缓慢，血栓形成，局部营养障碍、继发感染，导致溃疡形成。有时也可继发于动静脉瘤或先天性深浅静脉瓣缺损。

本病中医称为"臁疮、裙边疮、裤口毒"，俗称"老烂腿"。《外科证治》："生于小腿，男人谓之烂腿，女人谓之裙风。气滞血瘀，经年累月，臭烘憎人。"

【病因病机】

本病多因湿热下注，瘀血凝聚，经络阻滞，气血运行不畅，肌肤失于濡养，日久溃破而成疮疡。

也可由于长时间站立工作或担负重物，以致脉络失于通畅，局部气血运行失常，复因下肢皮肤受到损伤、虫咬及湿疹等诱发。

【诊断要点】

1. 多发生于经久站立工作者，或继发于小腿静脉曲张，常有局部外伤史。或继发于小腿静脉曲张，常有局部外伤史。易继发静脉炎、丹毒甚至骨膜炎、象皮肿等。

2. 好发于小腿下1/3、踝骨上三寸内臁或外臁部位。

3. 一般初起时多先痒后痛，鲜红漫肿，继则破溃，滋水淋漓，形成溃疡。如边缘发生神经瘤时，则感阵发性剧痛。

4. 损害为少数孤立、圆形、椭圆形或不整形钱币大小的溃疡。边缘整齐或不规则，肉芽生长缓慢、苍白，表面有脂肪样或纤维样苔状覆盖物及浆液性分泌物。有时表面形成坏死，周围皮肤坚硬紧张。

5. 站立过久，常见下肢肿胀，有凹陷性水肿。

6. 经过迟缓，常迁延数月或经年不愈。

7. 疮周皮肤成片地呈暗红或紫红，并因毒水浸淫而并发湿疹（又名瘀积性皮炎）。

8. 偶有极少数溃疡，缠绵多年不愈，疮口呈菜花状，而变成岩证。

【内治法】

1. 湿热型

主症：下肢溃疡大小不等，疮缘坚硬，肉芽肿胀，脓汁较多，疮周皮肤鲜红，可有丘疹，痒痛时作，舌质红，苔黄，脉数。

（1）热重于湿时治法：清热利湿。

方药：清热利湿汤加减。

连翘15克　车前草10克　蒲公英15克　当归10克　川牛膝10克　黄柏10克　汉防己10克　赤芍10克　忍冬藤15克　薏苡仁15克

（2）湿重于热时治法：利湿清热，和营消肿。

方药：三妙丸合萆薢渗湿汤加减。

当归10克　赤芍10克　丹皮10克　汉防己10克　萆薢10克　茯苓皮10克　薏苡仁15克　银花15克　紫花地丁10克　生甘草6克　黄柏10克　苍术10克

2. 气虚血瘀型

主症：病程日久，疮面肉芽晦暗，渗液清稀，患肢浮肿，下肢皮肤暗红而无光泽，肢凉怕冷，行走过多则小腿酸胀沉重，舌质淡或有瘀斑，苔薄，脉沉细无力。

治法：益气活血、祛湿通络。

方药：托里排脓汤加减。

党参10克　白术10克　茯苓10克　白芍10克　当归10克　薏苡仁15克　木瓜10克　陈皮6克　白芷6克　肉桂2克　川牛膝10克　生黄芪15克　桔梗6克　甘草6克

【外治法】

1. 外洗：局部红肿、渗液较多者可用外洗药；马齿苋15

克，黄柏 15 克，败酱草 15 克，煎水外洗或温湿敷。

2. 外敷：局部红肿，渗液量少者可用普连膏薄敷，或鲜马齿苋捣烂调如意金黄散或化毒散外敷。伴有疮周湿疹者可用新三妙散或青黛散散布。溃疡面灰白者，可用蛋黄油外敷。

3. 缠缚疗法：创面有腐肉的，用红油膏加九一丹外敷，再用阔绷带缠缚患处和整个小腿，隔 1～2 日换药 1 次；改用白玉膏加生肌散，亦需另用缠缚。创口四周并发湿疹的，改用青黛膏。急性感染暂不用缠缚疗法。

4. 创面出血时掺桃花散，并以棉花压迫，如出血不止者宜予结扎止血。

5. 火针疗法：溃疡周围以火针围刺。

6. 神灯疗法：溃疡面可予神灯照射治疗，每次 15～20 分钟，每日 1～2 次。

7. 白砂糖熬化后，冷却，研极细粉，均匀撒于清创后溃疡面，以助生肌。每日 1 次。

【预防及护理】

1. 患足宜抬高，减少活动，使下肢充分得到休息和血流通畅，以加速疮口愈合。

2. 有皮肤破损和感染时要及时治疗，疮口愈合后可作大隐静脉高位结扎和曲张静脉剥脱术。

3. 有静脉曲张的患者，疮口愈合后宜常用绷带缠缚或穿医用弹力袜，必须由专业医生指导使用，或弹力护腿保护，以避免外来损害引起复发。

4. 保护下肢，勿碰伤，勿搔破，勿洗烫，防止染毒破溃。

（邱洞仙　张立欣　师小萌）

第五章　神经功能障碍性皮肤病

第一节　皮肤瘙痒症

皮肤瘙痒症是指无原发损害，仅有瘙痒的一种感觉神经机能异常性皮肤病。由于搔抓可出现各种继发性皮肤变化。好发于老年人，多见于冬季。

现代医学认为全身性瘙痒的原因有：内分泌障碍如糖尿病、黏液性水肿、甲状腺机能亢进或减退，以及胆汁淤积、自体中毒、慢性肾功能不全、肠寄生虫病、血液病和淋巴网织细胞增生症、肿瘤、自身免疫病、妊娠、精神病、便秘、饮食刺激和药物过敏、真菌感染等。环境因素包括气温、湿度、季节和工作环境，以及患者个体的皮肤干燥和萎缩等都可引起全身性瘙痒。

局部瘙痒的原因有：直肠炎、肛裂、外痔、蛲虫、阴虱及粪便残迹的刺激（常为肛门瘙痒的原因）。妊娠、阴虱、蛲虫、白带、滴虫、念珠菌感染等常为女阴瘙痒的原因。此外，染料、纯毛织物刺激，局部多汗，强烈日光照射等也可引起局部瘙痒。

本病相当于中医的"风瘙痒"，又名痒风。肛门瘙痒又叫"谷道痒"，女阴瘙痒又叫"阴痒"。《诸病源侯论》："风瘙痒，此由游风在于皮肤，逢寒则身体疼痛，通热则瘙痒。风瘙痒者，是体虚受风，风入腠理与血气相搏而俱，往来在于皮肤之间，邪气微不能冲击为痛，故但瘙痒也。"

【病因病机】

风寒或风热客于腠理，经脉阻遏，经气不利，而风邪往来于肌肤，则瘙痒不止。湿热蕴于肌肤，不得疏泄所致。血虚肝旺，以至生风生燥，肌肤失养而成。

【诊断要点】

1. 阵发性剧烈瘙痒，往往以夜间为重。常在精神改变、气温变化、饮酒等情况下加重。一旦发作，必须强力搔抓，有时甚至借助器械搔抓，直至皮破血流，感觉疼痛，始可住手。

2. 无原发损害。搔抓皮肤上常有抓痕、血痂、色素沉着、湿疹化、苔藓化等继发损害。

3. 本病的发生随年龄、季节而不同。一般老年人多见，冬夏易发。发于冬季者，春暖可愈；发于夏季者，入冬即轻。

4. 本病可泛发全身，亦可局限于身体某一部位。前者称为泛发性皮肤瘙痒症，后者称为局限性皮肤瘙痒症。

（1）泛发性皮肤瘙痒症：常由一处开始，逐渐扩延，可遍布全身。多见于老年人。除由于老年皮肤萎缩干燥，易于发生外，内脏癌肿、肝胆疾病、糖尿病肾病患者，易伴发本病。

（2）局限性皮肤瘙痒症：瘙痒局限于某一局部，亦可同时数处被侵。多与局部因素有关，常见部位有外阴、肛门、头部、小腿、外耳道等。①外阴瘙痒症，中医称"阴痒"。多见于中年，男女均可发生。男性多发于阴囊（又叫阴囊瘙痒症）。女性多见于大阴唇（女阴瘙痒症）。外阴瘙痒每因处理不当或滥用刺激性药物而转为慢性，可见皮肤浸润肥厚，易继发湿疹化，瘙痒剧烈，病程迁延，常多年不愈。②肛门瘙痒症，中医称"谷道痒"，多继发于蛲虫病或痔疮、肛瘘等。瘙痒剧烈，常形成糜烂或湿疹化。患病时久，易继发皲裂。③头皮瘙痒症，多见于癫病患者，尤以黎明睡醒时为重，头皮剧痒难忍。可继发湿疹、毛囊炎或疖。④小腿瘙痒症，主要见于小腿静脉曲张、鱼鳞病或皮肤干燥患者，寒冷刺激，袜带或裹腿束缚紧张常为诱因。⑤外耳道瘙痒症，多由耵聍过多或常用耳匙搔抓等刺激引起，常可继发湿疹或化脓感染。

【内治法】

1. 风热型

主症：病期短暂，瘙痒较重，舌红，苔薄黄，脉数。

治法：清热祛风，养血润肤。

方药：消风散加减。

生地 15 克　丹皮 10 克　生石膏 15 克　知母 10 克　防风 10 克　牛蒡子 6 克　苦参 10 克　蝉衣 6 克　生甘草 6 克　当归 10 克　胡麻仁 6 克

2. 湿热型

主症：因经久搔抓，皮肤继发感染或湿疹样变。多见于青壮年，夏秋季发病。苔白或腻，脉滑或滑数。

治法：清热化湿止痒。

方药：二妙丸加味。

苍术 6 克　黄柏 6 克　蒲公英 15 克　茵陈 10 克　生山栀 9 克　茯苓 10 克　地肤子 10 克　白鲜皮 10 克　生甘草 6 克

3. 血虚风燥型

主症：皮肤干燥、脱屑，有明显抓痕及血痂。多见于老年人，冬春发病。舌质淡，苔薄白，脉弦缓。

治法：养血润肤，疏风止痒。

方药：当归因子加减。

生地 10 克　制何首乌 10 克　川芎 6 克　白芍 10 克　当归 10 克　首乌藤 15 克　黄芪 15 克　防风 6 克　荆芥 6 克　白蒺藜 10 克　甘草 6 克

【外治法】

1. 中药药浴疗法：可选用用黄芩、牡丹皮、石斛、玄参，水煎后外洗，时间 20 ~ 30 分钟，以皮肤微微发汗为度，熏蒸后外用保湿润肤剂。

2. 淀粉浴：用约 300 克的淀粉倒入调好的浴盆内，浸泡 30 分钟左右即可。

2. 外搽橄榄油或 1% 薄荷三黄洗剂。

3. 拔罐疗法：背部夹脊穴或皮损部位刺络拔罐，点刺放血后拔罐留罐。每日或隔日日 1 次。

4. 火针疗法：火针烧红后瘙痒部位点刺，速进疾出，2 ~ 3 日 1 次。

【预防及护理】

1. 忌饮酒类，少吃鱼、虾、蟹等动风发物，多吃蔬菜水果。

2. 内衣要柔软宽松，宜棉织品或丝织品，不宜穿毛织品。

3. 不用碱性很强的洗涤用品洗澡，适当外用润肤剂。

第二节　神经性皮炎

神经性皮炎是一种与情绪波动密切相关的神经功能性皮肤病。以阵发性剧痒和皮肤苔藓样变为特征，呈椭圆形或多角形扁平丘疹，融合成片，很快形成皮革化。常与精神过度兴奋、忧郁或神经衰弱有关。消化系统疾病、内分泌障碍、生活环境突然改变、衣领摩擦或其他局部刺激，均可成为本病发生的诱因。

中医称为"牛皮癣"，如发于颈部则称"摄领疮"，因其顽固难愈，又称"顽癣"。《诸病源候论》："摄领疮，如癣之类，生于颈上痒痛，衣领拂着即剧。"

【病因病机】

多因情志不遂，肝郁化热或心火上炎，以致气血运行失调，郁滞于肌肤，日久耗血伤阴。营血不足，血虚生风生燥，皮肤失养而成。风湿热三邪蕴阻肌肤所致。

【诊断要点】

1. 多见于中老年男女。

2. 好发于颈项部、眼睑、肘膝关节伸侧、骶尾部、四肢伸侧、会阴、阴唇、阴囊等部位。

3. 皮损为密集成群的扁平丘疹，圆形或多角形，呈淡褐色。久之融合成片，皮肤纹理增厚，呈苔藓样改变，稍有脱屑。

4. 皮损可呈局限型或播散型。

5. 自觉阵发性瘙痒，入夜更甚，搔之不知痛楚。在情绪被动时，在情绪波动时，瘙痒随之加剧。

6. 病程缠绵，常迁延数年之久，虽经治愈，容易复发。

【内治法】

1. 肝郁化火型

主症：皮损色红，心烦易怒，精神抑郁，失眠多梦，眩晕，心悸，口苦咽干，舌边尖红，脉弦滑。

治法：舒肝理气，清肝泻火。

方药：丹栀逍遥散加减。

柴胡 6 克　栀子 10 克　白鲜皮 15 克　丹皮 10 克　生地 15 克　当归 10 克　赤芍 10 克　白芍 10 克　茯苓 10 克　首乌藤 15 克　钩藤 10 克　珍珠母（先煎）20 克

2. 风湿型

主症：皮疹颜色呈淡褐色，皮损成片，粗糙肥厚，阵发性剧痒，夜间尤甚，舌苔薄或白腻，脉濡缓。

治法：祛风利湿，养血润肤。

方药：全虫方加减。

全虫 3 克　皂刺 10 克　防风 10 克　刺蒺藜 10 克　苦参 10 克　白鲜皮 15 克　当归 10 克　首乌藤 15 克　牡丹皮 10 克　黄芩 10 克

3. 血虚风燥型

主症：病程较长，局部干燥、肥厚、脱屑，状如牛领之皮，舌淡红，苔薄，脉濡细。

治法：养血润燥，祛风止痒。

方药：四物润肤汤加减。

生地 10 克　熟地 10 克　当归 10 克　制何首乌 10 克　赤芍 10 克　白芍 10 克　白鲜皮 10 克　僵蚕 10 克　苦参 6 克　白蒺藜 10 克　蝉衣 6 克　甘草 6 克

也可用止痒合剂加减。

【外治法】

1. 刺络拔罐疗法：梅花针局部叩刺出血，而后局部拔罐 10 分钟，面积大者可以走罐，每日 1 次或隔日 1 次。

2. 火针疗法，将火针烧红对准皮损部位，速进疾出，2～3 日 1 次。

3. 龙葵水剂或楮桃叶水剂洗浴，皮损较薄时可外搽羊蹄根酒、普癣水。

4. 皮损较厚者，外涂薄肤膏、三黄洗剂。

【预防及护理】

1. 避免精神刺激，保持心情舒畅，情绪稳定，增强治愈疾病的信心，积极配合治疗。

2. 避免局部刺激，不要用热水烫洗或涂搽不适当的药物。

3. 勿食辛辣刺激食物，勿饮使本病加重或复发的饮料，如酒、浓茶、咖啡等。

4. 禁用手搔抓或烫水烫洗。

第三节　结节性痒疹

结节性痒疹是一种以剧痒结节为特征的慢性皮肤病。病因尚不明确，可能与蚊虫螨等昆虫叮咬、胃肠机能紊乱、内分泌障碍、过敏性体质和神经功能障碍等因素有关。

本病中医文献称为"马疥"。近代医家赵炳南称为"顽湿聚结"。《医宗金鉴》："粟疮形如粟粒，其色红，搔之愈痒，久而不瘥，亦能消耗血液，肤如蛇皮。"

【病因病机】

大多本病患者素有蕴湿，夏秋季节复感风毒，或虫咬毒邪内侵。风湿邪毒，经络阻隔，气血瘀滞，形成结节而作痒。湿邪重浊，湿性黏腻，故病程缠绵，经久不愈。忧思郁怒，日久经脉阻塞、气血凝滞而形成结节，由于瘀久化热，血热生风，风盛则痒。

【诊断要点】

1. 成年多见，尤其是中年妇女多见，多与昆虫咬伤有关。

2. 好发于四肢伸侧、腰背部、臀部。

3. 皮疹初起为淡红色绿豆大丘疹，后迅速变为豌豆至蚕豆大的圆锥形或半球形坚实结节。表面粗糙，可有少许脱屑，呈红褐色或灰褐色。皮疹散在分布，一般不融合，剧烈瘙痒。常伴有较多抓痕和血痂，可继发苔藓样改变。

4. 阵发性剧烈瘙痒，以夜间或情绪紧张时为甚。

5. 经过缓慢，可迁延多年。

【内治法】

1. 风湿型

主症：初起小腿伸侧可见淡红色小豆疹，如黄豆大小，自觉奇痒，结节坚实，孤立散在，常有夏季蚊虫叮咬史，舌质红，苔薄白，脉弦滑。

治法：除湿解毒，疏风止痒。

方药：乌蛇祛风汤加减。

乌蛇10克　蝉衣6克　白芷6克　羌活10克　荆芥10克　防风10克　马尾连10克　黄芩10克　银花10克　连翘10克　炒桃仁10克　红花6克　生甘草6克

也可用全虫方加减。

2. 气滞血瘀型

主症：初起在小腿或小腿伸侧可见淡红色小丘疹，剧烈瘙痒，抓后结节逐渐增大如黄豆大，呈灰褐色，抓至津血疼痛方止。严重者可漫延至躯干、面部。常伴有精神郁闷、胁肋胀满、少寐多梦、食少神疲等。妇女常有月经前后不定期，情绪不遂史。舌质红，苔薄白，脉弦细。

治法：活血软坚，清热利湿，调理冲任。

方药：逍遥丸加减。

当归10克　白芍10克　茯苓10克　白术10克　丹皮10克　炒桃仁10克　红花5克　柴胡6克　蝉衣5克　秦艽5克　防风5克　珍珠母（先煎）30克

夜寐不安者加生龙骨（先煎）15克，夜交藤15克；月经量少痛经者加益母草、泽兰、白芍、菟丝子等；剧痒者加地骨皮、徐长卿。

【外治法】

1. 急性期用1%薄荷三黄洗剂外涂，每日3～4次。

2. 蛇床子 25 克，75% 酒精 100 毫升，浸泡后外搽。

3. 火针疗法，将火针烧红对准皮损部位，速进疾出，3 日 1 次。

4. 放血拔罐疗法：三棱针、毫针，或梅花针局部叩击结节处，而后给予拔罐，留观 10 分钟，每日 1 次。

5. 中药涂擦：治疗后给予清热燥湿止痒中药外敷，如黄芩、地肤子、黄柏、土茯苓等量研成粉末，调成糊状外敷，或新癀片，或片仔癀调成糊状外涂。

【预防及护理】

1. 尽量避免蚊虫叮咬，避免受潮湿。

2. 避免搔抓过度，以防继发感染。勿用热水洗烫。

3. 禁食刺激性食物。

第四节　拔毛癖

拔毛癖是一种自身强迫性神经官能症，其病人性情急躁，容易冲动，性格乖癖，部分与患者遗传因素有关。该病是一种具强迫症特点的习惯行为，它兼有强迫症和刻板运动障碍的特点，因为患者会做出重复的拔发动作，目的是缓解精神压力。本病俗称"拔毛狂"。

【病因病机】

先天禀赋不足，情志紊乱或思虑过度，劳伤心脾。性格古怪，搔抓皮毛，难以自控。

【诊断要点】

1. 多为儿童，青壮年亦可发病。

2. 好发于头部，亦可发于腋下、会阴等毛发部位。

3. 由于患者多用右手拔毛发，受累部位最常见为头顶部，其次为颞部，枕部，额部；也可发生于眉毛、睫毛和阴毛。临床表现为形状不规则脱发斑，可呈完全性或不完全性脱发。完全性脱发的脱发斑边界较清，形状多怪异，边界不整齐，在脱毛区常有残存毛发和断发。

4. 患处自觉不适，偶有眩晕目糊、肢麻手动、关节不利等。

【内治法】

本病多为阴血不足型。

主症：病人不能控制的拔毛行为，伴眩晕目糊、肢麻手动、关节不利。

治法：补血养肝，滋阴柔肝。

方药：四物汤加减。

枸杞子 10 克　白芍 10 克　制何首乌 10 克　山萸肉 10 克　地黄 15 克　当归 10 克　熟地 15 克　炒枣仁 15 克　木瓜 10 克　麦冬 10 克　甘草 6 克

【外治法】

10% 补骨脂酊外搽。

【预防及护理】

1. 消除精神紧张因素，缓解精神压力。

2. 积极参加文体活动，转移注意力。

第五节　疾病恐怖症诱发的皮肤病

疾病恐怖症是一种神经功能障碍性疾病。本病俗称疾病恐慌症。

【病因病机】

暴怒或忧郁、肝失条达、郁久化火，致使灼伤心阴而致。

【诊断要点】

1. 中老年患者为多。

2. 千方百计找证据，用来证明自己是患了某种疾病。

3. 常有性病恐怖症、麻风恐怖症、梅毒恐怖症、疥疮恐怖症、臭汗恐怖症、皮癌恐怖症等。

【内治法】

主症：头晕耳鸣、心烦、口苦、面红，目赤。对某种病非常害怕。

治法：清泻肝火，养心安神。

方药：龙胆泻肝汤加减。

龙胆草6克　炒黄芩10克　炒栀子10克　细生地15克　桑叶10克　全当归10克　麦冬10克　合欢花10克　白芍10克　泽泻10克　柴胡6克

【预防及护理】

1. 耐心解释，关心患者，多开导患者，集中精力工作与学习，消除其顾虑。

2. 做必要的实验检查，以排除病人害怕的病种。

第六节　人工皮炎

人工皮炎是指患者在意识清醒时，故意用一些腐蚀性或刺激性的物品，伤害自己的皮肤，造成不同程度的皮炎。

本病又名"伪装疹"，俗称"脏躁疹"。《金匮要略》："妇人脏躁。喜悲伤欲哭，象如神灵所作，数欠伸，甘麦大枣汤主之。"

【病因病机】

肝气郁结，气机不利，营血暗耗，脏阴（津、血）不足，脏气不能自主而躁急所致；亦可由抓、擦等各种物理刺激，或药品等化学刺激而致。

【诊断要点】

1. 多为青年女性，男性少见。常具有癔病性格，好隐瞒病史。

2. 好发生在右手能触及的部位，如面颈、左上肢、胸前、肩胛等处。习惯用左手者相反。

3. 自用刀剪钉锥等利器或碳酸、氢氧化钾等化学药品，造成皮肤剌割伤或皮炎等。

4. 或痒或痛。损害人多轻微表浅，但坏疽溃疡亦不少见。皮损的轻重，与刺激物的性质、强度、剂量、作用时间及局部组织耐受性有关。

【内治法】

本病多为脏阴不足所致。

主症：患者常有癔病病史，经常抓或划某个部位皮肤，造成皮肤损伤。

治法：益气养血，润燥缓急。

方药：甘麦大枣汤加减。

浮小麦 30 克　粉甘草 10 克　大枣 10 克　细生地 15 克麦门冬 10 克　白芍 15 克　炒柏子仁 10 克

【外治法】

1. 无渗液者，外用三黄洗剂。

2. 拔罐疗法：背部夹脊穴刺络拔罐。

【预防与护理】

对患者进行耐心进行说服教育工作，以纠正患者的心理及精神异常状态，克服其自伤行为。

（胡素叶　吴自勤　柴旭亚）

第六章　细菌性皮肤病

第一节　脓疱疮

　　脓疱疮是一种常见的化脓性、传染性皮肤病，损害主要为浅在性脓疱及结痂。其病因多数由金黄色葡萄球菌引起，少数为链球菌感染，或两者混合感染。少数患儿可继发肾炎。儿童时期机体抵抗力低，因此易得此病。当身体衰弱或患瘙痒性皮肤病（如痱子）时，经搔抓破损感染而致。

　　祖国医学文献中所述的"黄水疮"、"滴脓疮"与本病相类似。《洞天奥旨》说："黄水疮"又名"滴脓疮"，言其脓水流到之处即便生疮故名之。

【病因病机】

　　小儿机体娇嫩，若喂养不当，脾虚为湿邪所困，蕴湿化热，湿热搏结于肌肤，复因搔抓或擦破染毒而成。或因夏秋季节，天气炎热，暑湿交阻，小儿肤嫩，肝常有余，脾常不足，外感暑湿毒邪，郁于腠理，腐而成脓。

【诊断要点】

　　1. 本病有传染性，夏秋之交发病较多。常见于 2～6 岁儿童。

　　2. 多发于颜面、耳、胸、四肢等暴露部位。亦可迅速蔓延全身。

3. 起病突然，发展较快。皮损初为红斑，继则出现表浅的水疱，界限分明，水疱小者如黄豆，大者如蚕豆或更大。疱壁极薄，内含透明水液，逐渐变成浑浊脓疱。易破，破后糜烂，渗流黄水，结黄色脓痂。愈后不留疤痕。

4. 瘙痒，附近常有淋巴结肿大。

5. 一般无全身症状，或有轻度发热。严重时可有发热、畏寒、面目浮肿、尿少等症，而继发急性肾炎。

6. 新生儿患脓疱疮，因抵抗力弱，症状重，易并发肺炎、脓毒败血症等，而有生命危险。

【内治法】

1. 风湿型

主症：发病初期，突起水疱，迅速变为脓疱，周围红润，随处可生，兼有痒感，舌红，苔薄黄，脉浮数。

治法：清热祛风利湿。

方药：升麻消毒饮加减。

金银花 10 克　连翘 10 克　栀子 10 克　牛蒡子 6 克　升麻 2 克　防风 5 克　赤芍 6 克　薏苡仁 15 克　羌活 5 克　甘草 3 克　白芷 3 克　桔梗 5 克

红斑重者加黄芩、生地；瘙痒重者加苦参。

2. 湿热型

主症：大多发于夏秋之交，水疱和脓疱较大，绕以红晕，或疱破糜烂浸淫，痒痛，或伴发热，舌红，苔黄腻，脉数。

治法：清热利湿解毒。

方药：

金银花 10 克　连翘 10 克　生地 10 克　牡丹皮 10 克　蒲公英 10 克　车前子（包）10 克　泽泻 10 克　六一散（包）

10 克 竹叶 6 克

形寒高热者可加黄连、黄芩、生山栀。

3. 脾虚型

主症：脓疱稀疏，脓液清淡，疱破后糜烂面淡红不鲜，缠绵不愈，或伴面色白或萎黄，纳呆便溏，舌淡，苔薄白，脉濡细。

治法：健脾渗湿。

方药：参苓白术散加减。

金银花 10 克 连翘 10 克 野菊花 10 克 党参 10 克 白术 10 克 茯苓 10 克 山药 10 克 莲子肉 10 克 生薏仁 10 克 炒白扁豆 10 克 陈皮 6 克 甘草 6 克

【外治法】

1. 10% 黄柏溶液或用黄芩、黄连、黄柏煎汤晾凉后清洗脓液，清后用消毒棉签擦干疮周。

2. 青黛散（油）、新三妙散（油），每日 2 次，外搽。

3. 痂厚者可外敷四黄膏、金黄膏。

4. 新起脓疱可用消毒针尖逐个挑破，立即以棉球将脓吸干，再外撒三黄粉（黄芩、黄连、黄柏）清热燥湿。

【预防及护理】

1. 患处禁用水洗，如欲清洗脓痂可用 10% 黄柏溶液外洗。

2. 夏季气候炎热，每日洗澡，保持皮肤清洁干燥，浴后可扑痱子粉。

3. 幼儿园、托儿所在夏季应作定期检查，发现本病时，应立即隔离治疗，脏衣服应清洗消毒。

4. 应及时治疗瘙痒性皮肤病，防止搔抓引起继发感染。

第二节　毛囊炎

毛囊炎为致病菌侵入毛囊所致的急性、亚急性或慢性炎症。本病好发于免疫力低下或糖尿病患者，有化脓性及非化脓性两种。化脓性者其病原菌主要为葡萄球菌，亦有糠秕孢子菌感染者。常在瘙痒性皮肤病基础上发生。非化脓性者多与职业或某些治疗因素有关。经常接触焦油类物质，或长期应用焦油类或皮质类固醇激素药物，以及皮肤经常接受摩擦、湿热等刺激，均易诱发毛囊炎。

祖国医学因其发病部位不同而有不同名称。发于头部者谓"发际疮"，发于臀部者谓"坐板疮"。《刘娟子鬼遗方》云："发际起如粟米，头白肉赤，痛如锥刺。"

【病因病机】

素体虚弱，天热多汗，不讲卫生，擦破皮肤，感染热毒而成。或因平素饮酒，食辛辣原味，致湿热内蕴，湿热郁于肌肤而发病。

【诊断要点】

1. 好发于头部、胸背、四肢和臀部。

2. 皮损为针头大小红色囊性丘疹，散在分布。丘疹中心有一根毛发穿过，周围焮红，顶端迅速化脓，3～4天破溃，结成黄痂，脱痂即愈。

3. 若皮损向毛囊周围和深部发展，红肿明显，即演变成疖。

4. 一般无全身症状，稍有痒痛感。

【内治法】

1. 热毒型

主症：相当于急性期。毛囊性丘疹，基底潮红，搔破有渗液，疼痛，兼见发热口渴，大便干结，小便短赤，舌红苔黄，脉滑数。

治法：清热凉血，祛风解毒。

方药：五味消毒饮加减。

金银花15克　紫花地丁9克　野菊花9克　天葵子9克
蒲公英15克　赤芍10克　生甘草6克　黄连6克　黄芩9克

若小便短赤，加茯苓、薏苡仁清热利湿；若大便秘结，加生大黄泻热通腑。

也可服用梅花点舌丹或连翘败毒丸。

2. 湿热型

主症：头部及四肢有散在米粒大与毛囊一致的红色丘疹或小脓疱，自觉痛痒，舌质微红，苔黄腻或微黄，脉弦。

治法：清热解毒，除湿止痒。

方药：

金银花15克　连翘15克　大青叶10克　公英10克　茯苓10克　生薏仁15克　汉防己10克　车前草10克　白鲜皮15克　防风10克　甘草10克

3. 气阴两虚型

主症：相当于慢性期。素体虚弱，面色苍白，食少纳差，丘疹色淡，间有脓头，成批发生，缠绵不消，痒痛，舌质淡红，苔薄白，脉沉细。

治法：养阴益气，清热解毒。

方药：

黄芪15克　党参15克　生地15克　天冬10克　麦冬10克　石斛10克　金银花15克　连翘10克　野菊花10克　地丁10克　蚤休10克　生甘草3克

【外治法】

1. 选用金黄散或玉露散，用冷开水或金银花水或菊花水调成糊状外敷。

2. 鲜药外敷：新鲜蒲公英、紫花地丁、芙蓉叶、马齿苋、丝瓜络等，选用 2 种捣烂外敷，每日 2 次。

3. 新癀片研碎后醋调敷患处。

4. 火针疗法：结节大于 0.3×0.3 厘米以上，用火针对准结节中心及周围进行围刺，有脓液者，轻轻挤出脓液后，在散在进行火针治疗。5 日 1 次。

【预防及护理】

1. 少食辛辣刺激厚味之品。

2. 禁止搔抓及热水烫洗。

第三节　须疮

本病是发生在胡须部位的亚急性或慢性化脓性毛囊炎。本病主要由葡萄球菌引起。刮胡、修面所致的皮肤损伤，皮脂溢出，胃肠道障碍，机体免疫功能低下，均可成为本病诱因。相当于中医的"羊胡子疮"、"燕窝疮"、"胡须顽湿"。

【病因病机】

肺胃湿热，兼感热毒，上蒸于口唇周围而发病。

【诊断要点】

1. 主要发生于成年男性有胡须的部位，以上唇、颏部多见。

2. 皮疹为粟粒样的丘疹或绿豆大小的脓疱，中央有须毛贯穿，可融合成片，流脓结痂，脱屑痊愈。但易反复发作。

3. 本病可继发湿疹样改变，局部红肿糜烂。少数患者损害中心消退，周围扩展，浸润明显，毛囊口化脓，愈后呈瘢痕性脱发。

4. 自觉瘙痒、灼热或疼痛。无明显全身症状。

5. 经过慢性，常迁延多日不愈。

【内治法】

1. 热毒证

主症：上唇须发部位可见粟粒样的丘疹或绿豆大小的脓疱，中央有须毛贯穿，可融合成片，流脓结痂，兼见发热口渴，大便干结，小便短赤，舌红苔黄，脉滑数。

治法：清热解毒。

方药：五味消毒饮加减。

金银花15克　紫花地丁9克　野菊花9克　天葵子9克蒲公英15克　赤芍10克　生甘草6克　黄连6克　黄芩9克

可内服栀子金花丸、龙胆泻肝丸。

【外治法】

1. 颠倒散洗剂外搽，每日3次。

2. 马齿苋、蒲公英、地丁、黄柏各15克水煎后局部湿敷。

3. 复方黄柏液外搽每日2次。

【预防及护理】

1. 保持胡须部位皮肤卫生。少用肥皂刺激，刮须后应清洗。

2. 禁止搔抓以防须疮的发生和蔓延。

第四节　头部脓肿性穿掘性毛囊周围炎

本病是由葡萄球菌引起的头部局限的深在毛囊炎及毛囊周围炎，是一种少见的头顶部慢性化脓性皮肤病，多发于成年男性，慢性经过，常一处病损痊愈留有瘢痕，它处又发生新的皮损，如此绵延数年至数十年之久。主要特点是头皮波动性结节，结节间相互连接的窦道，瘢痕性脱发等。

中医称为"蝼蛄疖"、"蟮拱头"。清代《外科大成》云："蝼蛄疖即蟮拱头……但其内有衣膜．故愈而复发。"

【病因病机】

因素体虚弱，外受风湿热邪，湿热蕴阻气血凝滞而成。

【诊断要点】

1. 多见于成年男性。不论什么季节均可发于头皮部，好发于头皮顶部及后侧，亦可发展至整个头皮。

2. 初为黑头毛囊性丘疹，渐成结节，继成脓肿。触之柔软，邻近皮损相互串通，压之脓液从多处毛孔流出。用探针自溃口探入可贯通多个脓腔，以后结疤，头发脱落。

3. 病程慢性，常反复急性发作而有疼痛感。

【内治法】

本病多由气血虚弱，毒邪蕴结而致。

主症：头顶部有大小不等的脓肿，相互贯通，触之有波动，食少纳呆，口干，舌质淡，苔黄腻，脉弦滑。

治法：清热解毒，托里透脓。

方药：托里透脓汤加减。

党参 15 克　白术 10 克　黄芪 15 克　炒山甲 6 克　炒皂刺 10 克　当归 10 克　白芷 10 克　金银花 15 克　公英 15 克　地丁 15 克　生甘草 6 克　浙贝母 10 克　赤芍 10 克

【外治法】

1. 结节、脓肿者可用鱼石脂软膏外涂，厚度约 3～5 毫米，范围超出皮损 1 厘米为准，以消肿排脓，每日换药 1 次，脓液多者，可 12 小时换药 1 次。

2. 火针疗法：适用于丘疹、结节、脓肿。于皮损顶端及周围分别进行火针治疗，脓液溢出后可用棉签轻压以利于脓液排出。

3. 局部结节及囊肿可用金黄散或新癀片研碎后水调敷患处。

4. 脓肿直径超过 3 厘米以上者，建议切开引流。

【预防及护理】

1. 生疖之后应当早期治疗，防止发生变化。

2. 注意头部卫生，预防本病发生。

3. 饮食宜清淡营养，忌辛辣发物。多饮水，保持大小便通畅。

第五节　疖与疖病

疖是由葡萄球菌侵入毛囊及其周围所属皮脂腺的急性化脓性感染，炎症常累及皮下组织。局限于毛囊或皮脂腺的感染分别称为毛囊炎和皮脂腺炎。二者常扩大而成疖。多个散在的疖或同时或先后反复发生在身体各处者，称为疖病。

疖的致病菌多为金黄色葡萄球菌和白色葡萄球菌。人体的毛囊和皮脂腺内通常都有细菌存在，在全身或局部抵抗力降低时才引起感染。营养不良、代谢障碍（如糖尿病）、过度疲劳或局部皮肤损害、不清洁等，都是诱发因素。

中医也称为疖，并有热疖、暑疖、湿热疖之分。《外科理例·疮名有三》曰："疖者，初生突起，浮赤而无根脚，肿见于皮肤之间，止阔一二寸，有少疼痛，数日后则微软，薄皮剥起，始出清水，后自破，……脓出即愈。"

【病因病机】

外感毒热之邪，热毒不得外泄，阻于肌肤以致气血壅滞，热腐成疖；平素脾虚，热毒与湿邪相结，湿热蕴于肌肤而发病；暑热之季，肌肤不洁，汗出不畅，又因暑必夹湿，暑湿阻于肌肤而成疖。

【诊断要点】

1. 好发于毛囊、皮脂腺较多且经常受摩擦的部位，如头、面、颈、背和臀部。

2. 初起为稍呈圆形的小结节，硬、红肿、疼痛、有脓栓，排出脓液后炎症渐消。

3. 若多个散在的疖反复发作，缠绵日久则成疖病。好发于颈后、背部或臀部。

4. 患者常有发热、头痛不适等全身症状，附近的淋巴结肿大。

【内治法】

1. 热毒蕴结型

主症：热疖初起，皮肤出现圆形小结节，红肿疼痛，逐渐增大，中央突起，形成米粒大丘疹，继之结节中心处变软，溃破出脓，偶有发热，口干，尿黄，大便干等证。

治法：清热解毒。

方药：仙方活命饮加减。

金银花15克　赤芍10克　制乳香6克　天花粉10克　浙贝母10克　白芷6克　陈皮6克　生地10克　丹皮10克　皂刺6克　当归尾6克　连翘10克　蒲公英15克　生甘草6克

2. 湿热蕴毒型

主症：湿热疖为多个散在小疖，缠绵不愈，局部红肿灼痛，此愈彼发，或串通皮肤，脓水溢流，表面结脓痂，食少纳呆，口干不欲饮，舌红苔腻，脉弦滑。

治法：健脾利湿，活血解毒。

方药：黄连解毒汤加减。

茯苓 15 克　黄柏 10 克　黄芩 10 克　当归尾 10 克　赤芍 10 克　苍术 10 克　白芷 6 克　白茅根 15 克　六一散（包）12 克　栀子 10 克

3. 暑湿蕴结型

主症：暑疖多见于夏秋季节，好发于小儿头面部。为单个或多个散在小疖，或兼见发热，口渴不思饮，食纳减少，舌红舌苔白腻，脉数。

治法：清热解毒，芳香化湿。

方药：

藿香 10 克　佩兰 10 克　赤芍 10 克　连翘 10 克　天花粉 10 克黄连 6 克　六一散（包）15 克

4. 正虚毒恋型

主症：疖肿散发于全身，色暗红，脓水稀少，此起彼伏，迁延不愈；阴虚者，兼见口渴唇燥，舌质红，苔薄，脉细数；脾虚者，兼见面色萎黄，神疲乏力，纳少便溏；舌质淡或边有齿痕，苔薄，脉濡。

治法：阴虚染毒者，宜养阴清热解毒。脾虚染毒者，宜健脾和胃、清化湿热。

①阴虚者，用六味地黄汤加减。（小儿应根据年龄调整药物及剂量）

生地 30 克　山萸肉 15 克　淮山药 15 克　丹皮 10 克　茯苓 10 克　泽泻 10 克　连翘 15 克　黄芩 15 克　山栀 15 克当归 10 克

②脾虚者，用四君子汤加味。（小儿应根据年龄调整药物及剂量）

党参 10 克　白术 10 克　茯苓 10 克　金银花 15 克　连翘

10 克　赤芍 10 克　淡竹叶 15 克　当归 10 克　甘草 6 克

【外治法】

1. 早期可用芙蓉膏，或草药外敷：新鲜蒲公英、紫花地丁、芙蓉叶、马齿苋、丝瓜络等，选用 2 种捣烂外敷，每日 2～3 次。

2. 早期可用箍围药：用金黄散或玉露散，用冷开水调成糊状外敷，以活血行气、祛风解毒、消肿定痛，使疮毒收束，不致扩散。

3. 成脓欲溃用黑布化毒膏。

4. 脓出生肌外用生肌散。

5. 拔罐法：对已溃破者，可局部消毒后，根据患处硬结大小，造略大于硬结的玻璃火罐，让患者取舒适、耐久的体位，用闪火法拔于患处，注意观察罐内情况，待脓水流尽，开始流出新鲜血液时，将罐取下，然后清洁患处、肿块处外敷金黄敬，包扎。

6. 火针疗法：于皮损顶端及周围分别进行火针治疗，5～6 天 1 次。

【预防及护理】

1. 注意皮肤清洁。特别在夏季，要勤洗澡、勤换衣。如有糖尿病及皮肤瘙痒，应积极治疗。

2. 面部疖，尤其是发生在上唇部、鼻部（即"危险三角区"）者，如被挤压或挑刺，感染容易沿内眦静脉和眼静脉进入颅内的海绵静脉窦，引起化脓性海绵状静脉窦炎，出现延及眼部及其周围组织的进行性红肿和硬结，伴头痛、眼角压痛、寒战、高热甚至昏迷等症状，病情十分严重，死亡率很高。

3. 换药应及时。

4. 忌食辛辣，鱼腥发物及肥甘厚腻之品。

第六节 痈

痈是多个相邻的毛囊和皮脂腺的急性化脓性感染，或由多个疖融合而成。痈的致病菌主要是金黄色葡萄球菌。感染常从一个毛囊底部开始，由于皮肤厚，感染只能沿着抵抗力较弱的皮下脂肪蔓延至皮下组织，沿深筋膜向四周扩散，侵及邻近的脂肪柱，再向上传入毛囊群而成痈。赵炳南老医生对本病这样描述："外大如豆，里大如拳，外大如拳，里大如盘，外大如盘，里大如船。"说明了本病的病势及浸润程度。

中医亦称之为"痈"。属于"外痈"范围。由于发病部位不同，中医命名也不同，发于项部者称"对口"，发于背部者称"发背"、"搭手"并有"莲蓬发"、"蜂窝发"等多种名称。王氏在《外科证治全生集》中说："痈疽二毒，由于心生。心主血而行气，气血凝滞而发毒。"

【病因病机】

本病多因过食膏粱厚味，湿热火毒内生，或因素体阴虚火旺，又外感毒热湿邪，致使热毒壅阻经络，气血凝滞壅塞不通而发为痈。若毒热炽盛，正不抗邪，则可引起痈毒内陷。

【诊断要点】

1. 多见于中年人或老年人，或糖尿病患者。

2. 初起轻者无全身症状，重者有恶寒发热，头痛骨楚，苔薄白，脉滑数。待成脓时则壮热口渴，便秘溲赤，苔转黄腻，脉象洪数。溃后大多症状随之消失。

3. 局部呈片状暗红色浸润区，微隆起，周围肿硬，界限不清，表面有多个脓栓。

（1）初期——患处光软无头，很快结块，红肿灼热疼痛，范围多在 3 ~ 4 寸。

（2）成脓——7 ~ 10 天左右成脓，此时肿势高突，上有粟粒状脓头，疼痛加剧，痛如鸡啄，按之中软应指。

（3）溃后——脓出黄白稠厚，或夹有紫色血块。约经 10 天左右收口，若因疮口过小，以致脓出不畅，或体质虚弱，脓水稀薄，新肉不生，收口日期均能延长。

4. 化验检查：白细胞计数增高。糖尿病患者血糖增高，尿糖阳性。

5. 如并发糖尿病则邪毒极易内陷，病情凶险，若治疗不及时，可发生脓毒败血症、中毒性休克，严重者导致死亡。

【内治法】

1. 热毒炽盛型（正盛邪实型）

主症：初起患处突然红肿焮热，很快结块，疼痛，可有恶寒，发热，头痛，恶心，肢倦等，舌红苔黄，脉数滑。

治法：清热解毒，活血化瘀。

方药：仙方活命饮加减。

金银花 15 克　连翘 15 克　公英 15 克　赤芍 10 克　归尾 10 克　浙贝母 10 克　天花粉 10 克　白芷 10 克　制乳香 6 克　制没药 6 克　陈皮 6 克

2. 热毒炽盛，腐肉成脓型

主症：恶寒高热，口干口渴，头痛身痛，尿黄便秘，局部红、肿、焮热，根底坚硬，表皮有散在粟粒样脓头，剧烈跳痛，舌质红，苔厚而腻，脉滑数。

治法：清热解毒，活血透脓。

方药：

公英 15 克　金银花 15 克　连翘 10 克　黄连 6 克　白芷 10 克　炒山甲 6 克　炒皂刺 10 克　赤芍 10 克

3. 气血耗伤，余毒未尽型

主症：发热已退或仅有低热，胃纳不佳，体乏倦怠，局部腐肉脓汁已净，疮面尚清洁，肉芽新鲜，愈合较慢，舌苔薄白，脉弦稍数。

治法：托里生肌，清解余毒。

方药：

生黄芪 20 克　白术 10 克　天花粉 10 克　陈皮 6 克　当归 10 克　白芍 10 克　生地 10 克　金银花 15 克　生甘草 6 克

4. 气阴两虚，毒热壅盛型（正虚邪实型）

主症：素体气阴两亏，面色苍白，消谷善饥，壮热烦渴，局部疮形平塌，色暗不鲜，溃脓迟缓，舌质红，舌苔黄，脉细数。

治法：益气养阴，清热解毒。

方药：扶正解毒汤。

生芪 20 克　沙参 10 克　元参 10 克　石斛 10 克　花粉 15 克　天冬 10 克　麦冬 10 克　连翘 10 克　蒲公英 15 克　金银花 15 克　赤芍 10 克　白芍 10 克　归尾 10 克　黄连 6 克

【外治法】

1. 初期：红肿期局部给予新癀片、片仔癀，或紫金锭，用醋调成糊状，外敷局部。

2. 成脓期：

（1）罐拔脓法：切开排脓，换药时注意清除坏死组织。

（2）火针疗法：局部点刺、周围围刺，脓液溢出后用火罐将脓液拔出。

3. 溃破期：根据疮面情况，选用化毒散软膏、生肌散、珍珠散等外用。

【预防及护理】

1. 饮食宜清淡，高热时应卧床休息，并多饮水。

2. 患处换药应及时。

3. 疮口周围皮肤应注意保持清洁，以免并发湿疹。

4. 在上肢者以三角巾悬吊；在下肢者宜抬高患肢，并减少行动。

第七节　化脓性汗腺炎

化脓性汗腺炎是一种顶泌汗腺的慢性化脓性炎症，以大汗腺部的皮下脓肿、溃破，形成窦道及疤痕为临床特征，亦称为大汗腺炎。病原菌多为金黄色葡萄球菌或化脓性链球菌，发于外阴及肛门者可为大肠杆菌或变形杆菌。好发于青春期及中年，可能由于性成熟，顶泌汗腺受性激素影响开始分泌，由于某种因素使汗口堵塞或角化，排出不畅，导致细菌感染。局部卫生欠佳、多汗、搔抓、摩擦等各种刺激因素，均易诱发本病。

本病中医称为"漏液"、"软脓疖"。

【病因病枫】

多因七情内伤，肝郁化热，脾失健运，湿热内生，肝脾两经湿火郁积熏蒸于腋而成。

【诊断要点】

1. 好发于大汗腺分布区。腋窝多见，亦可发生于外阴、肛门周围、乳晕等处。

2. 青春期及中年多见。发生于腋窝者女多于男，发生于外阴及肛门者男性多见。

3. 初起为单发或多发的皮内或皮下豌豆大小硬性结节，排列成条索状，有的可融合成大的斑块状。结节深在，表面无明显炎症，自觉疼痛，有的有压痛。渐化脓，形成有波动感的半球状脓肿，无中心脓栓。红肿明显，愈后遗留瘢痕。

4. 有的邻近硬结相互融合，呈条索样，破后形成瘘孔，愈后常呈增生性瘢痕。

5. 常伴有发热，全身不适，继发淋巴结疼痛肿大时，患肢活动常受限。

6. 病程迁延，反复发生，多自一侧开始，对侧亦可发生。

【内治法】

本病多为湿热蕴结，肝郁化热所致。

主症：腋下或乳晕硬结日渐增大化脓，舌红苔黄，脉滑数。

治法：清热凉血，祛湿解毒。

方药：

柴胡6克　黄芩10克　牛蒡子10克　连翘10克　赤芍9克　丹皮9克　龙胆草6克　金银花15克　薏苡仁15克　淡竹叶9克　当归9克　生甘草6克

【外治法】

初期：红肿期局部给予新癀片、片仔癀或紫金锭用醋调成糊状外敷局部。

2. 成脓期：

（1）罐拔脓法：切开排脓，换药时注意清除坏死组织。

（2）火针疗法：局部点刺、周围围刺，脓液溢出后用火罐将脓液拔出。

3. 溃破期：根据疮面情况，选用化毒散软膏、生肌散、珍珠散等外用。

【预防及护理】

1. 保持腋窝、外阴等部位的清洁卫生。

2. 每天换药1~2次。

第八节　丹　毒

　　丹毒是由溶血性链球菌侵入皮肤或黏膜内的网状淋巴管所引起的急性感染。当网状淋巴管发炎时，病变蔓延迅速。由于淋巴管回流受阻，局部可出现水疱。当细菌毒素浸入血液时即可引起全身反应。病原菌常自皮肤或黏膜轻微外伤侵入皮肤组织，常继发于鼻炎、口腔黏膜及牙齿感染病灶。足癣、小腿溃疡、瘙痒性皮肤病、接种、放射线损伤及皮肤皲裂或轻微的摩擦、搔抓、外伤等均可诱发本病。多呈急性经过，全身症状和皮损一般在4～5天达高峰，若不积极治疗，尤其婴儿及年老体弱的病人，常可发生肾炎、皮下脓肿及败血症等并发症。复发性丹毒系细菌潜伏于淋巴管内，当机体抵抗力降低时即可复发。

　　中医也称之为丹毒。因其发病部位不同，命名不同。生于头面的称"抱头火丹"，生于下肢的称为"流火"。隋·巢元方《诸病源候论》首先提出丹毒病名。《诸病源候论·丹毒病诸候》云："丹者，人身忽然掀赤，如丹涂之状，故谓之丹。或发于足，或发腹上，如手掌大，皆风热恶毒所为本病。"

【病因病机】

　　本病多因血分有热，外感火毒、风热、湿邪而致。邪毒（通过皮肤的破口）乘隙而入，毒热与血热相搏，郁于皮肤。邪毒壅聚，气血凝滞，经络阻塞，蒸腾于外，发为丹毒。若风热较重，上攻头面者为"抱头火丹"；若外感火毒之气与肝经郁火、脾经湿热相感暴发于胁下、腰胯之间者为"内发丹毒"；若湿热下注，流走于下肢腿、足，见有水疱、渗液者为"流火"；外感风热毒邪、客于腠理，与内蕴之胎火、胎毒相合，搏于气血，蒸发于外，见于脐周、臀腿之间，游走不定者为"赤游风"。若毒热较重，可见有热入营血证候，出现毒邪逆传心包之"陷证"；若湿热毒邪缠绵留恋，迁延日久或反复发作。

【诊断要点】

1. 发病前皮肤或黏膜常有损伤或溃疡史，如鼻腔黏膜破碎、皮肤擦伤、脚癣等。

2. 发病急骤，常有寒战、高热等全身症状。

3. 全身皆可发生，但以小腿最为多见，头面部次之。

4. 局部先有小片红斑，迅速蔓延成鲜红色大片红斑，稍高出皮肤表面，边缘清楚，压之褪色，手抬起红色立即恢复。若紫红色较重时压之不褪色，局部肿胀灼热，表面紧张光亮，并有触痛。

5. 红肿处可伴发水疱，偶有结毒化脓或皮肤坏死。

6. 在患处附近可摸到肿大的淋巴结，如生于下肢，淋巴结多在腹股沟；生在面部，淋巴结则在颈部和耳后。

7. 游走性丹毒，皮损一面消退，一面发展，约5~6日后患部中央皮色由鲜红转为暗红，逐渐脱屑而愈。复发性丹毒可隔几天、几周、几月或1年再发1次，极少数数年再发1次的。

8. 白细胞总数及嗜中性粒细胞计数均增高。

9. 发于下肢的容易复发，经多次复发，可形成象皮腿。

10. 1岁以下婴儿如发丹毒，病情较重。

【内治法】

1. 急性丹毒

主症：发病突然，恶寒（或寒战）发热，头痛，烦躁，口渴便干，舌苔黄腻，脉浮数。局部出现光亮红斑，边界清晰，稍高出皮肤。有时出现水疱，并迅速向周围蔓延，中心部红色稍退，略呈棕黄色。

根据发病部位不同采取不同的治法。

（1）发于头面部者，多属血瘀蕴毒，风热上攻型。

治法：清热解毒，凉血疏风。

方药：普济消毒饮加减。

金银花 15 克　连翘 10 克　黄芩 10 克　黄连 6 克　大青叶 15 克　野菊花 10 克　地丁 10 克　薄荷（后下）3 克　丹皮 10 克　赤芍 10 克　牛蒡子 10 克　生甘草 6 克　玄参 10 克

（2）发于腰胯者，属肝火脾湿，湿热蕴结型。

治法：清肝火，利湿热。

方药：化斑解毒汤合柴胡清肝汤加减。

柴胡 6 克　龙胆草 6 克　黄芩 10 克　生山栀 10 克　丹皮 10 克　金银花 15 克　连翘 10 克　生地 10 克　车前草 10 克　生甘草 6 克

（3）发于下肢腿胫部者，属血瘀蕴毒，湿热下注型。

治法：清热解毒，和营利湿。

方药：萆薢渗湿汤合五神汤。

当归 10 克　赤芍 10 克　丹皮 10 克　川牛膝 6 克　黄柏 10 克　金银花 15 克　连翘 10 克　紫花地丁 10 克　萆薢 10 克　生薏仁 15 克　赤小豆 10 克　车前草 10 克　茯苓 10 克　白茅根 15 克

（4）新生儿丹毒，游走不定者，多属热毒型。

治法：凉血清火解毒。

方药：黄连解毒加减。

黄连 3 克　黄芩 3 克　生山栀 6 克　金银花 6 克　连翘 6 克　赤芍 6 克　丹皮 3 克　生甘草 3 克

（5）伴高烧、神昏、毒邪内攻者，多属热毒攻心型。

治法：凉血解毒，清心开窍。

方药：犀角地黄汤合黄连解毒汤加减。（小儿患者应根据情况调整药味及剂量）

鲜生地 10 克　赤芍 10 克　丹皮 10 克　黄连 6 克　黄芩 10 克　黄柏 5 克　连翘 10 克　金银花 15 克　生甘草 3 克　紫雪散（分吞）1 克

2. 慢性丹毒

本病多为湿毒未清，经络阻滞所致。

主症：无明显发热，轻度全身不适。发作期可出现急性丹毒病象，但全身及局部症状均较轻，局部皮肤粗糙变硬，有时红肿持续不退，日久可形成象皮肿，舌质红，苔白腻，脉滑。

治法：利湿解毒，活血通络。

方药：四妙丸加味。

忍冬藤 20 克　连翘 10 克　丝瓜络 10 克　苍术 10 克　黄柏 10 克　鸡血藤 15 克　汉防己 10 克　赤芍 10 克　川牛膝 10 克　生薏仁 15 克

【外治法】

1. 急性丹毒有渗出者可用鲜马齿苋煎液局部湿敷。

2. 无渗出局部红肿可用如意金黄散，凉茶水调敷。

3. 新癀片研碎后水调成糊状，敷于患处，每日 1～2 次。

4. 下肢丹毒也可将患处常规消毒后，用三棱针刺皮肤后，拔罐出血为度，以泄热解毒。

5. 慢性丹毒，肿胀久不退者，外敷金黄膏。

【预防及护理】

1. 皮肤有破损者，应及时处理，避免感染。

2. 彻底治疗足癣，预防丹毒复发。

3. 象皮肿可在专业医生指导下使用绷带缠缚，或用弹力护套。

第九节　急性淋巴管炎

急性淋巴管炎是指淋巴管的急性化脓感染。大多继发于其他急性化脓性感染，偶有因轻度皮肤损伤而引起。致病菌多为金黄色葡萄球菌和溶血性链球菌。细菌自原发感染病灶的淋巴间隙大量进入淋巴管，引起淋巴管壁水肿、增厚，管内淋巴液凝结而壅塞。淋巴管周围组织充血、水肿和白细胞浸润。

本病与祖国医学文献记载的"红疔"、"血箭疔"、"赤疔"、"红演疔"等相类似。

【病因病机】

多因火毒内侵，毒热炽盛，热毒流窜经络，气血凝滞而成。

【诊断要点】

1. 多发于四肢，常有原发感染病灶。因皮肤擦伤、搔抓而引起。

2. 浅层淋巴管炎在伤口近端出现一条或多条"红线"，向心走窜，长短不一，硬而有压痛，所属淋巴结肿大疼痛。

3. 深层淋巴管炎不出现红线，但患肢肿胀，压痛明显。

4. 两者均可伴有发热、畏寒等全身症状。

5. 实验室检查：白细胞、中性粒细胞增高。

【内治法】

本病多为火毒流窜，经络阻滞所致。

主症：四肢出现红线，压痛，恶寒发热，舌红苔黄，脉滑数。

治法：清热泻火，凉血通络。

方药：五味消毒饮加减。

大青叶 15 克　紫花地丁 10 克　黄芩 10 克　野菊花 10 克　白茅根 15 克　赤芍 10 克　丝瓜络 10 克　生甘草 6 克　公英 15 克　金银花 15 克　紫背天葵子 6 克

发于上肢者加姜黄、桑枝；发于下肢者加牛膝、黄柏；肢体肿胀者加猪苓、汉防己、忍冬藤；疼痛重者加乳香、没药。

【外治法】

1. 外用如意金黄散。

2. 鲜马齿苋捣烂外用。

3. 挑刺疗法，在红丝尽头，三棱针刺破微出血即可。

【预防及护理】

有足癣者应同时治疗。积极治疗原发感染病灶。

第十节　甲沟炎

甲沟炎是由化脓球菌、念珠菌感染等引起的甲部周围组织的急、慢性炎症。

中医称之为"蛇眼疔"、"代指"、"代甲"、"脱甲疽"。

【病因病机】

由于手足部外伤如针尖、竹、鱼骨刺伤外感毒邪，内因脏腑蕴热，两邪相搏，阻于皮肉之间，致气血凝滞阻滞经络，热盛肉腐而成。甚则深窜蚀骨引起疔毒走黄。

【诊断要点】

1. 化脓性甲沟炎

起病较急，初起多在甲沟一侧，亦可延及对侧或甲下。始为痒麻隐痛，迅即灼热红肿，跳痛剧烈，约 1~2 周脓肿形成，可见黄白色脓疱。若脓积甲下，则甲面可见黄白色脓影。重者甲下化脓，指甲浮空，痛胀难忍，称为代指；生于指甲两旁，紫红而凸，或溃后胬肉高突，酷似蛇眼，称为蛇眼疔。可伴淋巴管炎或淋巴结肿大、恶寒发热、乏力、纳呆及全身不适。

2. 念珠菌性甲沟炎和甲床炎

甲沟周围暗红肿胀，表皮薄亮无明显疼痛，可有脱屑及瘙痒。病情加重时则红肿疼痛加剧，甲沟可有脓液。日久，甲板增厚凹凸不平，质硬，色灰暗，但有光泽而不松脆。

【内治法】

1. 初期：热毒蕴结型

主症：患指一侧边缘麻痒相兼，焮热肿痛，舌红苔黄，脉数。

治法：清热解毒，活血祛瘀。

方药：五味消毒饮加减。

紫花地丁 15 克　蒲公英 15 克　生地 15 克　野菊花 10 克赤芍 10 克　丹皮 10 克　连翘 10 克　黄芩 10 克　半枝莲 10克　丹参 10 克　白鲜皮 10 克

2. 酿脓期：热毒壅盛，气血凝滞型

主症：患指肿势扩大，疼痛如鸡啄、火灼，患指中软而应指，甲下透见黄白色脓点，附近淋巴结肿大疼痛，可伴发热，头痛，大便干结，舌红苔黄，脉弦滑。

治法：清热解毒，消肿止痛。

方药：仙方活命饮加减。

当归尾 10 克　赤芍 10 克　牡丹皮 10 克　浙贝母 10 克白芷 10 克　金银花 15 克　蒲公英 15 克　黄芩 10 克　穿山甲（炒）6 克　皂角刺 10 克　制乳香 6 克　制没药 6 克

3. 溃后余热未清，气血虚弱型

主症：后期腐肉已尽，疮面红，舌红，苔薄白。

方药：

金银花 15 克　连翘 10 克　当归 12 克　赤芍 10 克　黄芪

10 克 党参 10 克 白术 10 克 牛甘草 6 克 丝瓜络 10 克

4. 疔毒走黄，热毒攻心，毒热壅盛型

主症：原发病灶处忽然疮顶陷黑无脓，肿势迅速向四周扩散。皮色暗红不鲜，伴高热，寒战，头痛，甚至昏迷，谵语，发痉，舌红绛，苔黄，脉洪数。

治法：清热凉血解毒。

方药：五味消毒饮、犀角地黄汤、黄连解毒汤三方加减。

水牛角片（先煎）15 克 生地 15 克 黄芩 10 克 黄连 6 克 山栀子 10 克 赤芍 10 克 丹皮 10 克 蒲公英 15 克 紫花地丁 15 克 金银花 15 克 紫背天葵子 10 克

【外治法】

1. 化脓性甲沟炎

（1）初期

①浸泡：大黄 10 克，朴硝 10 克，明矾 10 克，金银花藤 30 克，马齿苋 30 克，煎水浸泡，每日 2 次，每次 20 分钟。

②鲜草药外敷：可选用蒲公英、野菊花、木芙蓉、仙人掌洗净捣烂外敷，干后更换。

③箍围药：选用四黄散、金黄散、玉露散，每日 1~2 次，调敷。

（2）初期、成脓：可于患处用火针点刺，或切开排脓。

2. 念珠菌性甲沟炎和甲床炎

（1）浸泡：可选用杀虫止痒的香莲外洗液或灰指甲浸泡剂浸泡患处。

（2）外搽复方土槿皮酊于患处。

【预防及护理】

修剪指甲时防止损伤皮肤。并注意清洁卫生。

第十一节　连续性肢端皮炎

连续性肢端皮炎亦称稽留性肢端皮炎或匐行性皮炎，是以指（趾）端脓疱、糜烂性损害为特征的慢性、复发性、无菌性脓疱性皮肤病。病因目前尚不明，近年来有将此病归入脓疱性银屑病的趋势。但尚缺乏充分的理论根据。

中医称为"镟指疳"。

【病因病机】

多因心火偏盛，脾经湿热积聚，气血瘀阻所致。

【诊断要点】

1. 损害多累及肢端，尤以手部最为多见，肢端常有外伤史。

2. 初为小脓疱、水疱或大疱，常发生在一个手指的末端，脓疱干涸后附着灰白色或污黄色痂皮，脱落后为红色糜烂面或浅溃疡，不久新脓疱在原处复发，此起彼伏，逐渐向外扩展，累及一个或数个手指。日久指甲萎缩、脱落，甚至指骨也萎缩。

3. 瘙痒疼痛反复发作，病程极端慢性。

4. 皮损处取材检查真菌阴性。

【内治法】

本病多为湿热蕴于肌肤所致。

主症：指端有小水疱、糜烂与结痂，舌红，苔白稍腻，脉濡数。

治法：清热利湿解毒。

方药：黄连解毒汤加减。

黄芩 10 克　黄连 6 克　黄柏 10 克　栀子 10 克　当归 10

克　赤芍 10 克　牛地 12 克　白花蛇舌草 15 克　车前草 10 克
薏苡仁 15 克　生甘草 3 克

【外治法】

1. 可选马齿苋、大青叶、蒲公英、生地榆中的 1～2 种煎
水作冷湿敷。

2. 火针疗法：于小脓疱处可行火针治疗。

【预防及护理】

1. 指端外伤或感染应及时处理。

2. 换药应及时。

（胡素叶　吴自勤　李领娥）

第七章　皮肤附属器疾病

第一节　寻常痤疮

寻常痤疮是一种毛囊、皮脂腺的慢性炎症性皮肤病。好发于青年男女的面部、胸背部。可形成黑头粉刺、丘疹、脓疱、结节囊肿等损害，常伴有皮脂溢出。青春期过后大多自然痊愈或减轻。现代医学多数认为与雄激素、皮脂腺和毛囊内微生物密切相关。青春发育期雄激素分泌增多，皮脂腺合成和排泄皮脂增多，并能使毛囊漏斗部角化增殖，造成毛孔堵塞，形成脂栓即粉刺。毛囊内存在的痤疮棒状杆菌等分解瘀滞的皮脂，产生游离脂肪酸，后者有致炎作用，使毛囊壁损伤破裂，粉刺内容物进入真皮，出现炎症性丘疹或脓疱、结节、囊肿等损害，遗传、饮食、胃肠功能、环境因素、化妆品及精神因素与发病有关。

中医称之为"肺风粉刺"、"面疱"，俗称"青春痘"。清代《医宗金鉴·外科心法要诀》认为"此证由肺经血热而成。每发于面鼻，起碎疙瘩，形如黍屑，色赤肿痛，破出白粉汁。宜内服枇杷清肺饮，外敷颠倒散。"

【病因病机】

肺热血热，面部皮肤主要由肺经和胃经所司。《素问·五脏生成篇》说："肺之合皮也，其荣毛也。"素体阳热偏亢，肺热及血热郁滞肌肤；胃肠湿热，过食甜食、辛辣、油腻之品，生湿生热，结于肠中不能下达，肺与大肠相表里，大肠积热，上蒸于肺，脸生粉刺、丘疹、脓疱；痰瘀互结，肾阴不足，肺胃血热，日久煎熬津液为痰；阴虚血行不畅为瘀。痰瘀互结于脸部而出现结节、囊肿和瘢痕；冲任不调，肝肾同源，肾阴不足，肝失疏泄，肝经郁热，可使女子冲任不调。冲为血海，任主胞胎，冲任不调，则血海不能按时满盈，以致女子月事紊乱和月经前后脸部粉刺增多加重。

【诊断要点】

1. 本病多发生于男女青春期。

2. 发生部位以颜面为多，亦见于胸背上部及肩胛部、胸前、颈后、臀部等。

3. 初起为较多分散与毛孔一致的小丘疹或黑头丘疹，周围色赤，用手挤压，有米粒样白色粉汁。有时顶部发生小脓疱，有的可形成结节、脓肿、囊肿及疤痕等多种形态的损害。油性皮脂溢出往往同时存在。

4. 病程缠绵，此愈彼起，新疹不断继发，往往绵延数年或十余年，一般在28~30岁后逐渐自愈。如由化妆品或沥青等引起者，在停止接触数月后，即可渐渐消退。肺热血热者，苔薄舌红，脉细数；肠胃热者，苔多黄腻，脉滑数。

5. 一般愈后不留疤痕，但严重者可呈橘皮脸或遗有小疤痕。

【内治法】

1. 肺热、血热型

主症：表现为颜面潮红，粉刺灼热疼痛，或有脓疱，心烦口渴，小便短赤，大便秘结，舌红，苔薄白，脉数。

治法：凉血清热。

方药：枇杷清肺饮加减。

枇杷叶 10 克　桑白皮 10 克　黄芩 10 克　生山栀 10 克　金银花 10 克　白花蛇舌草 30 克　赤芍 10 克　生地 15 克　连翘 10 克　生甘草 3 克

有脓疱加蒲公英 15 克，地丁 15 克加强清热解毒；口臭加生石膏 30 克，栀子 10 克清胃热，通利三焦；便干加草决明 10 克清热通便，使热下行。

2. 肠胃湿热型

主症：皮疹红肿疼痛，伴便秘，溲赤，纳呆腹胀，伴口臭，便秘溲赤，舌红，舌苔黄腻，脉滑数。

治法：清热，化湿，通腑。

方药：黄连解毒汤加味。

茵陈 10 克　生山栀 10 克　黄芩 10 克　黄柏 6 克　生大黄（后下）6 克　白花蛇舌草 30 克　薏苡仁 15 克　车前草 15 克　黄连 6 克　生甘草 3 克

3. 痰热瘀结型

主症：皮疹暗红或色紫，个别皮损疼痛明显，以脓疱、结节、囊肿、疤痕为主，伴口干，大便干结，舌红或暗红有瘀点，苔腻，脉滑。

治法：清热和营，化痰散结。

方药：桃红四物汤加减。

桃仁 10 克　红花 5 克　生地 10 克　赤芍 10 克　浙贝母 10 克　元参 10 克　当归 10 克　金银花 15 克　连翘 10 克　皂角刺 6 克

4. 冲任不调型

主症：痤疮的发生与加重与月经周期有明显关系，心烦易怒，月经不调，乳房胀痛，大便干结，舌红，苔微黄，脉弦细或细数。

治法：疏肝养血，调理冲任。

方药：逍遥散加减。

柴胡 10 克　白芍 10 克　丹皮 10 克　栀子 10 克　赤芍 10 克　茯苓 10 克　益母草 10 克　制香附 10 克　黄芩 10 克　玫瑰花 5 克　天花粉 10 克

5. 肾阴不足证

主症：午后及夜间丘疹颜色加重，晨起减轻，手足心热，心烦等，舌体瘦，暗红，苔薄黄，脉细数。

治则：滋阴补肾清热。

方药：六味地黄汤加减。

生地 20 克　茯苓 15 克　泽泻 10 克　山药 20 克　地骨皮 10 克　知母 10 克　桑白皮 15 克　淡竹叶 6 克　薏苡仁 30 克　女贞子 10 克　旱莲草 10 克　甘草 10 克

【外治法】

1. 用颠倒散洗剂外搽。

2. 离子喷雾法

是采用喷雾方式治疗，药液通过离子喷雾器以离子状态渗透皮肤进入体内，改善血液循环，有利于药物吸收，增强药效；同时蒸汽喷雾可使皮肤表面升温，使皮肤毛孔开放，起到疏通腠理，解毒止痒的作用。

治疗方法：将药液倒入雾化罐，接通电源，打开开关，待雾化罐内药液沸腾后将喷嘴移至皮损上方（距皮损 25 厘米左右），开始计时，喷雾 15 分钟。每日 1 次，6 次为 1 个疗程。作用机理是理气解郁，清热解毒，排除毒邪，气血舒通。离子喷雾引起皮肤血管扩张，改善微循环，使气血得以流通；同时由于温热作用，皮温升高、毛孔开放，将体内新陈代谢产物、炎性介质等排出体外，改善局部和全身机能，有利于疾病的恢复；其次，皮肤毛孔开放，有利于药物的渗透、吸收，增强药效。临床上往往于中药面膜结合运用于临床。

3. 中药面膜法

患者取仰卧位，先用洗面奶彻底清洗面部，再用离子喷雾器熏蒸面部约 10 ~ 15 分钟，使面色潮红、毛孔张开，用 75% 酒精棉球消毒面部皮损，用痤疮针清除面部痤疮内的皮脂栓及脓液，有脓头者，用无菌针头挑破脓头，清理完毕后将调好的中药——痤疮净粉（石家庄市中医院皮肤科科研方）：生大黄、黄芩、土茯苓、牡丹皮等分研末，用凉白开水调成糊状涂于面部，继用温热水将石膏面膜粉调制成糊状，均匀涂于患者面部，待面膜干后（约 40 分钟），用温热水洗净，每周 1 次，4 次为 1 个疗程。

4. 刺络拔罐法

取背部大椎穴，常规消毒，以三棱针在大椎穴及后背夹脊穴处点刺，然后在点刺处拔罐，留罐 10 分钟左右，每周治疗 1 次。

5. 中药熏蒸法

金银花 15 克，丹皮 15 克，土茯苓 15 克等，水煎成 100 毫升药液注入熏蒸器中熏蒸患部，每次 20 毫升，每周治疗 1 ~ 2次。

6. 刮痧疗法

用刮痧板于背部五脏之俞穴处进行刮痧。

7. 火针疗法

皮肤常规消毒，1 厘米微针在酒精灯上烧红，垂直快速点刺皮损中央，病变部位小者点刺 1 下，大者顶部火针数针，基地周围进行围刺，点刺深度不超过 2 毫米；有囊肿者，针有落空感即可，脓液溢出用棉签轻轻挤出脓液，再进行围刺几针即可，行针速度 0.5 秒/次，每周 1 次。

【预防及护理】

1. 经常用温水香皂洗涤面部。

2. 禁止用手挤压局部皮疹，以免引起继发感染，或留下凹陷性疤痕。

3. 少食油腻、辛辣及过甜食品，多吃新鲜蔬菜、水果，保持大便通畅。

4. 避免熬夜。

第二节　酒渣鼻

酒渣鼻是以鼻部潮红、肿胀伴毛细血管扩张及丘疹、脓疱为特征的炎症性皮肤病。西医目前尚不完全明了酒渣鼻的发病原因，认为可能和皮脂溢出、嗜酒、辛辣食物、高温及寒冷刺激、精神紧张、内分泌障碍等有关。毛囊虫感染是造成本病的重要原因，但不是唯一原因。

中医称"酒齄鼻"、"酒赤"、"红鼻子"。《诸病源候论》中说："此由饮酒，热势冲面，而遇风冷之气相搏所生，故令鼻面生皶，赤疱匝匝然也。"

【病因病机】

本病多因饮食不节，肺胃积热上蒸，复感风邪，血瘀凝结而致，或因嗜酒之人，酒气熏蒸所致。

【诊断要点】

1. 本病多见于青壮年，男女均可得病。

2. 皮损以鼻准、鼻翼、两颊、前额为多见。

3. 本病初期（红斑期）多发于面中部，弥漫性潮红，表面油腻光滑。红斑初为暂时性，饮食及精神兴奋时红斑显著，日久红斑持续不退，并有毛细血管扩张。

4. 本病中期（丘疹脓疱期）在红斑的基础上出现痤疮样丘疹，或有豆大坚硬丘疹，有的变为脓疱。此期毛细血管扩张明显，自觉轻度瘙痒，患处红色渐变紫褐。

5. 后期（鼻赘期）—鼻尖部丘疹增大，数个聚合，结缔组织增生呈结节状，成为鼻赘。毛细血管扩张更为显著。

【内治法】

1. 肺胃积热型

主症：发病初期，鼻部潮红，毛细血管扩张，油腻，灼热不适，大便干结，小便短赤，舌红苔黄，脉数。

治法：清热凉血，和营祛瘀。

方药：凉血四物汤加减。

生地 10 克　赤芍 10 克　甘草 6 克　当归 10 克　川芎 5 克　黄芩 10 克　生山栀 10 克　白花蛇舌草 15 克　赤茯苓 10 克　红花 5 克　陈皮 5 克

2. 热毒炽盛型

主症：发病中期，在鼻部红斑的基础上伴有较多红色丘疹和脓疱，灼热肿胀明显，口干口苦，大便秘结，舌红苔黄，脉滑数。

治法：清热解毒，凉血消斑。

方药：黄连解毒汤合凉血五花汤加减。

黄连 6 克　黄柏 6 克　黄芩 10 克　栀子 10 克　玫瑰花 9 克　鸡冠花 9 克　金银花 15 克　凌霄花 9 克　生甘草 6 克

3. 瘀热凝结型

主症：发病后期，整个鼻子潮红肿胀，肥大增生，布满大小不一的结节，灼热胀痛，舌暗红或有瘀点，苔微黄，脉弦或弦数。

治法：活血凉血，化瘀散结。

方药：桃红四物汤加减。

桃仁 10 克　红花 6 克　生地黄 10 克　赤芍 10 克　当归尾 10 克　元参 10 克　鱼腥草 15 克　连翘 10 克　白花蛇舌草 15 克　桔梗 6 克　生甘草 6 克　浙贝母 10 克　夏枯草 10 克

【外治法】

1. 红斑丘疹可用颠倒散茶水调搽。

2. 丘疹脓疱可外用黄连膏、四黄膏。

3. 鼻赘期可用新癀片研粉凉水调涂，或先用三棱针刺破放血，然后颠倒散外搽。

4. 火针疗法：扩张的毛细血管可等间距行火针治疗。

5. 红斑期及丘疹脓疱期均可行耳尖放血疗法及后背夹脊穴刺络拔罐以泻火解毒，隔日 1 次。

【预防及护理】

1. 经常用温水洗面部。

2. 避免过冷、过热刺激及精神紧张。

3. 忌食辛辣、酒类等刺激性食物。

4. 经常保持大便通畅。

第三节　单纯糠疹

单纯糠疹又称白色糠疹，是一种圆形或椭圆形色素减退斑，上覆糠状鳞屑为特征的常见皮肤病。现代医学对本病的病因尚未明了，认为可能是一种非特异性皮炎。有人认为与感染有关，如糠秕孢子菌感染，但至今未能分离出致病菌或病毒。或认为与寄生虫感染有关，故有"虫斑"的说法。另外还有的认为与特异性体质、干燥性皮肤营养不良或维生素缺乏及强烈日光暴晒有关。

相当于中医的"桃花癣"、"吹风癣"、"风癣"。

【病因病机】

肺胃风热，上攻于面，阻遏经络，气血失和，不能荣润而致；饮食不洁，虫积内生，脾失健运，虫毒气滞，郁于面部皮肤而成。

【诊断要点】

1. 本病多发生于学龄期儿童，亦常见于女性青年。

2. 冬春季发病较多。

3. 皮损主要发生于面部，有时也见于头皮、颈部等处。

4. 皮损为境界较明显的圆形或椭圆形的淡白色、粉红色或灰白色斑，上覆有少量灰白色细薄的糠状鳞屑。

5. 无自觉症状，但有时表面发生干燥，而有不适感。

6. 大部分患者有肠寄生虫史。

【内治法】

1. 风热型

主症：皮疹呈淡红色斑，边缘不清，表覆糠屑，干燥微痒，舌红苔薄，脉浮。

治法：疏风清热。

方药：桑菊饮加减。

生地10克　丹皮10克　当归10克　生甘草3克　金银花15克　连翘10克　炒苦杏仁6克　菊花10克　桑叶10克　薄荷（后下）6克

2. 脾虚型

主症：皮疹呈淡白色斑，散在分布，边界清楚，白屑少，无痒及干燥感，胃脘不适，饮食欠佳，常伴脐周腹痛，舌淡苔腻，脉沉。

治法：健脾化湿。

方药：参苓白术散加减。

茯苓 10 克　薏苡仁 10 克　山药 10 克　炒白扁豆 10 克
炒麦芽 15 克　鸡内金 10 克　焦槟榔 6 克　陈皮 6 克　莲子肉
10 克　桔梗 6 克

有虫积者加使君子 6 克。

【外治法】

外用可选普连膏、维生素 B6 霜或润肌皮肤膏。

【预防及护理】

1. 防止日光暴晒。

2. 及时治疗体内感染病灶，有寄生虫者进行驱虫治疗。

3. 注意饮食清洁，防止寄生虫感染。

4. 保持面部清洁，勿用碱性过强肥皂。

第四节　脂溢性皮炎

本病是在皮脂溢出的基础上产生的一种慢性炎症，常发生于皮脂分泌旺盛的部位，以颜面出现淡红斑片，上覆糠皮状鳞屑为特征，表现为皮肤干燥、潮红、瘙痒、脱屑。病因有人认为与遗传有关，但尚未得到证实。消化不良、内分泌失调继发卵圆糠秕孢子菌、痤疮棒状杆菌感染及精神因素、饮食习惯、维生素 B 族缺乏等因素有关。以成人、新生儿为多见。

本病属于中医的"白屑风"、"面游风"之类。《医宗金鉴·外科心法要诀》中记载："此证生于面上，初发面目浮肿，痒若虫行，肌肤干燥，时起白屑，次后极痒，抓破，热湿盛者津黄水，风燥盛者津血，痛楚难堪。由平素血燥，过食辛辣厚味，以致阳明胃经湿热受风而成。"

【病因病机】

风热之邪外袭，郁久则血燥伤阴，阴血不足则生风，风燥热邪蕴阻肌肤，肌肤失去濡养，以致皮肤粗糙干燥，皮损表现以干性为主；由于过食肥甘油腻、辛辣酒类等，以致胃肠运化失常，生湿生热，湿热蕴积肤而成，皮损以湿性为主。

【诊断要点】

1. 多发于青壮年，肥胖的婴儿也可患病。

2. 婴儿脂溢性皮炎在出生后第一个月内发生。皮损多在头皮、额、眉间、两颊部位、前头部或全部头皮有油腻性灰色或黄褐色厚痂，其他部位呈红色斑片。常在 1~2 个月内痊愈。

3. 病变主要在头面部的眉弓、鼻唇沟、耳前后、颈后、背部、腋窝等处。常自头皮开始，向下蔓延，重者泛发全身。

4. 皮损形态多样。干性型为大小不一的斑片，基底稍红，上有弥漫干燥鳞屑，在头皮部可堆叠很厚，梳发或搔抓时易于脱落，往往毛发干枯，伴有脱发。湿热型多为红斑、糜烂，有油腻性鳞屑及结痂，常有臭味，在耳后和鼻部可有皲裂，眉毛往往因搔抓折断而稀疏，严重者泛发全身，成为湿疹样皮损。玫瑰糠疹型表现为圆形、椭圆形或不规则形的红色斑片，上有油腻性脱屑，中心皮肤有时正常。主要分布在胸背、肩胛和腹股沟。有时糜烂、渗出，类似湿疹表现，同时在耳郭内有油腻性脱屑，对诊断有一定意义。

【内治法】

1. 风热血燥型

主症：好发于头面部及胸背部，皮疹呈淡红色斑，上有脱屑，极似玫瑰糠疹，舌红苔白，脉数。

治法：清热祛风，养血润燥。

方药：祛风换肌丸加减。

炒苍术 6 克　防风 10 克　细生地 10 克　元参 10 克　黄芩 10 克　小胡麻 6 克　制首乌 10 克　苦参 6 克　赤芍 10 克　蝉衣 6 克　当归 10 克　天花粉 10 克　白花蛇舌草 15 克

2. 肠胃湿热型

主症：红斑上油腻明显，伴有糜烂，滋流黄水，瘙痒，大便稀烂不畅，小便黄赤，舌红，苔黄腻，脉濡数或滑数。

治法：清热化湿。

方药：

茵陈 10 克　生山栀 10 克　黄芩 10 克　黄连 6 克　丹皮 10 克　白花蛇舌草 15 克　生薏仁 15 克　车前草 10 克　苦参 6 克　生甘草 6 克

【外治法】

1. 面部可涂黄连膏或润肌膏。

2. 面部或身体其他部位油腻瘙痒者，可用颠倒散洗剂外搽。

3. 头部头屑多，可用侧柏叶、苦参、猪牙皂、白鲜皮各 30g 水煎洗头，每日 1 次。

【预防及护理】

1. 生活规律，情绪稳定，睡眠充足。

2. 限食多糖及多脂食品，忌饮酒和禁食辛辣食品。

3. 调节饮食，保持大便通畅。

4. 不用刺激性强的肥皂洗涤。

第五节　脂溢性脱发

脂溢性脱发又称男性型秃发、雄激素源性秃发，是指从前发缘到头顶或头后部头发稀疏脱落，头部皮脂溢出，头屑多，有的病人其他症状不明显。脱发区毛发再生困难，病情发展缓慢，最终形成秃发。西医认为本病可能与遗传素质有关，常有家族史。用脑过度、精神紧张也是致病的重要因素。内分泌失调，皮脂腺分泌过旺。雄激素过多，毛囊角化过度，毛囊营养受到影响，久之使毛囊萎缩形成脱发。由于瘙痒经常搔抓，机械性刺激又加重脱发。过食甜品、油腻及刺激性食物以及局部的细菌或霉菌感染均是诱发或加重的因素。

本病相当于中医的"发蛀脱发"、"蛀发癣"。

【病因病机】

素体血热，外受风邪，血热风燥，耗伤阴血，毛发营养受到影响，毛根干涸，发焦脱落；饮食肥甘厚味、辛辣、酒类等，脾胃运化失调，湿热内生，湿热上蒸巅顶，侵蚀毛根，引起毛发油腻脱落；禀赋不足，思虑过度，劳伤肝肾而致精血亏虚，毛发失去濡养而脱落。

【诊断要点】

1. 多见于青壮年男性。

2. 由于性别不同，脱发部位有所不同，男性脱发主要是前头与头顶部，前额发际与鬓角上移。女性脱发病人脱发区在头顶部，最后头顶毛发稀疏，但不会完全脱光。

3. 脱发的速度与程度不同，病人可有不同程度的瘙痒。

4. 头发稀疏、变黄、变软，最终可使额顶部一片光秃或仅有些茸毛，脱发区皮肤变薄而光亮，毛孔消失。

5. 大部分病人可有皮脂溢出，有油腻性脱屑。少数病人可无皮脂溢出，而是毛发发黄、发干而脱落，部分病人只有稀疏脱落。

【内治法】

1. 血热风燥型

主症：头发干燥发黄，稀疏脱落，自觉头顶部有热感，头

部有白屑，瘙痒，伴有口干咽燥，溲赤，舌质红，苔黄，
脉数。

治法：凉血清热，祛风润燥。

方药：生地 15 克　黄芩 10 克　杭菊花 10 克　赤芍 10 克
苦参 6 克　荆芥 6 克　蝉衣 6 克　当归 10 克　制首乌 10 克
黑芝麻 10 克

2. 湿热内蕴型

主症：头发稀疏脱落，伴头皮油腻，头屑多，瘙痒，头皮
发红光亮，口干口苦，烦躁易怒，胃纳差，舌质红，苔黄腻，
脉弦或滑。

治法：健脾祛湿。

方药：祛湿健发汤加减。

炒白术 10 克　泽泻 10 克　薏苡仁 15 克　猪苓 10 克　车
前草 10 克　川芎 6 克　赤石脂 10 克　白鲜皮 15 克　桑葚 10
克　首乌藤 15 克　黄芩 10 克　生地 10 克

3. 肝肾不足型

主症：头发稀疏脱落日久，留有少数头发，头发细软，头
皮光亮，有家族史，伴眩晕失眠、记忆力差，腰膝酸软，舌质
红，苔少，脉细数。

治法：补益肝肾，养血生发。

方药：七宝美髯丹加减。

生地 15 克　枸杞子 10 克　菟丝子 10 克　女贞子 15 克
旱莲草 15 克　黑芝麻 10 克　制首乌 10 克　当归 10 克　明天
麻 10 克　茯苓 10 克　牛膝 10 克

【外治法】

1. 中草药外洗方：

（1）透骨草 20 克，侧柏叶 20 克，皂角 15 克，明矾 10

克。水煎外洗。

（2）苍耳子20克，苦参15克，王不留行30克，明矾9克。水煎外洗。

2. 用祛脂润发止痒为法中药（祛脂洗法液）：鲜侧柏叶40克，何首乌、白鲜皮、毛姜各10克，加入75%酒精200毫升，浸泡两周，过滤，外擦患处。

3. 梅花针疗法头部脱发区，皮肤消毒后，可用梅花针轻轻叩打，以不出血为度，每天或隔日1次。

【预防及护理】

1. 少食辛辣、油腻食品。饮食宜清淡，多吃蔬菜水果。

2. 用温水洗头，头发洗涤不宜过勤，最好5~7天1次。

3. 保持大便通畅。

第六节　斑秃（全秃、普秃）

斑秃是一种头部毛发突然成片脱落的疾患，患部头皮正常。如果头发全部脱光为全秃，全身其他部位毛也同时脱光，则称为普秃。西医认为斑秃病因可能与精神因素、自身免疫因素、内分泌失调、感染、遗传、中毒、血管机能紊乱等有关。

本病相当于中医的"油风"，俗称为"鬼舐头"、"鬼剃头"。《外科正宗》曰："油风乃血虚不能随气荣养肌肤，故毛发根空，脱落成片，皮肤光亮，痒如虫行，此皆风热乘虚攻注而然。"

【病因病机】

素体血热或患某种疾病导致血瘀，毛发失养所致；内伤七情，情志抑郁，劳伤心脾，气血不足，汗出当风，风盛血燥，毛发失去濡养，发枯而脱；病久耗损，肝肾两亏，毛发生机受损故脱落。

【诊断要点】

1. 中成年男女或青少年均可发生。

2. 突然发生，常无意中发现，初起为 1 个或数个边界清楚的圆形、椭圆形或不规则形脱发区，直径约 1～2cm 或更大，表面光滑，经治疗后或自然长出白色毳毛，逐渐变粗变黑，恢复正常，有的边脱边生，延续多年。活动期，脱发区的边缘处常有一些松而易脱的头发，有的已经折断，近侧端的毛囊往往萎缩。如将该毛发拔出，可以看到该毛发上粗下细而像惊叹号（!），且下部的毛发色素可脱失。这种现象是进展期的征象。静止期，脱发停止，脱发区范围不再扩大，边缘毛发也较牢固，不易拔出，经过若干天，边缘毛发也较牢固，不易拔出，经过若干月份，毛发可逐渐或迅速长出。若头发全部脱光，就发展成全秃。若眉毛、腋下、睫毛、阴毛、胡须亦脱落者，就成为普秃。

3. 无自觉症状。

【内治法】

1. 血热型

主症：多见于青少年患者。头发突然成片脱落，重则眉毛、睫毛、胡须、腋毛、阴毛全部脱落，伴有身热，口渴，小便短赤，舌质红，苔薄黄，脉象弦细数。

治法：清热凉血，生发。

方药：凉血四物汤加减。

生地 15 克　当归 10 克　白芍 10 克　旱莲草 10 克　丹参 10 克　菊花 10 克　黑芝麻 10 克　桑葚 10 克　牡丹皮 10 克　黄芩 10 克

2. 血虚风燥型

主症：面色苍白或萎黄，头晕眼花，精神不振，唇色淡白，头皮痒如虫行，头发突然成片脱落，甚则眉毛、睫毛、胡须、腋毛、阴毛、毳毛全部脱光，舌淡苔少，脉细无力。

治法：养血润燥，祛风生发。

方药：神应养真丹加减。

当归10克　熟地10克　白芍15克　制首乌10克　羌活6克　川芎6克　明天麻10克　桑葚10克　菟丝子10克

3. 肝肾阴虚型

主症：患者多见于中老年。头发突然成片脱落，甚则全部脱落，伴有腰酸腿软，头晕目眩，失眠多梦，舌质红，无苔，脉象细数。

治法：滋补肝肾，养血生发。

方药：七宝美髯丹加减。

生地15克　熟地15克　当归10克　白芍10克　茯苓10克　枸杞子10克　菟丝子10克　补骨脂10克　黑芝麻10克　制首乌10克　女贞子15克

4. 血瘀型

主症：头发突然成片脱落，或发枯无光，毛发折断，头发、眉毛、腋毛、睫毛、阴毛全部脱光，常伴头痛，舌质紫暗，脉细涩。

治法：活血祛瘀。

方药：桃红四物汤加减。

当归10克　生地15克　赤芍10克　川芎6克　炒桃仁10克　红花6克　旱莲草10克　制首乌10克　女贞子15克　白芍10克

5. 肝郁气滞型

主症：头发突然成片脱落，甚则全部脱落，起病前常有忧思恼怒情志改变，脱发处平滑发亮，常伴胸胁胀满，善太息，或是烦躁易怒，头胀头痛，失眠多梦，舌红或紫暗，苔薄白，脉弦或沉涩。

治法：疏肝理气，活血化瘀。

方药：逍遥散合桃红四物汤加减。

柴胡 6 克　陈皮 6 克　栀子 10 克　炒桃仁 10 克　丹参 15 克　白芍 10 克 当归 10 克　红花 6 克　酸枣仁 10 克　茯苓 10 克　牡丹皮 10 克　生地 10 克　灵芝草 10 克　合欢皮 10 克　玫瑰花 6 克　女贞子 10 克

亦可服用逍遥丸、七宝美髯丹等。

【外治法】

1. 脱发初起，鲜姜切片外涂患处，每日数次。

2. 取补骨脂、紫草用 75% 的酒精浸泡，1 周后始用，每日涂擦患处 1 次。

3. 冬虫夏草 6 克，用 60℃ 白酒 150 毫升浸泡 1 周，外用擦涂，每日 2 次。

4. 取侧柏叶、当归、辣椒，75% 酒精浸泡，每日涂擦患处 2 次。

5. 梅花针局部叩刺治疗：患者采取坐位或卧位，常规消毒后，局部梅花针（七星针）叩刺治疗，每日 1 次，以叩刺局部出现均匀点状出血点为度，4～6 小时后外用中药酊剂。

【预防及护理】

1. 精神调理：注意劳逸结合，调整心态，保持心情舒畅，切忌烦恼，悲观和动怒。发现本病后，在调治中要有信心和耐心，处方用药不宜频繁更换，应该守法守方，坚持治疗，不急不躁。

2. 生活调理：讲究头发卫生，不要用碱性太强的肥皂洗发，不滥用护发用品，平常理发后尽可能少用电吹风，避免烫、染发。

3. 饮食调理：饮食要多样化，克服和改正偏食的不良习惯，患病后忌食辛辣腥发食物。

第七节　臭汗症

臭汗症是汗腺分泌有特殊臭味，或汗液被分解产生臭味的皮肤病。全身性的多由小汗腺引起，同时伴有多汗症。限局性的由大汗腺引起，多数患者有家族史，可能与遗传有关。到年老时由于性腺内分泌减退，臭汗症可逐渐减轻或自愈。

本病与中医学文献记载的"狐臭"、"体气狐气"相似。《诸病源候论》云："此亦是气血不和，为风邪所搏，津液蕴瘀，故气湿臭。"

【病因病机】

禀受先天，受于父母；湿热内蕴；过食辛辣油腻、肥甘厚味，致湿热内蕴。也有因暑热天气，汗出过多，久不洗浴，汗渍久滞，酿成秽浊之气。

【诊断要点】

1. 本病多见于青年男女，但以妇女更为多见，部分有遗传，至壮年后渐渐减轻。

2. 足部臭汗症常与足部多汗伴发，有刺鼻的臭味，夏天不洗脚时更甚。腋部臭汗症俗称狐臭，为一种特殊的刺鼻臭味，夏季更明显。严重者在乳晕、脐窝、腹股沟、阴部等处均可有臭秽之气。

3. 部分患者耳道有柔软盯聍。

【内治法】

本病多为湿热内蕴所致。

　　主症：腋臭伴脐窝、腹股沟、阴部臭秽，舌红苔腻，脉滑。

　　治法：清热利湿。

　　方药：四妙丸加减。

　　苍术6克　黄芩10克　黄柏6克　土茯苓20克　薏苡仁20克　丹皮10克　竹叶6克　白花蛇舌草15克

　　【外治法】

　　1. 密陀僧散或加枯矾粉外撒局部。

　　2. 荆芥30克，藿香30克，丁香15克，黄连15克，枯矾20克，大黄30克。煎水外洗局部。

　　【预防及护理】

　　1. 注意局部清洁，经常用清水洗涤。

　　2. 少食辛辣刺激性食物，戒除烟酒。

第八节　口周皮炎

　　口周皮炎是一种发生于口周的酒渣鼻样皮炎。本病可能是酒渣鼻的一种变型。病因有许多争议，可能与皮脂溢出和长期外用皮质激素霜剂、化妆品及毛囊虫感染等因素有关。本病多发生于青年女性。

　　本病与中医的"潘唇"相近似，俗名"嘴边疮"。

　　【病因病机】

　　脾胃内蕴湿热，郁久化火，火邪熏蒸而致。

　　【诊断要点】

　　1. 好发年龄为20~40岁，多数为女性。

　　2. 皮疹多见于鼻唇沟、上下唇、唇周围、颏、鼻侧，少数侵犯鼻额，常对称分布。

3. 皮损初为 1~2 毫米大小的红斑、丘疹及丘疱疹，1~2周后丘疹变平，留下红斑鳞屑，在皮损与唇红缘之间围绕约 5毫米宽的皮肤区域不受累。皮疹缓慢消退，可迁延数月或数年。

4. 病程经过缓慢和顽固，可伴有轻度灼热感或痒感。

5. 可因饮酒、日晒加重。

【内治法】

本病多为脾胃湿热所致

主症：口周可见红斑、丘疹，时轻时重，经久不愈，舌红，苔白腻，脉滑。

治法：健脾和胃，清热祛湿。

方药：健脾除湿汤加减。

白术 10 克　茯苓 10 克　芡实 10 克　山药 10 克　枳壳 10克　薏苡仁 10 克　生扁豆 10 克　萆薢 10 克　黄柏 10 克　生甘草 6 克

【外治法】

1. 外搽 5% 硫磺霜。

2. 黄连 10 克，紫草 5 克，芝麻油 100 毫升。文火煎枯去渣，存油外搽。

【预防及护理】

1. 忌食辛辣、酒类食品。

2. 忌用含氟的皮质类激素乳剂外涂。

（胡素叶　吴自勤　李领娥）

第八章　结缔组织病

第一节　红斑狼疮

红斑狼疮（LE）是一组自身免疫性疾病，由于种种原因引起免疫调节功能紊乱，使机体产生自身免疫反应，正常脏器组织和功能受到自身免疫细胞或自身抗体的破坏而发病。临床表现多样，多见于 15－40 岁女性，病因可能与遗传、病毒感染、免疫失常、对日光和药物过敏等因素有关。本病为一个病谱性疾病，病谱的一端为盘状红斑狼疮（LE），它又分为局限性盘状红斑狼疮和泛发性盘状红斑狼疮，另一端为系统性红斑狼疮（SLE），在这谱系中海包括亚急性皮肤型红斑狼疮、深部红斑狼疮及抗核抗体阴性的红斑狼疮等亚型。这些不同的亚型在皮损形态、临床表现、血清学改变及组织病理等方面均有所不同，但可以相互夹杂，甚至互相转换。临床表现复杂，病程较长，易反复发作。

本病似属中医的"温毒发斑"、"阴阳毒"、"马缨丹"、"日晒疮"等。赵炳南老医生称本病为"红蝴蝶"、"鬼脸疮"。

《诸病源候论·温病发斑候》曰："夫人冬月触冒寒毒者，至春始发病，病初在表，或已发汗吐下，表证未罢，毒气不散，故发斑疮。……至夏遇热，温毒始发于肌肤，斑烂瘾疹如绵纹也。"论述了外感六淫加之夏日阳热毒邪而发斑的病机。

【病因病机】

先天禀赋不足。阴阳素虚，腠理不密，卫外失面，易受风暑燥火、日光阳毒侵袭，致阴阳失衡。内有虚火，外感阳毒，搏于体内，上炎头面，内迫营血，熏灼五脏，则发阳毒温斑。

饮食失调，劳倦过度。过食五辛香燥，脾失运化；或误服过敏药物，酿湿化热，热蕴为毒，血分受邪；或劳倦过度，耗气伤阴，致阴虚内热，虚火上炎，复为热毒所扰，引起发病。

气滞血瘀。七情过极，五志化火；或忧思抑郁，肝失疏泄；或暴怒暴喜，大惊大悲，气机逆乱，则气血瘀滞，瘀久化热，耗伤营血，熏灼五脏而发病。

经络瘀阻，脏腑内伤。久病不愈，邪毒稽留不去，乘虚入里，结于阳则热毒炽张，引起急性发作；结于阴则血脉凝涩，痹阻经络，耗伤气阴则气阴两亏；耗竭阳分则心阳不足或心肾阳虚。

总之，中医认为本病的发生，多因先天禀赋不足，后天又失调养，阴精亏损，阳气化生不足，而致体内阴虚火旺，复因七情内伤，气急怒恼，过度疲劳等因素，使阴阳气血失衡，经脉阻隔，气滞血瘀，脾肾两虚。或因日光曝晒，邪热入里，毒热与虚火相搏，蟠灼营血，内炽脏腑，外灼肌肤。病程日久，五脏俱虚，阴阳离决，脉络不通，而致死亡。

【诊断要点】

1. 慢性盘状红斑狼疮（DLE）

（1）多见于 15－40 岁的女性。

（2）对日光有敏感史，日晒后可使皮损加重或复发。

（3）皮损好发于曝光部位，特别是两颊和鼻梁，常呈蝶形分布，故称之为"红蝴蝶疮"。其次为口唇、耳廓、头皮、手背、手指及前臂等处，亦可泛发于躯干及四肢其他部位，皮疹发展缓慢。

（4）典型皮损初起为针冒头或稍大的鲜红色或暗红色斑，微高出皮面，逐渐扩大，呈圆形或不规则形，境界清楚，边缘略隆起，触之较硬，中央稍凹陷，形如盘状，表面覆盖灰褐色菲薄鳞屑，黏着紧密，不易剥离，鳞屑剥离后底面可见有角栓，嵌入扩大的毛囊口内，犹如图钉，日久皮损中央可形成色素减退的萎缩性瘢痕，皮损周围可出现色素沉着带，并伴有毛细血管扩张。

（5）无自觉症状或自觉轻微痒感或烧灼感，少数患者可有低热。

（6）黏膜亦可受累（20%～40%），可呈灰白色糜烂或浅溃疡。

（7）经过慢性，春夏加重，入冬减轻，很难自愈。

（8）大多愈后良好，少数可转变为系统性红斑狼疮。

（9）组织病理及狼疮带试验有助于诊断。

（10）病情进展时，可有血沉加快、白细胞下降、γ球蛋白增高。红斑狼疮细胞、抗核抗体、类风湿因子等偶可出现阳性。

2. 亚急性皮肤型红斑狼疮（SCLE）

（1）皮损主要分布在外露部位，如躯干上部，臂伸侧，颜面，手指背。

（2）其皮疹有一定特征，初起为水肿性丘疹，逐渐向四周扩大，中央消退，呈环形、弧形或不规则形，边缘隆起有红晕，内侧缘稍有鳞屑，或初起为红色丘疹，逐渐扩大成各种斑，上覆鳞屑，类似银屑病皮疹，皮疹数目可多可少，境界清楚。

（3）本类型皮疹消退后不留萎缩性瘢痕，一般不累及黏膜。

（4）全身症状较轻，内脏损害较少见，发病后常有关节痛，亦可出现光敏、雷诺现象、口腔溃疡，很少发热。

（5）实验室检查：少数病人可有贫血、白细胞减少，ANA 阳性率63％～78％，抗 La 抗体阳性率50％～70％，抗 Ro 抗体阳性率60％～70％，后两者的高阳性率示本型的免疫学特征。

3. 系统性红斑狼疮（SLE）：

（1）多见于15～40岁的女性。

（2）发病时往往有较明显的诱因，如日晒、紫外线照射、应用某些药物或食用光感性食物、手术、感染、精神创伤等。

（3）皮损常多而广泛，分布对称。好发于暴露部位，如面部、手背部，亦可发于躯干部。

（4）常见的皮损为水肿性紫红色斑。发于面部、鼻部者可形成颜面蝶形红斑或盘状红斑。发于手足部会出现掌跖红斑、甲周红斑。发于指末端多为紫癜、水疱、溃疡。发于口腔黏膜者表现为瘀点、糜烂、浅在性溃疡。其他皮疹可出现风团、结节性红斑样皮疹等。可伴有脱发。约25％的病人可无皮肤症状。

（5）本病常以头痛、发热、四肢及关节疼痛开始。开始发病时患者常有不规则的发热，以低热为多，疾病恶化时常有高热。晚期可侵犯各脏器，而出现不同的症状。半数以上者为肾脏病变，有不同程度的高血压、水肿、蛋白尿、血尿及肾衰等。心脏病变有心肌炎、心内膜炎和心包炎等。呼吸系统病变以胸膜炎和间质性肺炎为常见。约1/3患者有神经系统受累，可出现癫痫、偏瘫、抑郁、失眠等。消化系统可出现消化不良、腹痛、腹泻等。其他可有月经不调、肝脾及淋巴结肿大。

（6）实验室检查

血常规呈中度贫血，约56%的患者白细胞及血小板减少，病情进展期，血沉可加快，抗核抗体检查阳性率在90%以上，其中抗双链DNA抗体特异性高，阳性率为95%，效价与病情轻重成正比。其他如抗Sm抗体、抗SS－A抗体、抗SS－B抗体阳性率为30%左右。

系统性红斑狼疮（SLE）的诊断主要依据病史、临床表现及实验室检查三方面综合确诊。

【内治法】

1. 热毒炽盛型

主症：骤然发病，高热，口渴欲饮，烦躁，面部或皮肤赤红斑疹，眼结膜有出血点，倦怠乏力，肌肉酸痛，关节酸痛；严重者精神恍惚或神昏谵语，抽搐，甚至吐血、衄血、便血，舌质红绛或紫暗，苔黄腻或光滑无苔，脉弦数或洪数。（本型常见于急性活动期）

治法：清热解毒，凉血护阴。

方药：犀角地黄汤合化斑汤加减。

羚羊角粉（冲）0.5克　生地黄15克　牡丹皮10克　赤芍10克　生石膏30克　知母10克　金银花15克　白茅根30克　天花粉10克　玄参10克　淡竹叶10克　黄芩10克　连翘10克　甘草6克

2. 气阴两虚型

主症：高烧渐退或有不规则的低热，心烦不眠，少气懒言，面色不华，视物不清，五心烦热，以手足心热更明显，自汗，盗汗，关节酸痛或足跟痛，毛发脱落，妇女月经少，色紫暗或闭经，舌红少苔或无苔，脉细数。

治法：益气养阴，活血通络。

方药：

南沙参 15 克　北沙参 15 克　石斛 10 克　玄参 10 克　玉竹 10 克　黄芪 15 克　党参 10 克　牡丹皮 10 克　地骨皮 10 克　银柴胡 10 克　青蒿 10 克　丹参 15 克　秦艽 10 克

3. 阴虚血热型

主症：中度发热或低热，绵延日久，口干唇燥，手足心烦热，颧红盗汗，头昏乏力，耳鸣目眩，月经不调，关节疼痛，头发脱落，大便干结，小便黄赤，舌红苔少，脉细数。

治法：滋阴补肾，清热凉血。

方药：知柏地黄汤加减。

知母 10 克　黄柏 10 克　生地黄 15 克　牡丹皮 10 克　泽泻 10 克　地骨皮 10 克　玄参 10 克　石斛 10 克　青蒿 10 克　茯苓 10 克　山萸肉 10 克　山药 10 克

4. 气滞血瘀型

主症：皮疹色暗或有瘀斑，胸胁胀痛，嗳气，头晕，纳减，月经不调，小腹胀痛，舌质暗红，苔薄白，脉弦细或涩。

治法：疏肝理气，活血化瘀。

方药：逍遥散加减。

柴胡 10 克　当归 10 克　白芍 10 克　郁金 10 克　陈皮 6 克　白术 10 克　茯苓 10 克　丹参 10 克　凌霄花 6 克　醋香附 10 克　紫苏梗 10 克

根据病情变化可选用血府逐瘀汤加减。

5. 脾肾阳虚型

主症：久病、长期服用皮质激素或肾病综合征患者。表现为面色㿠白，颜面或全身水肿，指压凹陷难起，形寒肢冷，腰痛夜尿多，气促乏力，脱发耳鸣，皮疹不明显，纳呆腹胀，大便溏薄，小便清长，舌淡边有齿印，苔薄，脉沉细。

治法：健脾益肾，温阳利水。

方药：

制附片 10 克　肉桂 2 克　菟丝子 10 克　仙灵脾 10 克
仙茅 10 克　黄芪 15 克　党参 15 克　山药 15 克　白术 10 克
茯苓 10 克　泽泻 10 克　车前子（包）10 克

【外治法】

1. 针法：

（1）放血疗法：热毒炽盛型，高热，皮疹鲜红时可在双耳尖、阿是穴（局部）消毒后以三棱针点刺放血，每次 3 ~ 5 滴，每日或隔日 1 次。

（2）刺络拔罐疗法：皮损红或淡红，可给予后背部夹脊穴或阿是穴刺络拔罐治疗，隔日 1 次。

（3）火针疗法：皮损暗红色，经久不退者，可给予局部阿是穴火针治疗，5 天 1 次。

2. 洗法：

（1）中药湿渍：局部尺肤热、皮疹红者，可取牡丹皮、赤芍、金银花、黄芩等清热解毒凉血散斑中药浓煎，去渣留汁，另取 6 ~ 8 层纱布，蘸取药液，稍稍拧干，以拿起不滴水为度，敷于皮损处，每次 20 ~ 30 分钟，每日 1 ~ 2 次。

（2）中药熏洗：皮疹泛发，伴有肌肉酸痛、关节疼痛者，可选用桑枝、透骨草、伸筋草、海风藤等祛风湿、利关节、通经络、止痹痛药物熏洗治疗。

3. 贴敷疗法：

（1）穴位贴敷：出现口腔、鼻咽部溃疡者，可将吴茱萸打细粉，醋调呈粘稠糊状，贴于双足底涌泉穴，24 小时更换1 次。

（2）中药蜡疗：伴有关节疼痛者，可给予温经通络、散寒止痛中药如：桑枝、熟大黄、艾叶、川椒等研粉调成糊状进行蜡疗，每日1次，每次20~30分钟。

4. 微波治疗：可改善局部关节不适症状。

【预防及护理】

1. 避免目光暴晒或紫外线照射。

2. 急性发作时要卧床休息，合并内脏损害时要及时治疗。

3. 注意保暖，避免过度劳累，保持乐观，增加战胜疾病的信心。

4. 加强营养，忌食辛辣刺激食物，水肿重者限制食盐摄入，肾脏损害较重时，应忌食豆类及植物蛋白含量较高食物，以免加重肾脏负担。

5. 防止药物过敏，避免大手术，以防感染。

6. 本病复杂，治疗困难，应中西医结合治疗，尤其在急性活动期，采用中西医结合治疗可快速控制病情，保护内脏，为下一步治疗打好基础。

第二节　硬皮病

硬皮病是一种累及皮肤和黏膜组织的纤维化和硬化性结缔组织病，局限于皮肤者为局限性硬皮病，又称为硬斑病，累及系统者称为系统性硬皮病。临床上以局限性或弥漫性皮肤增厚和纤维化为特征，并可累及心、肺、肾、消化道等内脏器官。本病病变特点是胶原增生、炎症细胞浸润、血管堵塞、缺血性萎缩、免疫异常。

本病属于中医的"皮痹"、"风痹"、"风湿痹"范畴。

"皮痹"、"肌痹"之名，首见于《素问·痹论》："以至阴遇此者为肌痹，以秋遇此者为皮痹。"《诸病源候论·风痹候》曰："秋遇痹者为皮痹，则皮肤无所知。"

【病因病机】

风热或寒湿阻络。卫气不固，外邪袭表，伤于肺卫，阻于脉络，营卫不和，脉络不通，则身痛、肢肿、皮硬、咳嗽、咳痰等。

脾肾阳虚。素体阳虚或寒邪久留，损伤卫阳，复受风寒湿邪外袭，困遏阳气，凝涩气血，或由络入深，内传脏腑，则脏腑受损，气血失和而致，脉络受阻，则四末发凉，皮肤遇冷变白变紫，皮硬不仁，甚则肌肉及皮肤失养而肌瘦皮硬而薄，毛发脱落，色素沉着。

痰浊阻络。肺气不宣，脾肾阳虚，痰浊内生，阻于皮肤脉络，筋脉皮肤失养，则可发生本病。

气滞血瘀。郁怒日久，情志不舒，可导致气滞血瘀，血瘀阻络使气血不能养肤润皮熏毛，故皮肤失荣而变硬变薄，毛发脱落，张口困难，气郁不能运血达于四末则肢冷，身痛，甚则筋脉挛急。

【诊断要点】

1. 局限性硬皮病

局限性皮痹以局部皮肤硬化为主要表现。皮损可见于头面部、躯干或四肢。通常呈单处损害，形态可为片状、带状或滴状，有时也可呈多发性。皮损初起为淡红色、水肿性斑块，质韧。逐渐转变为淡黄或象牙白色，略凹陷，后期出现萎缩，皮肤变薄、发生硬化，触之有皮革样感。有时留有轻度色素沉着。自觉症状轻微，偶有轻度瘙痒、疼痛。

2. 系统性硬皮病

系统性皮痹初起于手、足和面部，然后扩展至四肢或躯干，常伴雷诺氏征，皮损逐渐扩大，波及全身皮肤和内脏器官。皮损特点与局限性皮痹相似。病变过程可分为水肿期、硬化期和萎缩期。

（1）水肿期：皮肤紧张变厚，皱纹消失，肤色苍白或淡黄，皮温偏低、呈非凹陷性水肿。

（2）硬化期：皮肤变硬，表面有蜡样光泽，不能用手指捏起。根据受累皮肤部分不同，可产生手指伸屈受限、面部表情固定、张口及闭眼困难、胸部紧束感等症状。患处皮肤色素沉着，可杂有色素减退斑毛发稀少，同时有皮肤瘙痒或感觉异常。

（3）萎缩期：皮肤萎缩变薄如羊皮纸样，甚至皮下组织及肌肉亦发生萎缩及硬化，紧贴于骨骼，形成木板样硬片。指端及关节下处易发生顽固性溃疡，并有患区少汗和毛发脱落现象。少数病例可出现毛细血管扩张。常伴有内脏器官如肺、心、肾、食管、骨、关节受损，如呼吸困难，胸闷、心悸，蛋白尿或血尿，吞咽困难，关节痛和关节炎等。

3. 实验室及辅助检查：患者可有感觉时值测试明显延长（较正常延长 5～12 倍），系统性硬皮病可有血沉增快，抗核抗体阳性率达 70%，常呈细斑点核型。抗 Scl-70 抗体可作为系统性硬皮病的标志抗体，抗着丝点抗体可作为 CREST 的标志抗体。

【内治法】

1. 风湿痹阻型

主症：发病初期，皮肤浮肿，皮纹消失，紧张变厚，按之无凹陷，颜色苍白或黄褐，表面温度偏低，自我感觉刺痛或麻木，肢端青紫、苍白，遇寒冷或情绪激动时加剧，伴有关节痛，或有月经不调，经来腹痛，经血暗紫，舌紫暗苔薄白，脉濡细。

治法：祛风除湿，活血通络。

方药：独活寄生汤加减。

独活 10 克　桑寄生 10 克　防风 10 克　当归 10 克　白芍 10 克　丹参 10 克　秦艽 10 克　川芎 6 克　鸡血藤 15 克　菟丝子 10 克　桂枝 6 克　伸筋草 10 克　党参 10 克　茯神 10 克

发于下肢者，加川牛膝 10 克；发于上肢者，加桑枝；指端紫绀发凉较重者，可加用仙茅、仙灵脾等。

2. 气滞血瘀型

主症：皮肤变硬，有蜡样光泽，不能用手指捏起，皮肤皱纹不显皮损处色素加深，或夹有色素减退斑，伴有毛细管扩张，肌肤甲错，毛发干枯脱落，面部表情呆板，眼睑、口部张合受到限制，胸部有紧束感，手指屈伸困难，关节活动不利，口唇青紫变薄，女性月经量少夹有血块，闭经，有的胸闷、心悸，腰痛，皮下有包块结节，舌紫暗或有瘀点、瘀斑，舌下静脉怒张，苔薄，脉细涩。

治法：活血软坚，化瘀通络。

方药：桃红四物汤加减。

当归 10 克　丹参 10 克　白芍 15 克　桃仁 10 克　红花 5 克　川芎 6 克　川牛膝 10 克　地龙 10 克　黄芪 10 克　桂枝 6 克　熟地黄 15 克　茯苓 10 克

如怕冷症状明显，可加用阳和汤。

3. 脾肾阳虚型

主症：多见于局限性皮痹萎缩期系统性皮痹后期，表情淡漠，呈假面具样，鼻尖如削，口唇变薄，颜色灰白，周围有放射状沟纹，牙龈萎缩，齿根外露，松弛容易脱落，胸部皮肤坚硬，状如披甲，呼吸受限，手如鸟爪，骨节隆起，出现溃疡，关节强直，活动困难，常伴有畏寒肢冷无汗，纳呆，吞咽不畅，便溏，胁痛腹胀，胸闷心悸，头昏目眩，腰膝酸软，神疲劳倦，遗精阳痿或妇女月经涩滞或闭经，舌淡胖有齿印，苔薄，迟缓，或沉细无力。

治法：温肾补脾，活血软坚。

方药：阳和汤加减。

熟地 15 克　鹿角胶 9 克　炮姜 2 克　肉桂 6 克　白芥子 5 克　麻黄 2 克　甘草 3 克　当归 10 克　党参 10 克　鸡血藤 15 克　茯苓 10 克　桑寄生 10 克　枸杞子 10 克

【外治法】

1. 针法：

（1）刺络拔罐疗法：皮损红或淡红，可给予后背部夹脊穴或阿是穴刺络拔罐治疗，隔日 1 次。

（2）火针疗法：皮损暗红肥厚僵硬，经久不退者，可给予局部阿是穴火针治疗，5 天 1 次。

（3）灸法：双侧足三里、三阴交灸法治疗，一日 1 次，每次 30 分钟。

2. 洗法：

（1）中药渍渍：水肿期可选用芒硝、大黄、黄柏等燥湿消肿中药浓煎，去渣留汁，另取 6～8 层纱布，蘸取药液，稍稍拧干，以拿起不滴水为度，敷于皮损处，每次 20～30 分钟，每日 1～2 次。

（2）中药熏洗：硬化期、萎缩期可选用透骨草、伸筋草、艾叶、丹参等药物熏洗治疗，可改善皮肤硬度。

（3）中药药浴：皮损广泛者，可给予中药药浴疗法，每日或隔日 1 次。

3. 走罐法：

走罐时罐口直接摩擦、罐内负压、温热作用扩张局部血管，促进微循环，改变局部营养状态，隔日1次，适用于硬化期、萎缩期。

4. 贴敷疗法：

中药蜡疗：局部硬化萎缩者，可给予温经通络中药如：桑枝、熟大黄、艾叶、川椒等研粉调成糊状进行蜡疗，每日一次，每次20~30分钟。

5. 火疗法：

用温经通络为法，透骨草、伸筋草、艾叶等水煎剂，病变部位给予火疗法，一日或隔日1次。

6. 微波治疗：累及关节，影响活动者，可给予微波治疗。

【预防及护理】

1. 加强营养，增强机体抵抗力。

2. 注意防寒、防潮、保暖，防止冻伤。

3. 保持乐观，避免过度劳累。

4. 进行按摩等辅助治疗及适当锻炼。

第三节　皮肌炎

皮肌炎是皮肤和肌肉受累的急性、亚急性或慢性炎症性结缔组织疾病。主要表现为皮炎、肌炎及小血管炎，可伴发色素沉着和间质钙化。临床以眼睑淡紫色皮疹和对称性四肢近端肌肉无力为主要特征。病因不清，可能与遗传、自身免疫、感染等因素有关。

本病与中医学的"肌痹"相似。

中医文献对肌痹的记载始见于内经，《素问·长刺节论》

日："病在肌肤，肌肤尽痛，名曰肌痹，伤于寒湿。"又"肌痹不已，复感于邪内合于脾。"至清代《医宗金鉴》论述尤详："久病肌痹，复感于邪，而见呕涎心下痞硬，四肢懈惰之症，是邪内传于脾，则为脾痹也。"

【病因病机】

禀性不耐，卫气不固，风温热毒或风寒湿邪入侵人体，阻于皮肤与肌肉之间所致。急性者多因风温毒邪侵犯肺胃二经，蕴阻肌肤之间而成。若热毒炽盛，则热邪传入脏腑，以致气血两燔。慢性者因风寒湿邪郁久化热而致热毒炽盛、气血两燔。或因七情内伤郁久化热，毒邪犯脏所致。

肺主皮毛，脾主肌肉，肺热脾湿交蒸蕴结，复感寒湿之邪，气血失和，瘀阻脉络，会使皮红肌肿，发为本病。

无论急性与慢性，均能伤气耗血，致使阴阳气血失衡，气机不畅，瘀阻经络，正不胜邪而内传脏腑。

总之，禀赋不耐，气血亏虚于内，风湿热邪侵于外是发病之因；湿热交阻，气血瘀滞，经络痹阻乃发病之理。初起多为外感风湿热毒，而见壮热肌痹，水肿红斑；后期则多为气阴已虚而见肌肤萎缩，内脏受损。

【诊断要点】

临床症状突出表现为皮肤和肌肉两方面，皮肤损害多先于肌肉症状数天、数周，甚至数月出现。

1. 皮肤症状　皮肌炎典型皮损为眼睑淡紫红色斑疹，常伴眼睑或面部水肿；特征 Gottron 征：手指关节及肘膝关节侧面可见散在扁平的紫红色鳞屑性丘疹，暴露部位皮疹：颈前、胸"V"区，颈后背上部（披肩状），可出现弥漫性红斑，病久局部皮肤萎缩，毛细血管扩张，色素沉着或减退，表现皮肤异色症样改变；技工手；甲周毛细血管扩张和甲周红斑。

2. 肌肉症状 以肢体近端肌群无力为其临床特点，常呈对称性损害，早期可有肌肉肿胀、压痛，晚期出现肌萎缩。多数患者无远端肌受累。

3. 其他症状 包括肺间质改变、关节痛和关节炎、低热、钙质沉着等。伴发恶性肿瘤或合并其他结缔组织病时，临床表现多样化。肌炎可先于恶性肿瘤2年左右发生，或同时或后于肿瘤出现。所患肿瘤多为实体瘤，如肺癌、胃癌、乳腺癌、鼻咽癌等，也可出现血液系统肿瘤，如淋巴瘤等。部分患者恶性肿瘤有效控制后肌炎症状改善。

本病可根据皮肤肌肉及内脏损害特点、血清酶增高、典型肌电图异常、组织病理改变作出诊断。

【内治法】

皮肌炎的治疗原则主要是扶正祛邪，包括健脾益气、补肾温经、养阴清热、祛邪解毒、凉血活血、祛湿化痰等。早期、急性期以清热解毒、凉血活血、化湿祛邪为主，缓解期、后期宜扶正为主，兼以祛邪。急性进展期、病重患者需配合西医类固醇激素和免疫抑制剂治疗，缓解期逐步撤减激素或免疫抑制剂。合并肿瘤者，同时治疗肿瘤。

1. 热毒炽盛型

主症：眼睑、面颊、颈、前胸、肩背出现水肿性红斑，四肢和躯干也可见成片斑疹出现，其色鲜红，或有烧灼感，或有痒、痛，四肢近端肌肉酸痛无力，甚则剧痛不可触按，严重者吞咽受阻，举头乏力，时有呛咳，声音嘶哑，全身软瘫。多见于急性期，病情进展快。同时伴心悸烦躁，便结溲赤，舌质红绛或紫暗，苔黄厚，脉弦滑。

治法：凉血解毒，养阴清热。

方药：清瘟败毒饮加减。

　　生地黄 15 克　　赤芍 10 克　　牡丹皮 10 克　　黄芩 10 克　　黄连 6 克　　栀子 10 克　　知母 10 克　　生石膏 30 克　　连翘 10 克　　淡竹叶 10 克　　玄参 10 克　　生甘草 5 克

　　高烧不退时加羚羊角粉；水肿重时加薏苡仁、赤苓皮；关节疼重时加鸡血藤、秦艽；肌肉疼痛者可加徐长卿、鸡血藤。

2. 湿热型

　　主症：上眼睑可见紫红色水肿斑，肌肤肿痛，肢体重着无力，伴身热不扬，胸脘痞满，口黏口干，渴不多饮，动辄汗出，小便短赤，大便不实，舌质红，苔黄腻，脉弦滑。

　　治法：健脾益胃，清热除湿。

　　方药：健脾除湿方加减。

　　栀子 10 克　　白术 10 克　　山药 10 克　　茯苓 10 克　　薏苡仁 30 克　　黄芩 10 克　　丹参 10 克　　鸡血藤 10 克　　淡竹叶 10 克　　连翘 10 克　　秦艽 10 克　　威灵仙 6 克　　白扁豆 10 克

　　关节肿痛加路路通、伸筋草；肌肉酸痛重者加徐长卿。

3. 寒湿痹阻型

　　主症：眼睑、面部及四肢可见暗红色肿胀斑疹，平素怕冷畏寒，神疲乏力，面色苍白，大便偏溏，四肢末端遇冷之后则见发白或发冷之象，暖时缓解。全身肌肉关节疼痛，酸软无力，举臂、蹲起等动作困难，手足肿胀，吞咽不利。缓慢发病或病程迁延。舌淡红苔薄白，脉沉或迟。

　　治法：散寒化湿，活血通络。

　　方药：独活寄生汤加减。

　　党参 10 克　　防风 10 克　　干地黄 10 克　　独活 10 克　　桑寄生 10 克　　川牛膝 9 克　　桂枝 6 克　　秦艽 9 克　　茯苓 10 克　　白术 10 克　　当归 10 克　　白芍 10 克　　鸡血藤 15 克　　川芎 9 克

　　四肢肿胀，身体困重，苔白腻，脉滑湿盛者，加防己、泽泻、猪苓、姜半夏等化湿健脾；四肢肌肉以刺痛麻木为主，按之加剧，固着不移，妇女可见痛经、血块，舌质淡而有瘀斑或舌色紫暗，属气虚血瘀者，补阳还五汤加党参、虎杖、莪术等治疗。

4. 肝肾阴虚型

主症：面部、四肢、躯干遗留有暗红色斑疹或色素沉着，四肢肌肉酸痛隐隐，时感乏力，行滞语迟，腰酸腿软，举动软弱，甚或吞咽不利，形体偏瘦，面色潮红，皮肤干涩少泽，时有五心烦热，头晕目眩，口干咽燥，耳鸣健忘，失眠多梦，时时盗汗，经乱经少，舌红少苔或中剥有裂纹，脉细数。

治法：滋补肝肾，养阴清热。

方药：知柏地黄丸加减。

生地黄 10 克　熟地黄 10 克　玄参 10 克　知母 10 克　黄柏 10 克　山茱萸 10 克　泽泻 10 克　枸杞子 10 克　地骨皮 10 克　青蒿 10 克　山药 20 克　忍冬藤 20 克　茯苓 10 克　鳖甲 9 克　牡丹皮 10 克

病久关节变形、活动受限者，酌加续断、淫羊藿、穿山甲；心悸汗出、脉结代无力者，选加人参、五味子、麦冬、酸枣仁。

5. 气血两虚型

主症：皮肤肌肉萎缩消瘦，暗红色或褐色，呈皮肤异色症样或硬皮病样改变，伴面色不华，神疲乏力，少气懒言，虚汗频频，动则尤甚，动则心悸，胃纳减退，声音嘶哑，吞咽困难，舌淡苔薄，脉细弱。

治法：益气养血，活血通络。

方药：八珍汤加减。

党参 15 克　茯苓 10 克　白术 10 克　熟地 15 克　当归 15

克 赤芍 10 克 白芍 10 克 鸡血藤 15 克 丹参 10 克 黄芪
15 克 川芎 10 克 炙甘草 6 克

胸闷气短者加瓜蒌、薤白；腹胀纳差加鸡内金、谷麦芽；
畏寒肢冷加桂枝、仙灵脾；合并肿瘤者加白花蛇舌草、半
枝莲。

【外治法】

1. 针法：

（1）放血疗法：早期颜面、躯干皮疹鲜红伴发高热时时
可在双耳尖、阿是穴（局部）消毒后以三棱针点刺放血，每
次 3~5 滴，每日或隔日 1 次。

（2）刺络拔罐疗法：皮损红或淡红，可给予后背部夹脊
穴或阿是穴刺络拔罐治疗，隔日 1 次。

（3）灸法：双侧足三里、三阴交灸法治疗，一日 1 次，
每次 30 分钟。

2. 洗法：

中药药浴：皮损广泛者，可给予中药药浴疗法，丹参 12
克，五加皮、透骨草、川椒、川牛膝、宣木瓜、艾叶、白芷、
红花各 10 克，肉桂 5 克，加水 1000 毫升，煎后熏洗浸渍患
处，每日 1 次，适用于缓解稳定期。

3. 贴敷疗法：

中药蜡疗：肌肉酸痛不适者，可给予温经通络中药，如桑
枝、熟大黄、艾叶等，研粉调成糊状进行蜡疗，每日 1 次，每
次 20~30 分钟。

4. 微波治疗：累及关节，影响活动者，可给予微波治疗。

【预防及护理】

1. 平时可按摩、推拿、锻炼，以防肌肉萎缩和关节僵硬。

2. 合理饮食，保证充足的维生素及蛋白质摄入，忌食肥

甘厚味、生冷、辛辣之品，以免伤脾化湿。

3. 急性期应卧床休息，防止感冒。

4. 发现癌瘤，及时治疗。

第四节 白塞病

白塞病又称白塞综合征，是一种以血管炎为组织病理基础的多系统疾病，以反复发作的口腔黏膜溃疡、外阴溃疡、皮肤损害和眼底病变为主要特征，并可累及关节、肺、中枢和胃肠系统。病情时轻时重，反复发作，部分患者有视力损害，少数因内脏损害可危及生命，大多数患者预后较好。病因尚不清楚，认为与遗传、自身免疫、感染、微量元素水平、性激素以及内皮细胞功能障碍相关。

本病相当于中医的"狐惑病"。

《金匮要略·百合狐惑阴阳毒病脉证治》云："狐惑之为病，状如伤寒，默默欲眠，目不得闭，卧起不安，蚀于喉为惑，蚀于阴为狐。"

【病因病机】

由于忧思郁怒，过分劳累，以致肝失条达，肝火内炽，上炎于耳，兼蚀于口。忧思伤脾，脾失健运，湿热下注，气滞血瘀，蕴成阴蚀。湿热久蕴，经脉受阻，溢于肌肤。

先天禀赋不耐，肝肾亏损，虚热内生，又因风湿热之邪外袭，上蕴、下注、入络，阻于黏膜、肌肤、关节，以致经络阻隔气血凝滞而成。

【诊断要点】

1. 初发者主要是青壮年，女性多见。

2. 口腔、眼、生殖器、皮肤和关节为常见发病部位。

3. 口腔溃疡：表现为复发性、疼痛性口腔溃疡，1年内至少发作3次。溃疡可发生在口腔的任何部位，单发或成批出现，大小不一，底部有黄色覆盖物，周围有红晕，1~2周后自行消退，不留瘢痕。重症者溃疡深大愈合慢，可遗有瘢痕。

4. 生殖器溃疡：约75%患者出现，病变与口腔溃疡相似。受累部位为外阴、阴道、肛周、宫颈、阴囊和阴茎等处。阴道溃疡多为无痛性，伴分泌物增多。

5. 眼炎：约50%患者有眼炎，双眼各组织均可累及。表现为视物模糊、视力减退、眼球充血、疼痛、畏光流泪、异物感、头痛等，致盲率可达25%，是本病致残的主要原因。最常见的眼部病变为色素膜炎，可伴有或不伴有前房积脓，后葡萄膜炎和视网膜炎可影响视力。

6. 皮肤表现：皮损发生率高，可达80%~98%，表现多种多样，有结节性红斑、脓疱疹、丘疹、痤疮样皮疹等。同一患者可有一种以上的皮损。特别有诊断价值的皮肤体征是结节红斑样皮损和对微小创伤（针刺）后的炎症反应。

7. 神经系统、消化系统、呼吸系统、心血管系统及骨关节均可不同程度受累。

8. 实验室检查：活动期可能有血沉增快、C反应蛋白升高；部分患者冷球蛋白阳性。HLA-B5阳性率较高，与眼、消化道病变相关。针刺反应试验阳性：用20号无菌针头在前臂屈面中部斜行刺入约0.5厘米沿纵向稍作捻转后退出，24~48小时后局部出现直径>2毫米的毛囊炎样小红点或脓疱疹样改变为阳性。此试验特异性较高且与疾病活动性相关，阳性率约60%~78%。静脉穿刺或皮肤创伤后出现的类似皮损具有同等价值。

本病的诊断需有反复发作的口腔溃疡，伴随外阴溃疡、眼炎、皮肤损害、针刺试验阳性中的2项即可诊断。

【内治法】

1. 湿热型

主症：口腔及外阴溃疡反复发作。损害初为红点疼痛，以后形成米粒到绿豆大小的溃疡，上覆黄白色分泌物，周围红肿，反复发作，疼痛难进食水，目赤如鸠眼，畏光肿痛，四肢可出现红斑、丘疹、结节等皮损，伴发热，恶寒，头痛，骨节红肿酸痛，舌质红，苔薄黄，舌根腻，脉滑数。

治法：清热利湿解毒。

方药：甘草泻心汤合龙胆泻肝汤加减。

龙胆草 6 克　栀子 10 克　黄芩 10 克　黄连 6 克　淡竹叶 10 克　生石膏 18 克　连翘 9 克　生地黄 10 克　泽泻 10 克　茯苓 10 克　甘草 10 克

目赤肿痛者加桑叶、菊花；下肢浮肿加茯苓皮、冬瓜皮；大便干者加生大黄（后下）；外阴溃疡疼痛加白花蛇舌草、蚤休。

2. 肝肾阴虚型

主症：口腔、外阴部溃疡时轻时重，反复发作。患处暗红，溃疡灼痛，目赤干涩，视物不清，下肢出现红斑结节，伴有心烦不眠，五心烦热，头晕目眩，口干喜饮，舌质红，少苔，脉细数。

治法：滋阴降火。

方药：知柏地黄汤加减。

生地黄 15 克　山药 10 克　山萸肉 10 克　泽泻 10 克　茯苓 10 克　牡丹皮 10 克　知母 10 克　黄柏 10 克　玄参 15 克　枸杞子 10 克　女贞子 10 克　菊花 10 克

【外治法】

1. 针法：

（1）刺络拔罐疗法：可给予后背部夹脊穴或阿是穴刺络

拔罐治疗，隔日1次。

（2）灸法：双侧足三里、三阴交灸法治疗，一日1次，每次30分钟。

2. 洗法：

中药熏洗：外阴溃疡可选用苦参汤水煎后熏洗患处，每日1次，

3. 贴敷疗法：

穴位贴敷：吴茱萸研碎，醋调糊状，贴敷于双侧涌泉穴位，24小时一换。

【预防及护理】

1. 生活起居要规律，避免过度劳累。睡眠充足，精神愉快，积极参加户外活动。

2. 饮食宜清淡，忌烟酒，少食辛辣、油腻。以免生湿酿热。

3. 眼、口、外生殖器保持清洁卫生，防止感染使病情加重。

4. 注意寒暖，防止感冒。

第五节　干燥综合征

干燥综合征是以干燥性角膜结膜炎及口内干燥为主要临床表现、外分泌腺淋巴细胞浸润为特征的自身免疫性疾病，临床主要表现为口干、眼干、肤干，并可伴全身多器官、多系统损害。发病原因不明，可能与遗传、免疫异常、感染等因素有关。

本病相当于中医的"燥毒"、"消渴"、"痹证"范畴。因为常伴有关节症状，又可命名为"燥痹"。

《素问·阴阳应象大论》云："燥胜则干"；刘完素《素问病机气宜保命集》提出"诸涩枯涸，干劲皴揭，皆属于燥"；《通俗伤寒论》云："《内经》之'燥热在上'……先伤肺津，次伤胃液，终伤肝血肾阴，故口鼻眼干。"综合分析，本病多与肺、脾、肝、肾相关，病在四脏责之脾。

【病因病机】

先天禀赋不足：肝肾阴虚，精血不足，不能濡润脏腑，四肢和百骸。女子有月经及产育特殊生理情况，更易耗伤阴液，阴虚内热化燥，而出现以燥象为主的全身性诸证。

燥毒侵袭：体内阴虚燥盛，燥毒外袭，二者结合煎灼阴津，更助其燥。由于阴虚燥毒较重，外来温热之邪更易侵袭，阴津更伤，而且影响津液的生成、转化和敷布；或因久服某种药物，接触有毒物质，均能积热酿毒，灼津炼液，化燥阻络而致。

与肺脾肾三脏相关：津液具有滋润、濡养作用，布散体表则皮毛肌肤润泽柔韧，输注于诸窍则眼、口、鼻等滑润灵活，津液的生成和输布是在脏腑相互配合下进行的，当饮入于胃后需依靠脾的传输，肺的宣发，肾的气化共同完成。

【诊断要点】

1. 好发于女性，年龄多在 30～50 岁左右，一般多在 40 岁以前发病。

2. 口腔症状：

（1）持续 3 月以上每日感到口干，需频频饮水，半夜起床饮水等；

（2）成人期后有腮腺反复或持续性肿大；

（3）吞咽干性食物有困难，必须用水辅助；

（4）有猖獗性龋齿：约 50% 的病人出现多个难以控制发

展的龋齿，表现为牙齿逐渐变黑，继而小片脱落，最终只留残根；

（5）舌部症状表现为舌痛、干裂、舌乳头萎缩而光滑，口腔往往继发有霉菌感染。

3. 眼部症状：

（1）持续3月以上的每日不能忍受的眼干；

（2）感到反复的"砂子"吹进眼内的感觉或磨砂感；

（3）每日需用人工泪液3次或3次以上。

4. 皮肤症状：皮肤干燥落屑，自觉干痒，有如下几种情况：

（1）过敏性紫斑样皮疹，多见于下肢，为米粒大小边界清楚的红丘疹，压之不褪色，分批出现。每批持续时间约为10天，可自行消退而遗有褐色色素沉着。

（2）结节红斑，较为少见。

（3）雷诺现象，多不严重，不引起指端溃疡或相应组织萎缩。

5. 其他：有阴道干涩、皮肤干痒。

6. 系统症状：可并发支气管炎、胸膜炎、间质性肺炎及肺纤维化，亦可有颈部或全身淋巴结肿大，肝脾肿大、间质性肾炎、心肌炎、心包炎等

7. 辅助检查：

（1）眼部：①Schirmer（滤纸）Ⅰ试验（＋），即≤5mm/5min（正常人为>5mm/5min）；②角膜染色（＋），双眼各自的染点>10个；③泪膜破碎时间（＋），即≤10s（正常人>10s）。

（2）口腔：①唾液流率（＋），即15min内只收集到自然流出唾液≤1.5ml（正常人>1.5ml）；②腮腺造影（＋），即可见末端腺体造影剂外溢呈点状、球状的阴影；③唾液腺核素

检查（十），即唾腺吸收、浓聚、排出核素功能差；④唇腺活
检组织学检查（＋），即在 4mm² 组织内有 50 个淋巴细胞聚集
则称为一个灶，凡示有淋巴细胞灶≥1 者为（＋）。

（3）尿 pH 多次 >6 则有必要进一步检查肾小管酸中毒。

（4）周围血检测可以发现血小板低下或偶有溶血性贫血。

（5）血清免疫学检查：①抗 SSA 抗体是本病中最常见的
自身抗体，见于 70% 病人；②抗 SSB 抗体，有称是本病的标
记抗体，见于 45% 的病人；③高免疫球蛋白血症，均为多克
隆性，见于 90% 的病人。

【内治法】

1. 阴虚内热型

主症：腮腺肿痛，眼干涩痒，口干咽燥，皮肤干燥，脱
屑，声音嘶哑，吞咽不利，便干，眩晕耳鸣，虚烦不寐，腰膝
酸软，舌红少苔，脉细涩。

治法：清热养阴，生津润燥。

方药：一贯煎加减。

生地黄 15 克　沙参 10 克　麦冬 10 克　枸杞子 10 克　当
归 10 克　知母 10 克　玄参 15 克　山萸肉 10 克　菊花 10 克
山药 10 克　黄芩 10 克　牡丹皮 10 克　石斛 10 克

燥热重者可加金银花、连翘，也可用知柏地黄丸加减

2. 气阴两虚型

主症：口干少津咽痛，眼干少泪赤涩，口不渴或口渴不欲
饮，伴形倦神疲，少气懒言，毛发枯，皮肤干燥瘙痒，舌淡苔
白，脉沉细数。

治法：益气生津，滋阴润燥。

方药：生脉饮合增液汤加减。

太子参 15 克　玄参 10 克　麦冬 10 克　五味子 6 克　生

地黄 15 克　黄芪 10 克　沙参 10 克　石斛 10 克　甘草 6 克
茯苓 10 克　天冬 10 克　女贞子 15 克　旱莲草 15 克

有热者可加菊花、白花蛇舌草，大便干者可加胡麻仁，关
节痛者可加鸡血藤。

3. 肺胃燥热型

主症：咽干口燥，唾液少而粘，唇红干裂脱皮，鼻腔、皮
肤、毛发干燥，面色红润，口渴喜饮，两腮肿胀，龋齿口臭，
便干溲赤，舌质红干少津，苔燥，脉数。

治法：清肺润燥，滋阴益胃。

方药：桑杏汤合益胃汤加减。

桑叶 10 克　杏仁 10 克　沙参 10 克　浙贝母 6 克　栀子
10 克　梨皮 15 克　麦冬 10 克　玉竹 10 克　百合 10 克　生地
黄 10 克

偏肺燥热者以桑杏汤为主加瓜蒌仁；胃燥重者，以益胃汤
加为主，加石斛、花粉、芦根、生石膏；龋齿口臭者，加黄
连、知母、生石膏；若伴紫癜者，加白茅根、牡丹皮。

【外治法】

1. 洗法

中药熏蒸疗法：可选用用白花蛇舌草、金银花、石斛、玄
参，水煎后熏蒸周身，温度设定为 40℃ ~ 44℃，时间 30 分
钟，以皮肤微微发汗为度，熏蒸后外用保湿润肤剂。

2. 针法：

耳穴埋豆：耳穴取肝、脾、肺、肾、心、内分泌等穴，用
王不留行籽贴压一侧耳穴，3 天 1 换，两耳交替，可缓解口眼
干燥症状。

【预防及护理】

1. 注意充分休息，避免过度劳累。

2. 保持口腔清洁及眼睛卫生。

3. 多饮水、多食酸味食物及饮料，可含食话梅等。

4. 避免使用阿托品类、抗组织胺类能减少唾液分泌的药物。

第六节　结节性动脉周围炎

本病又称结节性多动脉炎或结节性全动脉炎，是一种少见的结缔组织疾病，主要侵犯中小动脉，少数伴以多系统多器官及多样皮肤损害。病因尚未完全清楚。

本病中医无确切病名与之对照，近似"脉痹"。《素问·痹论》："风寒湿三气杂至合而为痹……脉痹……在于脉则血凝而不流。"隋代巢元方《诸病源候论》中亦指出："夏遇痹者为脉痹，则血凝不流，令人萎黄。脉痹不已，又遇邪者，则移入心。"

【病因病机】

多由禀赋不耐，素体阴虚，血分蕴热，腠理不密，风热毒邪外袭，阻滞脉络，气滞血瘀，营卫不和，外溢肌肤，内扰脏腑所致。

【诊断要点】

1. 多见于中年男性。

2. 好发于下肢，尤其是小腿伸侧与足背，也可见于前臂、腕部、颈部等。

3. 皮损以结节为主，豆大或玉米粒大小，表面色红或正常，触之较硬，有疼痛或压痛，单发或数个呈串珠状排列。可发生坏死、溃疡，少数患者出现结节性红斑样皮损或有瘀斑等损害。

4. 单纯出现结节（皮肤型），全身症状不明显，预后良好。重者（系统型）累及内脏，预后较差。系统型会出现心包炎、高血压、肾小球肾炎、肝肿大，侵犯脑膜，脊髓等多种损害，可伴发热、乏力、关节痛。

【内治法】

热毒阻滞经脉型

主症：下肢出现豆大结节，触之较硬，表面红或正常，伴疼痛或压痛，单个或数个呈串珠状排列，日久发生瘀斑、坏死，形成溃疡，伴有发热，乏力，消瘦，关节痛，舌质红少苔，脉涩。

治法：清热解毒，活血通脉。

方药：四妙勇安汤加味。

金银花 15 克　元参 15 克　当归 15 克　甘草 6 克　赤芍 10 克　丹参 15 克　泽兰 10 克　茜草 10 克

热重者加连翘、板蓝根、蒲公英、虎杖；已形成溃疡可加活血药，如赤芍、丹参、泽兰、茜草，加党参、黄芪、白术、茯苓；关节疼重可加桑寄生、秦艽。

本病系统型病情复杂，必须中西医经合诊断及救治。

【外治法】

1. 结节未溃者外用芙蓉膏。

2. 皮肤坏死或溃疡，参照血栓闭塞性脉管炎治疗方法。

【预防及护理】

1. 注意休息及营养。

2. 积极治疗并发症。

（吴自勤　张金芳　陈维）

第九章　大疱及疱疹性皮肤病

第一节　天疱疮

天疱疮是一组严重的慢性复发性大疱性皮肤病，其特点为在正常的皮肤和黏膜上发生松弛性大疱，甚者可危及生命。其发病原因可能与自身免疫有关，30～50岁发病者占半数，男女发病率相等。

相当于中医"天疱疮"，又称"火赤疮"。《医宗金鉴·外科心法要诀》记载："此症由心火妄动，或感酷暑时临，火邪入肺，伏结而成，初起小如芡实，大如棋子，燎浆水泡，色赤者为火赤疮，若顶白根赤，名天疱疮。俱延及遍体，焮热疼痛，未破不坚，疱破毒水津烂不臭。"

【病因病机】

素体禀赋不耐，腠理不密，外感风热暑湿，湿热毒邪蕴郁肌肤。心火脾湿久蕴，致火邪入肺，不得疏泄，熏蒸不解，外越皮肤而发。湿热蕴久化燥，灼津耗气，故后期见气阴两伤。

【诊断要点】

根据临床表现分为四型。

1. 寻常型天疱疮

皮损可发于全身各部位，在外观正常的皮肤上发生浆液性松弛性水疱和大疱，尼氏征阳性。疱壁易破，有渗液。约半数口腔黏膜受累，亦可为初发症状。皮损消退后可留下色素沉着，偶有色素脱失。严重病例常有发热、乏力、体质衰弱等全身症状。

2. 增殖型天疱疮

皮损早期类似寻常型天疱疮，渐渐出现蕈样或乳头瘤样增生，表面有浆液性或脓性分泌物，结成厚痂，周围炎性红晕。皮损好发于腋下、乳房下、脐、股部、生殖器、肛门等皮肤皱襞部位。

3. 落叶型天疱疮

在正常皮肤或红斑基础上出现松弛性水疱，尼氏征阳性。疱壁薄，极易破裂，形成糜烂面，结黄褐色薄痂而出现落叶状或剥脱性皮炎样痂皮。好发于头面、胸、背部，可泛发全身。极少累及黏膜，常有畏寒、发热等全身症状。病程慢性。

4. 红斑型天疱疮：

皮损多发生于头面、躯干部，很少累及四肢。皮损为红斑或红斑上出现松弛性水疱，尼氏征阳性。疱壁薄，破后易形成糜烂，结褐黑色脂性厚痂，类似于脂溢性皮炎样改变。常无黏膜损害。全身症状不明显，局部可有轻微痒感

西医一般根据典型临床表现，结合组织病理和免疫病理做出诊断。

【内治法】

1. 心火脾湿型

主症：遍身大疱，大量糜烂渗出，身热心烦口渴，口舌糜烂，大便秘结，小便短赤，舌质红，苔黄腻，脉弦滑数。

治法：清热利湿。

方药：

赤苓皮 15 克　生白术 10 克　黄芩 10 克　黄连 6 克　栀子 10 克　泽泻 10 克枳壳 10 克　生地 15 克　白茅根 15 克竹叶 10 克　莲子芯 3 克　滑石 10 克　甘草 6 克

便干加大黄，有脓液加蒲公英、连翘。

3. 气阴两伤型

主症：病程后期，皮损以鳞屑、结痂为主，仍有少量水疱发生，口渴不欲多饮，烦躁不安，倦怠懒言，周身乏力，舌淡红，有裂纹，苔薄白或花剥苔，脉沉细濡。

治法：益气养阴、清解余毒。

方药：

西洋参（另煎兑服）3 克　生黄芪 15 克　南北沙参各 15 克　天麦冬各 10 克　元参 15 克　玉竹 10 克　金银花 15 克丹皮 10 克　蒲公英 15 克　茯苓 10 克　山药 10 克

【外治法】

1. 皮损糜烂面可用中药（马齿苋、银花、黄芩）湿敷。

2. 口腔糜烂者可用银花 30 克，淡竹叶 10 克，甘草 6 克，煎水含漱。

3. 皮损少量渗出时可用湿疹散或青黛散香油调涂。

【预防及护理】

1. 卧床休息，定时翻身，防止发生褥疮。

2. 随时更换床单、衣物等，防止全身及局部继发感染。

3. 给予高蛋白，高维生素饮食。

4. 做好口腔、眼部及外阴等黏膜护理。

5. 病情较重，中西医结合治疗较好。

6. 禁食辛辣刺激及海味食品。

第二节 大疱性类天疱疮

本病是一种慢性大疱性皮肤病，好发于老人及小孩，发病无性别差异。西医认为类天疱疮是一种自身免疫性疾病。

大疱性类天疱疮也相当于中医的"天疱疮"、"火赤疮"范畴。《疮疡经验全书·火赤疮》记载："火赤疮者，气血虚残，邪毒攻发。初生赤色，燎浆走彻，或脓生泡，黄水时出。沾破皮肤，或如火烂疼痛。须用清肌解毒、消邪热、降肺火、补肾水之剂治之。"

【病因病机】

素体脾虚失于运化，加之饮食肥甘厚味，致湿邪内生；情绪不畅，郁结日久化火，致心火亢盛，火与湿相搏结，发于肌肤而成。

【诊断要点】

1. 损害主要分布在颈、躯干部、腋下、腹股沟及四肢屈侧。少数在口腔、外阴、肛门等黏膜上出现水疱。

2. 在正常皮肤或红斑基础上发生疱壁紧张的浆液性水疱、大疱。疱壁较厚不易破裂，尼氏征阴性。疱破后出现糜烂面，愈合后可留下色素沉着。

3. 自觉瘙痒。

4. 慢性病程，可反复发作。

【内治法】

主症：疱壁厚，破后渗液较明显，基底淡红，伴四肢乏力，倦怠懒言，纳呆，舌红苔腻，脉濡或缓。

治法：健脾益气，清热利湿。

方药：

生黄芪 15 克　白术 10 克　淮山药 10 克　茯苓 10 克　生薏仁 30 克　车前子（包）10 克　六一散包 10 克　黄连 6 克　栀子 10 克

发热者加银花、板蓝根；有血疱者加丹皮、白茅根；瘙痒甚者加白鲜皮、苦参、徐长卿。

【外治法】

1. 水疱未破、瘙痒明显者外涂炉甘石洗剂。

2. 水疱大者可用注射器穿刺吸去疱液，参照天疱疮处理。

【预防及护理】

1. 保持皮肤清洁，避免继发感染。

2. 如同时服用皮质类固醇激素者，需遵医嘱调整药量，不可自行减量或停药。

3. 高蛋白饮食，忌辛辣腥发食物。

4. 畅情志，注意休息。

第三节　疱疹样皮炎

疱疹样皮炎是一种慢性、复发性、大疱性皮肤病。发病原因不明。好发于青壮年，病程慢性，反复发作，但预后良好。

属中医所称的"天疱疮"、"火赤疮"范畴。

【病因病机】

脾失健运，湿邪内生，蕴积肌肤而成；脾虚湿阻兼感风邪，二邪相搏，郁而化热；发于肌肤而致病。

【诊断要点】

1. 好发于头面、胸背、肩胛区及四肢伸侧、臀部，黏膜部罕见。

2. 皮损多形，以 0.3 ~ 0.5 厘米紧张性水疱为主，伴红斑、丘疹及丘疱疹，部分水疱排列成环形，不易破裂，尼氏征阴性。水疱破后可有湿疹样改变，有时可见有苔藓化。皮损消退后可留下色素沉着斑。

3. 常伴有剧烈瘙痒，或有烧灼感。

4. 常有前驱症状。发病前可出现畏寒、发热、全身不适等症状，亦可突然发病。

5. 溴碘剂皮肤斑贴试验部分呈阳性。

【内治法】

本病多为脾虚湿盛所致。

主症：皮疹多形，水疱为主，或见丘疹、丘疱疹、风团，剧痒，伴食少，四肢沉重，便溏，舌淡红，苔白或腻，脉弦滑。

治法：健脾除湿，疏风止痒。

方药：

焦白术 10 克　淮山药 15 克　生扁豆 10 克　茯苓 10 克生薏仁 20 克　泽泻 10 克　车前草 10 克　苦参 6 克　白鲜皮 10 克　白蒺藜 10 克　地肤子 10 克

继发感染者加蒲公英、金银花；瘙痒重者可加徐长卿。

【外治法】

1. 水疱多而且未溃者，中药（黄芩、白鲜皮、苦参）外洗；干燥肥厚时，外用地榆油。

2. 参照天疱疮外治法

【预防及护理】

1. 大疱应抽取疱液，促使消退。

2. 禁食辛辣鱼腥发物。

3. 禁用碘剂和溴剂药物及食用紫菜、海带等。

第四节　妊娠疱疹

本病是发生于妊娠期或产褥期内的一种以水疱为主要症状的瘙痒性、大疱性皮肤病。分娩后即自行消退，本病较罕见，病因不明，可能为疱疹样皮炎或多形红斑的一个亚型。与胎儿或胎盘的代谢产物、过敏、内分泌机能紊乱、感染、自身免疫异常等因素有关。有人认为是黄体酮自身免疫性皮肤病，是体内产生了不正常或过多的黄体酮所致，或是绒毛膜促性腺激素增高引起。

中医古籍中尚未找到与之相对应的病名及确切记载。近代中医称为"孕毒疮"。

【病因病机】

妊娠之后，情志内伤，气郁化火，饮食不调，脾胃不和，脾虚湿阻，湿热蕴阻于肌肤而致。

【诊断要点】

1. 多发于妊娠4～7个月。妊娠早期至产褥期均可发病。

2. 发病前常有发热、畏寒、乏力、头痛、恶心等表现。

3. 皮损呈多形性，可有红斑、丘疹、风团样损害。在此基础上出现水疱、大疱。尼氏征阴性。水疱疱壁紧张，排列成环状。疱破后形成糜烂面，痂皮脱落后留下色素沉着。

4. 皮损好发于四肢、下腹部、腹股沟、脐周、臀部等处，常对称分布。

5. 少数病人可有口腔黏膜损害，很少有生殖道黏膜损害发生。

6. 皮疹瘙痒剧烈。

7. 病程慢性，反复发作，发病对母体健康无大影响。大多数患者所分娩的新生儿都是正常的，但也有早产、流产或死胎。

8. 直接免疫荧光检查及病理检查有助于诊断。

【内治法】

本病多为湿热所致。

主症：妊娠 4～5 个月时发生，四肢、臀、脐周、腹部、头面部出现红斑与水疱，自觉剧痒，舌红，苔黄腻，脉滑。

治法：清热化湿，和胃安胎。

方药：土茯苓白术汤加减。

土茯苓 15 克　白术 10 克　茵陈 8 克　苏叶 10 克　白芍 10 克　怀山药 15 克　黄芩 12 克　金银花 12 克　桑寄生 10 克　甘草 3 克

【外治法】

外涂三黄洗剂或用青黛散调涂。

【预防及护理】

注意皮肤清洁，防止继发感染。

（吴自勤　陈维　白艳秋）

第十章 色素障碍性皮肤病

第一节 白癜风

本病是一种常见的色素脱失性皮肤病。病因尚不明，可能是具有遗传素质的个体，在多种内外因素激发下，导致免疫功能改变，神经精神及内分泌代谢异常等，从而导致络氨酸酶系统抑制或黑素细胞破坏，最终引起皮肤色素脱失。

本病相当于中医的"白癜"、"白驳风"。隋代《诸病源候论》中记载："面及颈身体皮肉色变白，与肉色不同，亦不痒痛，谓之白癜。"《医宗金鉴·外科心法》记载："此病自面及颈项，肉色忽然变白，状类斑点，并不痒痛。若因循日久，甚至延及遍身。"

【病因病机】

情志内伤，肝气郁结，气机不畅，复感风邪，搏结于肌肤，以致局部气血失和，发为本病。

【诊断要点】

1. 可发生于任何年龄，不分性别，但青壮年多见。

2. 全身各部位均可发生，尤以指背、腕、前臂、面、颈、生殖器及其周围，一般不发生于黏膜。分局限型、散发型、泛发型、肢端颜面型与节段型五种。

3. 皮损为大小不等的、局限性的、边缘不规则的白色斑片，数目不定，大小不一，界限清楚，无炎症及皮屑，边缘可有色素沉着，患处毛发可变白。

4. 多无自觉症状，偶有轻度瘙痒，白斑经日晒后瘙痒显著，甚至出现大疱，或有烧灼及轻痛感。

5. 病程缓慢，皮损发展到一定程度可长期无变化。

6. 有的白斑可自行消失。有人发现，一些患者在夏季日晒之后白斑中心或边缘有色素再生，但到冬季色素又可消退。

7. 白癜风患者可并发甲状腺疾患、恶性贫血、糖尿病、支气管哮喘、异位性皮炎及斑秃等疾患。

【内治法】

1. 肝郁气滞型

主症：皮肤出现大小不一、形状不规则的白斑，伴胸胁胀痛，心烦急躁，夜寐不安，舌质淡红或瘀斑，苔薄白，脉弦。

治法：疏肝理气，养血和血。

方药：逍遥散加减。

当归 10 克　柴胡 6 克　白芍 10 克　白蒺藜 10 克　郁金 10 克　牡丹皮 10 克　栀子 10 克　陈皮 6 克　薄荷 5 克后下　醋香附 10 克　黑豆皮 15 克　首乌藤 15 克

妇女经行不畅、痛经者可加益母草、泽兰。

2. 气滞血瘀型

主症：白斑局限或泛发，自觉皮肤干燥，病程持久，或有跌扑外伤史，伴胸胁满闷，爱长叹息，局部刺痛，妇女经行不畅，舌质暗有瘀斑，脉弦涩。其发病和进展常与思虑过度、精神抑郁有关。

治法：活血化瘀，疏风通络。

方药：通窍活血汤加减。

赤芍 10 克　川芎 6 克　炒桃仁 10 克　红花 5 克　白芷 10 克　补骨脂 10 克　浮萍 10 克　白蒺藜 10 克　白芍 10 克　生地 10 克　黑芝麻 15 克　柴胡 6 克　麸炒枳壳 10 克　桔梗 10 克

血虚者加当归、生熟地；肾虚者加沙苑子、何首乌；阴虚加女贞子、旱莲草。

3. 肝肾不足型

主症：发病时间较长，或有家族史。白斑局限或泛发，静止而不扩展，斑色纯白，境界清楚，斑内毛发变白，常伴头晕，耳鸣，失眠健忘，腰膝酸软，舌红少苔，脉细无力。

治法：滋补肝肾，养血祛风。

方药：六味地黄丸加减。

茯苓 10 克　牡丹皮 10 克　当归 10 克　生地 15 克　枸杞子 15 克　山药 10 克　山萸肉 10 克　白芍 10 克　白蒺藜 10 克　丹参 10 克　首乌藤 15 克　黑芝麻 15 克　女贞子 15 克

【外治法】

1. 10%～30% 的补骨脂酊外用。

2. 红花补骨脂酒：补骨脂、菟丝子、白蒺藜各 10 克，红花 6 克，上药浸于 60 度烧酒 120 毫升中，1 周后取汁外搽患处，每日 1～2 次。

3. 皮损局限者，可采用火针及拔罐治疗，皮损广泛者可联合全身 UVB 照射治疗。

4. 308 准分子激光或光照射。

【预防及护理】

1. 凡使用外用药引起红斑水疱者应暂停使用。

2. 保持心情舒畅，劳逸结合，避免熬夜，积极配合治疗，愈后巩固治疗一段时间有助于防止复发。

3. 平时尽量避免服用或注射维生素 C，多进食黑木耳、豆类制品及黑芝麻等黑色食物。忌食辛辣刺激性食物。

4. 适当接受日光浴，有助于病情恢复，但夏季不宜暴晒。

第二节 瑞尔氏黑变病

瑞尔氏黑变病是一种面部色素沉着疾病。其发病原因不清，可能与维生素缺乏、营养不良以及使用煤焦油衍生物和长期应用含有光感性化妆品等因素有关，亦有人认为与血清铜含量高有关。

本病相当于中医的"面尘"。宋《太平圣惠方》称之为"面黑干黑曾"。《外科证治全书·面部证治》："面尘，又名䵟黑斑又名䵟黑干黑曾。面色如尘垢，日久煤黑。"

【病因病机】

肾气不足，其色外泛或肾阴不足，虚火上炎而致。

脾虚失健，不能化生水谷精微，气血虚弱，肌肤失养。

忧思恼怒，情志不舒，肝气郁结，气滞血瘀，不能滋养肌肤而致。

【诊断要点】

1. 本病男女均可患病，但多见于女性，常见于成人，多见于 30～50 岁的妇女，有时也见于小儿。

2. 皮损好发于面部，尤以前额、颞、颧部明显，也可扩展到颈、胸、腋窝、脐及前臂等处。

3. 基本损害为边界不清的淡褐色、深褐色、灰黑色色素斑，周围常有围绕毛囊口的点状色素斑。患处可有暂时性充血，有的尚可见有毛细血管扩张，有毛囊角化过度和鳞屑。

4. 经过缓慢，初起皮肤发痒，发展至一定程度时即无自觉症状。

5. 一般没有全身症状，极少数病人有食欲不振、消瘦、神疲、腰膝酸软、头痛等全身表现。

【内治法】

1. 肾阴不足型

主症：面色灰黑不华，弥漫成片，边缘模糊，累及腋、胸、前臂、手背，全身疲倦乏力，腰膝酸软，女子月经量少或无，形瘦神疲，纳少乏力，头痛昏眩，舌质红，苔薄白或少苔，脉沉细。

治法：补益肝肾，养血活血。

方药：六味地黄丸合四物汤加减。

熟地15克　山萸肉10克　淮山药10克　茯苓10克　泽泻10克菟丝子10克　女贞子15克　当归10克　赤芍10克　白芍10克　川芎6克　红花5克

2. 心脾两虚型

主症：面、颈及四肢有褐色斑片，食少纳差，全身无力，倦怠，头晕，失眠，健忘，心悸梦多，月经不调，舌质淡，边齿痕，苔白，脉沉细。

治法：健脾益气，养血活血。

方药：归脾汤加减。

白术10克　党参10克　黄芪15克　当归10克　红景天6克　茯神15克　木香3克　炙甘草5克　远志5克　龙眼肉10克　炒酸枣仁10克　生姜3片　大枣3枚

3. 肝郁型

主症：前额、颞颈淡红或淡褐色斑片，大小不一，多少不等，上覆细薄鳞屑，略有瘙痒，日晒后更甚，伴心烦易怒，善长太息，头痛目眩，食欲不振，经行腹胀或不畅，舌暗红，苔薄黄，脉弦数或弦涩。

治法：疏肝解郁，活血化瘀。

方药：丹栀逍遥散加减。

当归 10 克　赤芍 10 克　白芍 10 克　柴胡 6 克　黄芩 10 克　丹皮 10 克　栀子 10 克　生地 10 克　红花 5 克　茯苓 10 克　甘草 5 克　陈皮 6 克　薄荷 6 克（后下）

【外治法】

1. 云苓粉患部涂擦，每日 1～2 次。

2. 中药倒膜面膜疗法，每周 1 次，有改善面部血液循环、增加皮肤活力、促进色素吸收消散的作用。

【预防及护理】

1. 要做好个人防护，避免阳光曝晒，夏季外出时注意应用遮光保护用品或用具，如遮阳伞等，外用防晒霜。保持乐观情绪，心情舒畅。

2. 寻找病因，不要使用劣质化妆品，脱离可疑接触物。

3. 饮食合理，多吃新鲜蔬菜水果等含维生素 C 食物。

4、避免接触石油或润滑油类物质。

第三节　黄褐斑

黄褐斑是一种发于面部的色素沉着性皮肤病，其特点是面部发生淡褐色至深褐色斑片，往往对称而呈蝴蝶状。本病好发于中青年女性，多与月经不调、妊娠、慢性肝病有关。精神紧张、日光曝晒、热刺激、化妆品等亦可为促发因素。少数患者继发于结核、甲亢、慢性酒精中毒、胃肠息肉及恶性肿瘤等。

本病中医称为"面皯"。民间俗称"妊娠斑"、"蝴蝶斑"。《外科正宗·女人面生黧黑斑》："黧黑斑者，水亏不能制火，血弱不能华肤，以致火燥结成斑黑，色枯不泽。朝服肾气丸以滋化源，早晚以玉容丸洗面，日久渐退，兼戒忧思动火劳伤。"《诸病源候论·面黑䵟候》："面黑䵟者，或脏腑有痰饮，或皮肤受风邪，皆令气血不调和，致生黑䵟。五脏六腑十二经血，皆上于面。夫血之行，俱荣表里，人或痰饮渍脏，或腠理受风邪，至气血不和，或涩或浊，不能荣于皮肤，故变生黑䵟。若皮肤受风，外治则嗟，脏腑有饮，内疗方愈也。"

【病因病机】

肝郁气滞，忧思恼怒，七情不舒，肝失疏泄条达，致气郁血滞，郁久化热，灼伤阴血，气血不能上荣于面。

脾虚湿盛，饮食劳倦，偏食肥甘厚味，脾阳不足，水湿内停，阻滞经络，气血瘀滞，不能濡润颜面而发。

肾阴亏虚，房事不节，劳倦伤肾，致肾精暗耗，肾阴亏虚，虚火上炎而致。

肾阳不足，房劳伤肾，或阴损及阳，或久病失养，致阳气虚衰，均使肾阳不足，阴寒内盛，气血失于温煦，瘀滞于颜面而致斑。

【诊断要点】

1. 本病好发于中青年，女性多见，特别是妊娠期、产后和口服避孕药的妇女。亦可见于非妊娠、停经及不用避孕药的患者，且也可发生于男性。

2. 皮损对称分布在面部，尤以颧部、前额部明显。也可见于眼眶周围、颊、鼻和口周，分布对称，呈蝴蝶状。颜色呈淡褐色或棕色大小不等的斑片。

3. 皮损无炎症，一般无自觉症状或全身不适。

4. 应用苯妥英钠的患者有时可发生黄褐斑。少数患者发现有某种慢性疾病，如结核、癌瘤、慢性酒精中毒、肝病等。

艾滋病患者也可由类似的色素沉着。

【内治法】

1. 肝郁气滞型

主症：面部斑片颜色黄褐，或浅或深，大小不一，边界不清，伴胸胁胀闷，心烦易怒，妇女月经不调，经行胀痛，舌质红或有瘀斑，苔薄白，脉弦。

治法：疏肝理气，活血化瘀。

方药：逍遥散加减。

柴胡 6 克　当归 10 克　白芍 15 克　白术 10 克　茯苓 10 克　玫瑰花 6 克　陈皮 6 克　凌霄花 6 克　红花 6 克　甘草 6 克　薄荷 6 克（后下）

2. 脾虚湿盛型

主症：面色苍白或萎黄，前额、面颊、颧、鼻侧出现灰褐色斑，伴食少纳呆，气短乏力，妇女经行延迟，经色浅淡，白带量多，舌质淡，边有齿痕，苔白腻，脉濡弱。

治法：健脾益气，养血活血。

方药：四君子汤合四物汤加减。

黄芪 15 克　当归 10 克　白芍 15 克　党参 10 克　白术 10 克　茯苓 10 克　川芎 6 克　炙甘草 6 克　山药 10 克　陈皮 6 克

有痛经，舌有瘀斑，胸胁胀痛或有慢性肝病者，可酌情选加柴胡、郁金、香附、乌药、益母草、炒桃仁、红花等。

3. 肾阴亏虚型

主症：病程长，斑色深褐或黑褐，状如蝴蝶，日久不退，伴腰膝酸软，眩晕耳鸣，五心烦热，经行先期，月经稠粘暗红，舌质红，少苔，脉细数。

治法：滋补肝肾。

方药：六味地黄丸加减。

山萸肉 12 克　怀山药 12 克　生地 12 克　熟地 12 克　泽泻 9 克　云苓 9 克　丹皮 9 克　白芍 10 克　丹参 10 克

4. 肾阳不足型

主症：斑色灰黑，呈蝶状或如地图，伴形寒畏冷，腰膝冷痛，四末不温，小便清长，月经不调，色暗有块，舌质淡，苔白，脉沉迟。

治法：温补肾阳，养血活血。

方药：金匮肾气丸加味。

熟地 24 克　山药 12 克　山萸肉 12 克　丹皮 10 克　茯苓 10 克　泽泻 10 克　当归 10 克　红花 5 克　肉桂 3 克　制附片（先煎）5 克

【外治法】

1. 白茯苓研末，用蛋清或凉开水调糊，每晚睡前涂敷面部，20～30 分钟后洗去，7 次为 1 个疗程。

2. 茉莉花籽去壳研末，用蜂蜜或牛奶适量调膏，清洗面部后涂搽，每日 1 次。

3. 柿叶祛斑霜（柿叶研成细粉末，加入溶化的凡士林中搅拌成膏为度）外涂。

4. 白芨、白芷、白附子各 6 克，共研极细末，加蜂蜜调膏，睡前涂患处，晨起洗净。

5. 中药倒模、刮痧综合性治疗，每周 1 次，有改善面部血液循环、增加皮肤活力、促进色素吸收消散的作用。

【预防及护理】

1. 有慢性病如慢性肝病、甲亢、结核、胃肠道息肉、肿瘤等疾病，应积极治疗原发病。

2. 避免强烈日光曝晒，夏季外出时注意应用遮光保护用品或用具，如遮阳伞等，外用防晒霜。

3. 不滥用化妆品，面部外涂药物应遵医嘱。

4. 保持精神愉快，避免熬夜。

5. 多食蔬菜水果，少食辛辣食品。

第四节　色素性口周红色病

色素性口周红色病又叫色素性口周红斑，主要表现为面正中部尤以口周部出现红斑及色素沉着。病因尚不明确，有人认为与植物神经系统平衡失调致末梢血液循环及皮脂腺分泌异常有关，也有证实与 5-羟色胺的代谢异常有关。目前认为与化妆品中含有光感性物质经日光照射后引起。

本病俗称"唇周红印"。中医古医籍对本病尚无确切记载。

【病因病机】

长期嗜酒，多食厚味，胃火偏胜，上熏于肺，复受风邪而致。

【诊断要点】

1. 多见于中年妇女，尤其是经常使用化妆品的妇女多发。容易发生于有皮脂溢出、酒渣鼻倾向的人。亦可见于男性。

2. 以口唇周围为主，也可延扩至额颞、颧颊、鼻翼处。

3. 褐红色斑片及褐色边界明显，红斑与唇红缘之间有狭窄的正常皮肤，呈皮色环晕，是本病的特征。

4. 不痛不痒。

【内治法】

本病多为肺胃蕴热所致。

主症：口周红斑，红斑与唇红缘间有狭窄的正常皮肤，口干，舌红苔白，脉数。

治法：清肺胃热。

方药：枇杷清肺饮加减。

炙枇杷叶 10 克　桑白皮 10 克　黄连 6 克　黄芩 10 克山栀 10 克　生地 10 克　桔梗 6 克　菊花 6 克　白芷 6 克　赤芍 10 克　知母 10 克　陈皮 6 克　石膏 30 克　焦三仙 30 克生甘草 3 克

【外治法】

5%硫磺霜或5%黄柏霜外用。

【预防及护理】

1. 禁食辛辣刺激性食物，如酒、咖啡。

2. 少用化妆品外搽。

（吴自勤　白艳秋　王文莉）

第十一章　遗传性皮肤病

第一节　鱼鳞病

鱼鳞病是一种遗传性角化异常的皮肤病，以皮肤干燥，伴有鱼鳞状黏着性鳞屑为特征。西医认为病因不太清楚，可能与遗传、维生素 A 代谢障碍等因素有关。幼年发病，持续终身。

中医称之为"蛇皮癣"、"蛇身"。隋·巢元方《诸病源候论·面体病诸候·蛇身候》中记载："蛇身者，谓之皮肤上如蛇皮而有鳞甲，世谓之蛇身也。此由气血痞涩，不通润于皮肤故也。"又说："蛇皮者，由风邪客于腠理也。人腠理受于风则闭密，使气血涩浊，不能荣润，皮肤斑剥。其状如蛇鳞，世呼蛇体也，亦谓之蛇皮也。"

【病因病机】

禀赋不足，肾精亏少，肌肤失去肾精濡养，后天脾气失养，气血不足，血虚风燥，日久皮肤失润而致肌肤甲错。瘀血阻滞，因精血亏少，血脉运行涩滞，气血不能润养肌肤乃致肌肤甲错。

【诊断要点】

1. 自幼发病，常有家族史，冬重夏轻。

2. 自觉症状不明显，有的冬季皮肤干燥可有痒感。

3. 好发于四肢伸侧，尤以双小腿伸侧多见，严重者可波及全身。

4. 皮肤干燥、粗糙，鳞屑像鱼鳞状，污秽色或灰白色，浅褐色或深褐色，紧紧贴在皮肤上而其边缘呈游离状，鳞屑间显示白色沟纹，呈网状。常伴有毛囊角化，掌跖角化肥厚。

【内治法】

1. 血虚风燥型

主症：常无家族史，幼年发病，皮肤干燥粗糙，状如蛇皮，上有污褐色或淡褐色鳞片，肌肤甲错，易于皲裂，或并发手足胼胝，一般无自觉症状，或有轻度瘙痒，身体瘦弱，面色白无华，舌质淡，苔薄白，脉弦细。

治法：养血润燥，活血祛风。

方药：养血润肤饮加减。

当归 10 克　丹参 15 克　鸡血藤 15 克　红花 10 克　赤芍、白芍各 10 克　黑芝麻 15 克　黄芪 10 克　天冬、麦冬各 10 克　生熟地各 10 克　僵蚕 10 克　白蒺藜 10 克

2. 瘀血阻滞型

主症：自幼发病，常有家族史，皮肤呈弥漫性角化，可发生于头皮、面颈、膝肘，状似鱼鳞，肌肤干燥、粗糙、皲裂，两目黯黑，舌质紫黯无华，有瘀点或瘀斑，脉涩滞。

治法：活血化瘀，润燥养肤。

方药：血府逐瘀汤加减。

当归 10 克　生地 10 克　炒桃仁 10 克　红花 10 克　牛膝 10 克　地龙 10 克　枳壳 10 克　赤芍 10 克　柴胡 6 克　甘草 6 克　川芎 6 克　黑芝麻 10 克

【外治法】

1. 润肌膏或紫草膏外用。

2. 凡士林、橄榄油、甘草油外用。

【预防及护理】

1. 避免用碱性大的肥皂洗涤，有条件者可选用矿泉浴。皮肤可涂润肌膏护肤。

2. 注意保暖，避免寒冷刺激。

3. 忌食辛辣食物，多吃水果、蔬菜。

第二节　掌跖角化病

掌跖角化病是以手掌和足跖角化过度为特征的疾病。可能与遗传、内分泌障碍有关。有的是全身性疾病或某种皮肤病的症状之一。根据发病原因不同，临床上分为先天性掌跖角化病、绝经期掌跖角化病、症状性掌跖角化症。

本病中医称为"厚皮疮"。本病在中医学文献中未见明确记载。

【病因病机】

禀赋不足，脾胃虚弱，化源不足，营血亏虚，不能荣养四末而致。

【诊断要点】

1. 本病可见于婴幼儿期或青少年时期，亦可见于 35～60 岁的肥胖妇女，有些人合并有高血压、情绪激动或甲状腺机能减退。

2. 皮疹皲裂时稍觉疼痛。

3. 皮疹局限对称分布于掌跖，皮疹为角质增厚性斑块，表面光滑发亮，呈淡黄色，可伴皲裂。角化性斑块，可以呈点状、圆形、片状、线状或弥漫性。

4. 部分患者同时伴发鱼鳞病、毛发红糠疹和汗孔角化症等皮肤病。

【内治法】

本病多为血虚风燥所致。

主症：掌跖皮肤变厚、干燥、皲裂，舌淡红，少苔，脉细弱。

治法：养血和营，滋阴润燥。

方药：养血润肤饮加减。

当归10克　白芍10克　熟地10克　生地10克　黄芪10克　天冬10克　麦冬10克　桃仁10克　红花10克　花粉10克　黄芩10克　黑芝麻10克

【外治法】

1. 外用润肌皮肤膏、紫归防裂膏。

2. 可选用淀粉、牛奶浸浴疗法。

【预防及护理】

1. 尽量避免外伤。

2. 适当多食胡萝卜。

3. 少接触碱性物质。

第三节　家族性良性慢性天疱疮

家族性良性慢性天疱疮是一种少见的显性遗传疾病。本病是 Howard Hailey 与 Hugh Hailey 兄弟二人 1939 年首先报告，故又称 Hailey-Hailey 病。70% 患者有家族史，细菌及真菌感染为重要诱因。以在颈部、腋下、腹股沟区域反复出现水疱为特征。

近代中医称家族性良性慢性天疱疮为"皱褶疱疮"。中医古医籍对本病尚无确切记载。

【病因病机】

先天禀赋不足，后天脾气虚弱，不能健运，湿热内蕴，兼之外感暑湿或湿热之邪，则内外湿热相搏，郁于肌肤而致。

【诊断要点】

1. 多在青春期发病，病程慢性，易反复发作，50 岁左右可缓解或自愈，预后良好。

2. 在正常皮肤或红斑上发生成群的松弛性水疱，尼氏征阳性。疱液初为澄清，不久变为混浊。疱破后形成糜烂，结厚痂，有时有恶臭味。中心愈合后，新皮损向周围扩展，形成环状。

3. 皮损好发于颈部、腋下、腹股沟、生殖器及肛周等皱襞易受摩擦的部位。可局限于某一部位，也可广泛分布，附近淋巴结可肿大。

4. 一般不累及黏膜。

5. 可有瘙痒、灼痛感，一般无全身症状。

【内治法】

本病多为湿热所致。

1. 湿热毒盛

主症：在正常皮肤或红斑上出现水疱，疱液可见澄清或混浊，可见糜烂、结痂及湿润的增殖面，有臭味，附近淋巴结肿大、疼痛，舌红，苔黄，脉滑数。

治法：清热利湿解毒。

方药：黄连解毒汤合茵陈五苓散加减。

黄连 10 克　黄柏 10 克　黄芩 10 克　栀子 10 克　金银花 15 克　蒲公英 15 克　野菊花 10 克　苍术 10 克　厚朴 10 克　陈皮 6 克　甘草 6 克　茯苓 10 克　茵陈 15 克　泽泻 10 克　猪苓 10 克　白术 10 克

2. 脾虚湿蕴

主症：水疱反复发作，疱液较清，红晕不明显，痂皮较少，可伴有面色苍白，体倦乏力，纳呆，大便溏，舌质淡红，苔薄白，脉濡或细。

治法：健脾渗湿。

方药：参苓白术散加减。

党参 10 克 茯苓 10 克 白术 10 克 山药 15 克 炒白扁豆 15 克 薏苡仁 30 克 泽泻 10 克 炙甘草 6 克 陈皮 6 克

【外治法】

1. 水疱未破时外用三黄洗剂。

2. 皮疹为水疱、糜烂，渗液较多时，可选用金银花、地榆、苦参、马齿苋、蒲公英，煎水冷湿敷。

3. 渗液不多时，痂皮较厚者，外涂地榆油。

4. 夏日皮肤皱褶部位潮红而痒者，外扑六一散或青黛散。

【预后与转归】

本病病程较长，恶化、缓解反复交替发作，夏季多汗易加重，冬季常可自行缓解，很多患者可以长期缓解，但痊愈者少见。总体而言，本病预后良好。

【预防及护理】

1. 注意卫生护理，保持局部清洁卫生及干燥，防止感染。对长期卧床者，应经常翻身、擦背，预防褥疮发生。

2. 不宜吃辛辣刺激，宜食易消化的富有营养的食品。

第四节 疱疹样脓疱病

疱疹样脓疱病是一种少见而严重的急性炎症性皮肤病。以红斑上发生成群脓疱为特征，常伴有严重的全身症状及低血钙。好发于妊娠期妇女，预后不良，病因尚不清楚。由于妊娠期发病，考虑与内分泌紊乱如甲状旁腺功能低下有关。有人认为疱疹样脓疱病、脓疱性银屑病、连续性肢端皮炎的临床及病理变化有相似之处，可能为同一疾病，推测本病可能是银屑病形态上的一种变型，平时处于潜伏状态，当代谢有改变或妊娠时，即激发疾病急性发作。

本病与祖国医学中的"热病疱疮"、"登豆疮"相类似。《诸病源候论·热病疱疮候》："凡热病疱疮者，此由表虚里实，热毒盛，则发疱，重者周身遍布，若疱色赤头白……其形如登豆，故又名登豆疮。"

【病因病机】

常由先天禀赋不耐，血热内蕴或怀孕后胎热、郁久化毒，毒热伤及营血，壅郁肌肤所致。

【诊断要点】

1. 多发于妊娠期妇女，尤其是好发妊娠末 3 个月。非孕妇、男子、老年和儿童也可发病。

2. 好发于皮肤皱褶部位。多见于腹股沟、股内侧、腋窝、乳房下、脐部等处，重者可泛发全身。

3. 黏膜受累，口腔、舌、颊黏膜，甚至生殖器、食道、肠黏膜可波及，可出现脓疱及糜烂面。

4. 在红斑基础上发生群集的针头大小脓疱，壁紧张，周围有红晕，不断扩大，融合成群，排列成环状或多环状，可互相融合形成大片状"脓湖"。脓疱数日后干枯结暗褐色痂，痂皮脱落后，留下色素沉着，以后再出新疹。只有脓疱而无水疱是本病的特征。

5. 本病发病急，常无前驱症状。病情重时可出现高热、畏寒、恶心、呕吐、手足搐搦、呼吸困难等症状。也可引起流产，死胎。

6. 病程数周至数月，反复发作，预后差。孕妇可因继发感染，尿毒症、心衰而死亡。

7. 实验室检查：（1）贫血明显。（2）血钙常低于正常。（3）血培养及脓液培养无细菌生长。

8. 组织病理检查：表皮棘层肥厚，内有海绵状脓疱（即 Kogoj 海绵状脓疱），含有中性粒细胞、崩溃的表皮细胞及嗜酸性粒细胞。脓疱周围表皮细胞间水肿，真皮浅层小血管扩张，周围有嗜酸性及中性粒细胞浸润。

【内治法】

本病多为毒热营血所致。

1. 毒热伤及营血

主症：妊娠妇女突然出现红斑，上有针尖大群集小脓疱，腋下、腹股沟、乳房下等皱褶部位多见，伴高热、抽搐等全身症状，舌红绛少津，苔少或花剥，脉数或细数。

治法：清营凉血，滋阴解毒。

方药：清瘟败毒饮加减。

原方为犀角可改为羚羊角粉 0.6g（分早晚两次冲服）

生地黄 15 克　玄参 15 克　栀子 9 克　黄芩 9 克　黄连 6 克
竹叶 6 克　生石膏 30 克　知母 10 克　甘草 6 克　桔梗 9 克

皮肤瘙痒加白鲜皮 10 克。

服药前需与患者家属沟通，告知病情严重有流产风险，而且孕期用药有禁忌。

2. 气阴两伤型

主症：红斑及脓疱渐消，皮损干燥结痂，部分已脱落，无新起脓疱，高热、抽搐等全身症状已消退，但精神疲惫、虚弱无力，舌质红少津，苔光剥，脉沉弱无力。

治法：益气养阴。

方药：增液汤加四君子汤加味。

生地黄 15 克　玄参 10 克　麦冬 10 克　竹叶 6 克　党参 10 克　茯苓 10 克　白术 10 克　甘草 6 克

此为本病恢复阶段，善后调治，若仍有余热未清，可选用五味消毒饮加减，若有血不足可加当归、白芍等。

【外治法】

1. 三黄洗剂外擦。

2. 清凉膏薄涂患部，每日 1 次。

3. 脱屑显著皮肤粗糙者，可用甘草油涂擦，每日多次。

【预防及护理】

1. 最好住院治疗，注意清洁并隔离，防止交叉感染。

2. 密切观察病人，及时处理先兆流产或终止妊娠。

3. 密切观察体温、脉搏、呼吸及血压等。

4. 每日换药。

第五节　先天性大疱性表皮松解症

先天性大疱性表皮松解症为一组遗传性疾病。临床上以皮肤黏膜出现大疱为特征。

由于本病多在出生后不久发生，故中医称之为"胎赤疱"，亦属于中医天疱疮范畴。《张氏医通》："小儿初生，其身如有汤泼火伤者，皆由母过食膏粱所致，母服清胃散、逍遥散，清其血气，儿亦常饮数滴。"

【病因病机】

先天禀赋不足，胎中亏损，脾肾阳虚，秉受胞中湿浊毒气，复受外界磨擦等刺激而致。

【诊断要点】

1. 多在出生后 2 年内发病，重则在 2 岁内死亡。

2. 好发于四肢及关节伸侧，尤其手、足、肘、膝等摩擦部位轻微外伤或摩擦后出现水疱、大疱、糜烂及溃疡。尼氏征阴性，黏膜及指甲损害少见，但至成年常可见指（趾）甲脱落。一般愈后不留下瘢痕及萎缩。少部分患者可侵犯黏膜、口腔、咽喉乃至食道黏膜。在进食后可出现糜烂、溃疡，愈后有疤痕形成。

3. 一般情况差，生长发育迟缓，常有严重贫血。经久不愈的皮损处可诱发皮肤肿瘤，如鳞状细胞癌及基底细胞癌。

【内治法】

1. 脾肾阳虚型

主症：皮损以松弛性大疱为主，大疱数目较多，身体瘦弱，毛发稀疏，牙齿不健，指甲软或脱落，手足发凉，大便溏泄，舌质淡胖嫩，脉细或沉细。（多属营养不良型）

治法：温补脾肾。

方药：四君子汤加味。

党参 6 克　黄芪 6 克　茯苓 10 克　白术 6 克　山药 10 克　生薏仁 10 克　菟丝子 6 克　黄精 6 克　炙甘草 5 克

2. 脾虚湿盛型

主症：水疱数目不多，大小不一，紧张丰满，糜烂流滋，面色㿠白，腹胀腹泻，舌淡胖，边有齿痕，苔薄，脉细数。（多属单纯型）

治法：健脾除湿。

方药：健脾除湿汤加减。

茯苓 10 克　生白术 6 克　泽泻 6 克　厚朴 6 克　茵陈 6 克　竹叶 6 克　灯芯 2 克　冬瓜皮 6 克　甘草 6 克

有继发感染者加金银花、蒲公英。脾虚明显加党参、炒白术。

以上两方可根据年龄大小调整剂量。

【外治法】

1. 鲜马齿苋适量煎汤外洗。

2. 有糜烂、渗出时湿疹散或青黛散香油调涂患处。

【预后与转归】

本病可持续数年，甚至终生不愈，部分患者青春期后病情可减轻。

【预防及护理】

1. 保护皮肤，尽量避免外伤及摩擦。

2. 严禁近亲结婚。

3. 少食鱼腥海昧。

（吴自勤　白艳秋　邱洞仙）

第十二章 代谢障碍性皮肤病

第一节 皮肤淀粉样变

淀粉样变是一种均匀无结构的淀粉样蛋白沉积在组织或器官中，而引起所沉积的组织及器官有不同程度机能障碍的疾患。淀粉样蛋白是一种球蛋白和黏多糖复合物，因其类似淀粉的化学反应（如碘反应）故名。但实际上与淀粉无任何关系。淀粉样变病因不清，根据是否有内脏损害可分为系统性淀粉样变及限局性皮肤淀粉样变。系统性淀粉样变指淀粉样蛋白广泛沉积于内脏、肌肉、黏膜和皮肤。现在仅介绍常见的限局性皮肤淀粉样变。

限局性皮肤淀粉样变是指淀粉样蛋白仅沉积在皮肤组织，而无内脏损害。

本病与中医文献记载的"松皮癣"相似。《医宗金鉴·外科心法要诀》记载："松皮癣，状如苍松之皮，红白斑点相连，时时作痒。"

【病因病机】

风热客于肌肤，血虚风燥，兼痰浊蕴阻肌肤。

【诊断要点】

1. 好发于青壮年男性。

2. 自觉瘙痒剧烈。

3. 好发于小腿伸侧，常对称分布，亦可发生于上肢、腰背、大腿和臀部。

4. 皮损表现为对称性的密集的粟米至绿豆大小、半球形或圆锥形状的棕色、褐色、或淡黄色丘疹，质坚实较硬，表面粗糙，有蜡样光泽，搔抓有淀粉样鳞屑，常排列呈串珠状或荔枝壳状，一般不融合。但病久少数部位也可融合成片，并可延及整个小腿伸侧面。病情进展时，可蔓延至大腿、臀部、上肢伸侧及背部。严重时，皮疹融合成高起斑块，呈苔藓样变。

【内治法】

风湿蕴结，郁久耗阴，肌肤失养型

主症：双小腿伸侧皮肤粗糙，有坚实小丘疹，形成限局性苔藓样变，颜色淡褐色，剧痒。舌红，苔黄腻，脉滑。

治法：祛风除湿，养血润肤。

方药：

全虫 3 克　皂刺 10 克　防风 10 克　苦参 10 克　白鲜皮 15 克　刺蒺藜 10 克　当归 10 克　赤芍 10 克　丹参 10 克　鸡血藤 15 克　首乌藤 15 克　淮山药 10 克　黄柏 6 克　薏苡仁 15 克

皮肤干燥重者可加白芍；瘙痒重者可加豨莶草、地肤子。

【外治法】

1. 弥漫性淀粉样变可予中药药浴治疗，每日 1 次或隔日次。

2. 局部可予梅花针叩刺、拔罐、走罐、闪罐，改善血液循环，促进皮疹吸收。

【预防及护理】

1. 禁用毒性药物外擦，防止用力搔抓及刀刮，避免感染。

2. 可用温水洗浴，保持皮疹处清洁，避免不良刺激，保持心情舒畅。

第二节　月经疹

本病通常在月经来潮前数日发生，随着月经期的结束而消失。发病原因可能与女性性腺内分泌机能失调、黄体酮等激素过敏有关。

中医俗称"经疹"。中医古医籍对本病尚无确切记载。

【病因病机】

情志郁抑，肝郁化火，气滞血瘀，蕴蒸肌肤，透发皮肤。

【诊断要点】

1. 一般对称分布，好发于面、躯干和四肢。有的仅有月经期皮肤瘙痒。常随着月经结束逐渐减退或消失。如此在每次月经前又反复发作，但也有少数间断发疹者。

2. 皮疹呈多形性，可有红斑、多形红斑样皮疹、结节性红斑样皮疹、单纯疱疹、水疱、荨麻疹样皮疹、紫癜样皮疹等。口腔和外阴黏膜还可出现溃疡。

3. 疾病发作时，全身可伴有精神疲倦、烦躁易怒、失眠多梦、食欲减退等。

【内治法】

本病多为肝郁所致。

主症：月经不调，痛经。经期面部、躯干、四肢出现红斑、风团，经后消退。偶见瘀点、瘀斑，自觉瘙痒。伴胸胁胀痛、口干苦、便干。舌红，苔白，脉弦。

治法：疏肝解郁，调经止痒。

方药：

当归 10 克　白芍 10 克　柴胡 10 克　云苓 10 克　丹参 10 克　玫瑰花 6 克　地骨皮 10 克　丹皮 10 克　生地 10 克　徐长卿 10 克　苦参 6 克　旱莲草 15 克　乌梅 10 克　蝉蜕 6 克

【外治法】

1. 三黄洗剂外用。

2. 炉甘石洗剂外用。

【预防及护理】

1. 清淡饮食，禁食辛辣刺激性食品。

2. 保持精神乐观。

3. 月经不调及痛经应同时治疗。

（吴自勤　白艳秋　邢倩）

第十三章　物理性皮肤病

第一节　冻疮

冻疮是由寒冷引起的皮肤局部炎症损害。多见于冬季。除寒冷因素外，潮湿、手足多汗及末梢血循环不畅等因素也是引起冻疮的诱因。是冬季常见的皮肤病，气候转暖后可自愈，转年易复发。

相当于中医的"冻疮"、"冷疮"。

《诸病源候论》载："严冬之月，触冒风雪寒毒之气，伤于皮肤，气血壅涩，因即伤冻，焮赤肿痛，便成冻疮。"

【病因病机】

素体气血虚弱，寒冷外袭，经络阻塞，寒凝肌肤，气血凝滞而成。

【诊断要点】

1. 好发于冬春季节，以儿童、妇女多见。

2. 好发于耳轮、耳垂、鼻尖、面颊、手指、手背、足跟、足缘及足趾等部位。

3. 皮损为红色或紫红色隆起的瘀血性水肿性红斑，大小不一，界线不清，触之较柔软，压之可褪色。严重者局部肿胀，表面出现水疱、糜烂或溃疡。愈合后遗留色素沉着或萎缩性疤痕。

4. 自觉有麻木、瘙痒、灼热或疼痛感，遇热加重。

【内治法】

寒邪阻络型

主症：形寒肢冷，局部肿胀，呈紫红色，伴发凉痒痛，遇热痒痛加重，舌质淡，苔白或腻，脉细或涩。

治法：温经散寒，养血通脉。

方药：当归四逆汤加减。

桂枝 6 克　白芍 10 克　大枣 5 枚　当归 9 克　炙甘草 3 克　细辛 3 克　黄芪 10 克　通草 6 克

【外治法】

1. 温热疗法（蜡疗、热奄包、灸法、熨法、熏洗法、火疗）。

2. 中药涂擦法，将中药桑枝、川椒、艾叶、红花等浸泡于 75% 酒精 1 周后局部涂擦。

3. 冻疮膏或皲裂膏外用。

4. 已溃者，马齿苋 30～60 克煎汤温洗，再用生肌膏、生肌玉红膏或明矾、干姜各半研末外敷，2 日换药 1 次。

5. 白及末糊剂（白及 6～10 克，加水至 100 毫升，搅匀），外擦局部，每日 2 次。

【预防及护理】

1. 入冬后要注意保暖，防止潮湿，不穿过紧鞋袜。

2. 要注意耐寒锻炼，促进血液循环，提高机体对寒冷的适应能力。

3. 受冻后不宜立即用热水浸泡或取火烤烘。

第二节　手足皲裂

手足皲裂是发生于手掌、足底的线性裂隙，为冬季常见的皮肤病。可因气候寒冷，汗腺分泌减少及各种物理性、化学性因素刺激、摩擦，使手掌、足跖等处皮肤变干，弹性下降而易产生皲裂。另外，鱼鳞病、手足癣、慢性湿疹、掌跖角化病等均可促使皲裂发生和发展。

相当于中医的"皲裂疮"、"裂口疮"、"干裂疮"等。

《诸病源候论·手足皲裂候》中载："皲裂者，肌肉破也，严冬时触冒风寒，手足破，故谓之皲裂。"

【病因病机】

外受风、寒、燥邪，郁于肌肤，使气血阻滞，肌肤失养而致皲裂。

【诊断要点】

1. 多发于寒冷的冬季。

2. 发于掌跖。

3. 皮肤干燥，增厚粗糙，失去弹性，继而出现与皮纹一致、深浅长短不一的裂隙，可伴有出血。

4. 自觉症状可以几乎无任何感觉到轻度刺痛或中度触痛，乃至灼痛，局部干痛，严重者可影响患者的日常生活和工作。

【内治法】

血虚风燥型

主症：每遇冬季手足部皮肤即干燥皲裂，天暖后渐渐好转，舌淡红，苔白，脉细或弱。

治法：养血润燥。

方药：养血润肤饮加减。

生地 15 克　熟地 15 克　当归 10 克　炒桃仁 10 克　红花 5 克　黄芩 10 克　天花粉 6 克　白芍 10 克　黄芪 10 克　元参 10 克　炙甘草 6 克

【外治法】

1. 中药泡洗，具体方药如下：苍耳子 10 克，地肤子 15 克，蛇床子 10 克，苦参 10 克，百部 10 克，枯矾 6 克，水煎后浸泡或湿敷患处，每次 20 分钟，每日 1~2 次。

2. 中药封包治疗：软膏类药物（如紫草膏、润肌膏）封包，每天 1~2 次，每次 1~2 小时。

【预防及护理】

1. 慎用刺激性物品，如洗衣粉、肥皂等。

2. 洗手后外用护手霜。

第三节　火激红斑

火激红斑是火热对局部长期刺激引起的皮肤红斑和色素沉着。本病多见于从事高温工作的炼钢工人、司炉、炊事员及长期烤火、红外线局部照射者等。初起局部充血，以后形成网状红斑，长期反复形成褐色、紫色或黑褐色色素沉着、毛细血管扩张。常觉灼热痒痛等，预后较好。

相当于中医的"火癍疮"。

清代《洞天奥旨·火斑疮》论述："火斑疮，乃天气严寒，久灸皮肤，因而成斑变成痛疮也。此疮贫苦之人居半，卑弱之人居半也。气血久亏，火焰升逼，常时不知火威，久则天温有汗，气血同和，因而作痛矣。"

【病因病机】

火热外攻，热灼脉络，血热与火毒搏结皮肤，脉络受损。

【诊断要点】

1. 多见于用热水袋局部热敷，或经常进行烤火取暖，或长期用红外线照射的局部，也可见于司炉、炊事员及经常进行高温作业的工人。

2. 常见于被烤部位，如面颈、手部、腰部、下肢等。

3. 初起局部为充血性片状红斑，逐渐扩大成网状，颜色为淡红、深红、紫红、紫褐等。开始为一过性，长期反复后皮疹转为持续。可伴有少许针尖至米粒大小密集小水疱，互不融合。后期皮疹呈网状褐色色素沉着和毛细血管扩张，皮肤轻度萎缩，角质增生。这些变化常在同一病损处同时存在。

4. 一般可无自觉症状，或有灼热痒痛感。

5. 预后较好，去除病因后，可逐渐自愈。

【内治法】

本病为热毒所致。

主症：被烤部位发红、灼热、疼痛。

治法：清热凉血，泻火解毒。

方药：皮炎汤加减。

生地 15 克　丹皮 10 克　赤芍 10 克　生石膏 30 克　银花 15 克　连翘 10 克　知母 10 克　竹叶 10 克　白茅根 15 克　生甘草 6 克

【外治法】

1. 外用三黄洗剂、清凉膏。

2. 金银花、薄荷、绿豆衣各 10 克，水煎冷敷，每次 20 分钟，每日 2 次。

3. 寒水石粉、黄柏粉、绿豆粉各 10 克，冰片 0.5 克，分别研细末和匀，纱布包扎患处。

【预防及护理】

高温作业者应严守操作规程，加强劳动防护措施，严禁高温久烤。

第四节　尿布皮炎

尿布皮炎是一种由于粪便刺激和淹渍而引起的皮炎。本病仅见于婴幼儿，好发于臀部、阴部等尿布包裹部位。局部皮肤潮红、水肿，甚至有丘疹、水疱、糜烂和溃疡。

相当于中医的"渳尻疮"、"红臀"等。

《外科启玄》"渳尻疮"云："月子乳孩绷缚手足，颐下颊肢窝腿丫内湿热之气，常皆渳烂成疮，系乳母看顾不到所致。"

【病因病机】

由于尿布粗糙潮湿，湿热秽浊蕴蒸肌肤，致肌肤擦烂而成本病。

【诊断要点】

1. 本病仅发生于婴幼儿。

2. 常发生在使用尿布部位的皮肤，如阴部、臀部、大腿内侧等处。

3. 皮损为边界清楚的红斑，充血明显，重者可有水疱、糜烂、流滋，常继发感染而红肿疼痛。

4. 灼热、焮痒。

【内治法】

本病多为湿热所致。

主症：臀部大片红斑、糜烂，舌红苔白。

治法：清热利湿。

方药：

银花6克　野菊花3克　生薏仁6克　绿豆衣9克　生甘草2克　竹叶3克

【外治法】

红斑渗出者，外用青黛散或祛湿散，用甘草油调涂，或用马齿苋水剂湿敷后外用祛湿散。结痂者外用紫草油。

【预防及护理】

1. 婴儿患腹泻，应及时治疗。

2. 婴儿大小便后用温水洗涤，以纱布吸干后，再扑六一散。

3. 宜用柔软、吸水性强的棉布做尿布，用开水泡煮，再加日光曝晒。或用一次性尿布，勤换尿布，保持婴儿外阴部干燥。

第五节　间擦疹

间擦疹又名擦烂红斑、摩擦红斑、擦烂，是因皮肤皱襞处的互相摩擦或汗液浸渍而发生的皮炎。

相当于中医的"汗淅疮"。

明《外科启玄·汗淅疮》谓"胖人多汗，久不洗浴，淹淅皮肤，烂成疮者，痛不可忍"。

【病因病机】

夏秋季节，气候炎热，体胖多汗，洗浴不勤，皮肤皱褶处汗液浸渍，相互摩擦，湿热蕴郁肌肤所致。

【诊断要点】

1. 夏季多见。

2. 多见于婴儿和肥胖妇女。

3. 好发于皮肤皱褶处，如腹股沟、腋窝、颈周、脐周、关节屈面，或肥胖妇女之乳房下、腹壁下、女阴等处，或肥胖婴儿颈部和耳后皱襞处。

4. 皮损为边界清楚的红斑，焮红、糜烂、流滋，常因继发感染而肿胀疼痛，附近淋巴结肿大。

5. 自觉灼热、痒痛。

【内治法】

本病多为湿热所致。

主症：颈部、腋下、乳房下有大片红斑，瘙痒，重者有渗出。

治法：清热利湿。

方药：五味消毒饮加减。

银花 15 克　连翘 10 克　蒲公英 15 克　黄芩 10 克　车前子（包）10 克　生甘草 6 克　白鲜皮 15 克　野菊花 10 克牡丹皮 10 克　薏苡仁 15 克

【外治法】

1. 红斑时可用马齿苋水剂湿敷，六一散、松花粉、新三妙散外扑，保持局部干燥，避免刺激。

2. 糜烂流滋可扑青黛散，或用马齿苋水剂湿敷。

3. 马齿苋、黄柏、生地榆、野菊花，任选 1~2 种，每种 30~60 克，煎水，冷湿敷，每次 20~30 分钟，每日 2~3 次。

【预防及护理】

保持皮肤皱褶处的清洁和干燥，外扑市售痱子粉。

第六节　鸡眼

鸡眼是一种由于足部皮肤长期受到挤压或摩擦后发生的限局性圆锥状角质增生物，尖端深入皮内，基底露于表面，呈圆形似鸡眼故其名。

相当于中医的"肉刺""鸡眼"。

《诸病源候论》中："脚趾间生肉如刺，谓之肉刺。肉刺者，由著靴急小，趾相揩而生也。"《医宗金鉴·外科心法要诀》谓："此证生在脚趾，形如鸡眼，故俗称鸡眼，根陷肉里，顶起硬凸，疼痛步履不得。或因缠脚，或着窄鞋远行，皆可生之。"

【病因病机】

足部因穿紧窄硬鞋，长期摩擦受压，气血运行不畅，肌肤失养而发病。

【诊断要点】

1. 本病大多发生于成年男人的双足底前中部、小趾外侧、指背及足跟等突出或易受摩擦部位或足趾间。

2. 数目不定，通常只有 1~2 个，大小似豌豆。

3. 初起受压处皮肤增厚，表面黄白色，疼痛不甚。针头至蚕豆大小硬斑，顶起硬凸，根陷肉里，中央可见一坚硬的角质栓，周围有一透明的淡黄色环，状若鸡眼，受压则痛，步履不便。

4. 处理不当，染毒则可化脓。

【外治法】

1. 手术疗法。

2. 鸡眼膏外用。将药物贴于患处，胶布固定，24 小时后，可换药一次。

3. 二氧化碳激光烧灼。

【预防及护理】

穿鞋要合适，防止挤压摩擦。鞋内衬以较厚的棉垫或海绵垫。矫正足畸形。

第七节　胼胝

胼胝是表皮角质层限局性片状增厚。好发于足部及手部常受外压及摩擦的部位。

相当于中医的"胼胝"。俗称"脚垫"、"膙子"。

《诸病源候论》中："人手足忽然皮厚涩而圆短如茧者，谓之胼胝。"

【病因病机】

手足部因长期劳动走路等摩擦、压迫，气血运行不畅，肌肤失养而致。

【诊断要点】

1. 好发于工人、农民等劳动者及长期走路的人，足畸形者、有咬指癖的儿童亦多见。

2. 好发于掌跖突出、受压及摩擦部位。

3. 损害为蜡黄色限局性扁平或丘状隆起增生性斑块，境界不清，中央部分最厚，愈近边缘愈薄，性质坚硬，严重者有皲裂形成。

4. 一般无自觉症状，严重时可有轻度压痛。

【外治法】

1. 采用修脚术：先用热水浸泡，使角质层软化，用手术刀片削去表面角质层。

2. 外用鸡眼膏。将药物贴于患处，胶布固定，24 小时后，可换药一次。

3. 五倍子 15 克研末，醋调成糊状，贴患处，连贴 3~4 次。

【预防及护理】

劳动时手部戴手套，足部穿软鞋，防止摩擦。

第八节 日光性皮炎

日光性皮炎又称日晒伤、晒斑、日光红斑、日光水肿，是皮肤受到中波紫外线（UVB）过度照射后，局部发生急性光毒性反应造成的红斑损害。

相当于中医的"日晒疮"，如伴严重全身症状则属于"中喝病"的范畴。

《外科启玄》："日晒疮，三伏炎天……受酷日曝晒，先疼后破而疮者，非血气所生也。"

【病因病机】

盛夏酷暑，日光暴晒，阳热毒邪，侵入体表，蕴郁肌肤而致。加之禀赋不耐，皮毛腠理不密，外受毒热之邪，内蕴湿热，故见红斑、水疱、糜烂。若热毒入里，劫烁阴液，则发热、头痛、恶心、谵妄。

【诊断要点】

1. 本病多发生于炎热夏季，尤其是三伏天酷日暴晒者为多。

2. 常见于妇女儿童皮肤嫩弱者及室外作业人员，高原地区居民、雪地勘探者等较多见。

3. 暴晒后几小时至十几小时，在暴露部位出现鲜红色斑，境界非常明显，与遮盖部位反差很大，轻度水肿或不肿。重者红斑颜色更深，伴有水肿，继而出现水疱或大疱，疱壁紧张或较松，疱液澄清，淡黄色。几天后水疱吸收或破裂，露出糜烂面，不久干燥结痂脱屑。可遗留色素沉着或色素减退。

4. 自觉烧灼刺痛感，触之痛甚，常影响睡眠。

5. 皮损面积广泛时，可引起发热、寒战（畏寒）、头痛、恶心、甚至谵妄或休克。

【内治法】

1. 湿热型

主症：夏季在面、颈、手、前臂等暴露部位，日晒后突然出现大片鲜红色斑，水肿明显，边缘鲜明，舌红，苔黄腻。

治法：清热祛湿，凉血解毒。

方药：清热除湿汤加减。

生地 15 克　丹皮 10 克　龙胆草 6 克　银花 15 克　黄芩 10 克　大青叶 15 克　生石膏 15 克　白茅根 30 克　车前子（包）10 克　生薏仁 30 克　六一散（包）10 克

2. 毒热炽盛型

主症：日光暴晒后突然出现大片鲜红色斑，继而出现水疱、大疱、糜烂、渗液，烧灼疼痛或刺痛难忍，伴发热，口渴，头痛，头昏，呕恶不适，甚或神昏谵妄。

治法：清热解毒，凉血护阴。

方药：清瘟败毒饮加减。

生石膏 15 克　生地 15 克　元参 10 克　黄芩 10 克　栀子 10 克知母 10 克　丹皮 10 克　赤芍 10 克　野菊花 10 克　生甘草 6 克　竹叶 10 克　连翘 10 克　白茅根 15 克

【外治法】

1. 未溃者用三黄洗剂或炉甘石洗剂，外用。

2. 未溃者亦可用黄连膏、紫草油外涂。

3. 已溃者用青黛散或地榆油外涂，每日 1~2 次。

4. 复方紫草油：紫草、忍冬藤、白芷各 30 克，麻油 500 克，冰片 2 克，麻油熬诸药至焦枯，滤渣加入冰片，每日 2~3 次外涂，具有凉血、散瘀、消炎、止痛的作用。

【预防及护理】

1. 经常到户外活动，增强皮肤对紫外线的耐受力。

2. 夏季避免日光直接暴晒，外出打伞或使用防晒剂和避光剂。

3. 在上午 10 时至下午 2 时日光照射最强时尽量避免户外活动，或减少活动时间。

第九节 植物日光性皮炎

植物日光性皮炎是由于食用过多的含光敏物质的蔬菜或接触某种植物后，再经日光暴晒后发于面、手背等暴露部位的一种急性皮炎。主要表现为红斑、实质性浮肿，部分病人可发生水疱、血疱、皮下出血及坏死等损害。

在祖国医学文献中尚未查到有关本病的记载。近年有人称本病为"红花草疮"。本病与中医文献中的"风毒肿"、"赤面风"、"毒肿"相近。

【病因病机】

多由禀赋不耐，食用或接触某种蔬菜，复受酷日暴晒，致使脾不运化，湿热内生，郁于肌肤而成。

能引起本病的植物很多，常见的有灰菜、苋菜、紫云英、小白菜、荠菜、萝卜叶、油菜、菠菜、无花果等。据文献报道，中草药引起的有马齿苋、槐花、小蓟、仙鹤草、荆芥、防风、独活、白芷、补骨脂、白鲜皮等。

【诊断要点】

1. 本病多见于农民、青壮年女性，有食用或接触光敏物质的病史。在有食用或接触光敏物质后经日光暴晒 24 ~ 48 小时发病。

2. 皮损好发于面部、颈、手足背侧和指甲等暴露部位。皮损常呈对称性分布。

3. 皮损部呈急性弥漫性水肿，为鲜红至深红色斑。眼睑及唇部水肿特别明显。严重皮损可伴有瘀斑、瘀点、水疱、血疱、糜烂、渗液及溃疡等表现。

4. 自觉麻木、灼热、胀痛、刺痛或瘙痒。

5. 部分患者有发烧、头晕、头痛、食欲不振、恶心、呕吐、腹泻、谵语，严重者可有昏迷或精神错乱。老年体弱者临床表现更加严重。

6. 损害一般在 1 ~ 3 个月内消退，愈后可留下暂时性色素沉着。

7. 实验室检查：白细胞总数增多，嗜酸性粒细胞增加。尿蛋白可为阳性，部分病人尿卟啉可为阳性。

【内治法】

1. 热毒型

主症：暴露部位皮肤潮红，表面紧张光亮，自觉灼热，可伴有身热，口渴，小便短赤，舌红苔黄，脉滑数。

治法：解毒清热，凉血消斑。

方药：皮炎汤加减。

生地 15 克　牡丹皮 10 克　赤芍 10 克　生石膏 30 克　知母 10 克　金银花 10 克　连翘 10 克　竹叶 10 克　生甘草 10 克　白茅根 15 克　冬瓜皮 15 克

2. 湿热型

主症：暴露部位皮肤潮红，高度水肿，有大疱或水疱，伴有高烧，烦躁，胸闷，咽干，小便短赤，大便干燥或腹泻，腹痛，舌质红，苔白黄或腻，脉滑数。

治法：凉血解毒，清热除湿。

方药：清热除湿汤加减。

白茅根 30 克　生石膏 15 克　生地 15 克　丹皮 10 克　龙

胆草 6 克　连翘 10 克　大青叶 15 克　车前子（包）15 克
生薏仁 30 克　六一散（包）10 克　花粉 10 克　甘草 10 克
银花 15 克　黄芩 10 克

高烧不退者加羚羊粉；热盛阴伤者加元参、石斛、南沙
参、北沙参。

【外治法】

1. 糜烂、渗出者可用马齿苋水剂、复方黄柏洗剂冷湿敷。

2. 轻度水肿无水疱者，可外擦三黄洗剂，或用如意金黄
散油调外敷。

3. 破溃后用青黛膏盖贴。溃疡坏死者，用化毒散软膏、
紫色疽疮膏等量，混匀外用。后期可用甘乳膏、生肌玉红膏生
肌长肉，促进愈合。

【预防及护理】

1. 勿过多食用某些食物及蔬菜，如灰菜、苋菜等。

2. 有本病病史者，外出时穿长袖衣服，避免日光曝晒和
吹风。

3. 忌食辛辣海味，多饮开水。

4. 局部忌热敷。

第十节　摩擦性苔藓样疹

摩擦性苔藓样疹又名儿童丘疹性皮炎，是学龄前儿童在夏
秋季节的多发性皮肤病。表现为暂时性、外伤性、非特异性炎
症反应，患儿往往在手背部出现多数散在性的小丘疹，可呈轻
度苔藓样变。

本病的病因尚未完全明了。发病前常有与某些粗糙物品接
触或摩擦的病史，如玩弄泥土或受毛毯摩擦等刺激后而致发

疹。也有人认为与机械性刺激加上日晒因素有关。也有的认为与病毒感染有关。

本病俗称"沙土皮炎"、"砂石疹"。

【病因病机】

脾失健运，饮食停滞，外感风热之邪，湿热蕴郁肌表而致。

【诊断要点】

1. 皮疹形态均呈单一性疹形。皮损为针头至米粒大丘疹，呈肤色、淡红或灰白色，重者可呈暗红色，圆形、扁平或多角形，稀疏分布，数目较多，但不融合，呈对称性，丘疹表面附糠状鳞屑，呈轻度苔藓样变。

2. 皮疹限于手背、前臂，有时在指节、肘、膝等易受摩擦的暴露部位，呈对称性。

3. 多见于夏秋节，有流行倾向，集体生活的幼托小儿常同时发病。

4. 好发于 2～9 岁儿童，男孩较女孩为多。

5. 瘙痒或轻或无。

【内治法】

本病多为湿热内蕴，外感毒邪所致。

主症：双手背、手腕、前臂部密集米粒大淡红色丘疹，簇集成片而不融合，舌质红，苔白花剥，脉稍数。

治法：清热解毒，健脾除湿，消导。

方药：

板蓝根 10 克　牡丹皮 6 克　马齿苋 10 克　黄芩 6 克　白鲜皮 10 克　焦三仙各 6 克　焦栀子 6 克　炒莱菔子 6 克　炒薏米 15 克　六一散（包）10 克

以上剂量供参考，可根据患儿年龄及体重酌情掌握用量。

【外治法】

1. 马齿苋 15 克，牡丹皮 10 克，苦参 6 克，煎汤外洗。

2. 炉甘石洗剂外用。

【预防及护理】

1. 避免接触粗糙刺激物，如在沙堆、沙滩中游戏和在粗糙的地毯、席上跪爬等。

2. 局部对症处理。

（吴自勤　杨盼盼　柴旭亚）

第十四章　虫类所致的皮肤病

第一节　疥疮

本病是由疥螨引起的，常在家庭与集体中流行的接触传染性皮肤病。西医认为本病主要是由于直接接触疥疮患者，或使用病人用过的未经消毒的衣服、被席、用具等，由疥虫传染而得，或由疥虫寄生动物传染所致。

相当于中医的"疥疮"、"虫疥"、"干疥"、"湿疥"等。

【病因病机】

由疥虫侵入皮肤引起。由于卫生欠佳，相互传染，沾染疥虫，风湿热虫，蕴郁皮肤而生。

【诊断要点】

1. 常有接触传染史、多发于冬春季节。

2. 可发生于任何年龄，常在学校、家中、旅社及车船中造成流行。

3. 皮损好发于指缝、腕屈面、股内侧及躯干腰带区（腰围）等皮肤柔嫩部位，但头面不累及。皮损为散在性针头大小微红丘疹和小水疱。

4. 特征性损害：

（1）隧道：多见于指缝，长约 2~3 毫米，呈灰白色，其顶端有一针头大灰白色或微红小点，常能找到疥虫。

（2）疥疮结节：多见于臀部、女性的乳头、男性外生殖器部位，为黄豆至花生米大淡红色结节，瘙痒剧烈，顽固难治。

5. 涂片检查：用解剖刀尖在隧道顶端、丘疹或水疱底下挑刮，将刮下物涂于玻片上，加一滴水或10%氢氧化钾，盖上盖玻片后置显微镜下检查。若发现疥虫、虫卵或粪（碎块），便可证实诊断。此检查需从4个以上皮损取得标本，以增加阳性几率。

【内治法】

一般不需内服药。若继发细菌感染，皮损广泛，瘙痒较重者应配合内治。

1. 风湿热虫型：

主症：丘疹水疱，隧道抓痕，散在分布，入夜即痒，舌红苔腻，脉象浮数。

治法：散风清热，利湿止痒。

方药：消风散加减。

苍术8克　苦参10克　知母10克　防风6克　银花15克　连翘10克　当归10克　牛蒡子10克　地肤子15克　生石膏15克　甘草6克　黄芩10克　淡竹叶10克

2. 热毒型

主症：疥疮由于搔抓已化脓感染，出现脓疱，甚至发烧等症，舌红苔黄腻，脉弦数。

治法：清热解毒，祛湿止痒。

方药：五味消毒饮加减。

银花15克　野菊花10克　蒲公英15克　地丁10克　紫背天葵10克　牡丹皮10克　土茯苓15克　泽泻10克　六一散（包）20克　白鲜皮15克

【外治法】

10% 硫磺软膏（小孩用 5% 的硫磺软膏）：洗澡后，全身遍擦（颈以下），每日早晚各 1 次，连用 3 日，第四日洗澡更换衣服。两周后未愈再重复一次。

【预防及护理】

1. 患者应隔离治疗，其衣被等用具应煮沸杀虫。

2. 加强本病的卫生宣传，注意公共场所及个人卫生。

3. 防止动物传染，犬疥亦可传染给人。

4. 治疗时要按疗程认真用药，如外用药后有过敏反应及时停药

第二节　虫咬皮炎

本病是由某些虫类叮咬、接触其毒液或虫体的粉毛引起的一种急性皮肤炎性反应。常见致病害虫有蚊、蠓、跳蚤、臭虫、螨虫、飞蛾、刺毛虫、隐翅虫、松毛虫等。

祖国医学文献中记载较多，包括范围较广，统属于"毒虫咬伤"或"恶虫叮咬"。包括蜈蚣、蜂、蝎、蚁、臭虫、虱、蚤、蚂蟥咬伤等。

【病因病机】

人体受毒虫叮咬或接触其毒液、粉毛，毒邪入侵肌肤而致。

【诊断要点】

1. 本病多发于夏秋季节。损害以四肢，头面暴露部位最为常见。但臭虫、跳蚤引起的皮损多在覆盖部位。

2. 皮疹以丘疹、风团最多，有的表现为小的出血点或瘀斑，间或是水疱或肿块。常能发现虫咬的痕迹，呈不规则的疏

散分布。

3. 有不同程度的瘙痒和刺痛，常继发感染引起附近淋巴结肿痛，严重者伴有发热、全身不适等症状。

4. 因致病昆虫不同，其临床表现可有差异。

（1）隐翅虫皮炎的皮疹呈线状或条索状、点状或斑片状、水肿性红斑，上有密集的丘疹，水疱或脓疱，灼热疼痛，有瘙痒感。

（2）桑毛虫皮炎的皮疹为绿豆到黄豆大小的鲜红色水肿性红斑或斑丘疹、丘疱疹或风团，中央可见一深红色或黑色似针尖小点，剧痒。

（3）松毛虫皮炎主要为绿豆大小的水肿性红色斑疹、风团，密集成片，间有丘疹、水疱、脓疱、皮下结节等。伴剧烈瘙痒或有烧灼感。不少患者伴有关节的红肿疼痛，甚至可以化脓，但脓液培养无细菌生长。

5. 无继发感染者，3~5 天或 1 周左右可自愈。

【内治法】

一般不需内治。若伴有发热、关节肿痛，或皮疹广泛以及继发感染时，可配合内治。

【外治法】

1. 用三黄洗剂、炉甘石洗剂、虫咬药水等外用。

2. 鲜马齿苋适量，捣烂敷患处。

【预防及护理】

1. 注意把柴草等晒干，或用灭虫剂喷撒来杀灭害虫。

2. 夏季可外擦防蚊油。

3. 桑毛虫引起者不要搔抓，以免将毒毛由指甲带到别处，造成更多皮疹。侵入眼部可引起结膜炎、角膜炎，侵入鼻腔或吸入可引起支气管炎或哮喘。

（杨盼盼　张立欣　边莉）

附：

常用方剂目录（按笔画顺序）

六　画

七　画

八　画

九　画

十　画

十一画

十二画

十三画及以上

常用方剂（按笔画顺序）

一　画

一贯煎（《柳州医话》）

【组成】生地黄 30 克　北沙参 12 克　麦冬 12 克　当归 9 克　枸杞子 15 克　川楝子 6 克

【功用】滋阴疏肝。

【主治】肝肾阴虚，气滞不运，肝气不疏所致，胁肋胀痛，吞酸吐苦，咽干口燥，舌红少苔，脉细或弦数，以及疝气瘕聚等证。

【用法】水煎服。

二　画

八珍汤（《正体类要》卷下）

【组成】当归 9 克　川芎 6 克　白芍 9 克　熟地 15 克　党参 15 克　茯苓 9 克　白术 9 克　炙甘草 4.5 克

【功用】益气补血。

【主治】气血两虚证。面色苍白或萎黄，头晕目眩，四肢倦怠，气短懒言，心悸怔忡，饮食减少，舌淡苔薄白，脉细弱或虚大无力。可用于皮肤病久病或重病后气血两虚的病证。如下肢溃疡久不收口、系统性红斑狼疮及皮肌炎恢复期等。

【用法】上药加生姜、大枣，水煎服。

二陈汤（《太平惠民和剂局方》）
【组成】制半夏9克　橘红6克　茯苓15克　炙甘草5克
【功用】燥湿化痰，理气和中。
【主治】湿痰咳嗽。症见咳嗽痰多色白，胸膈胀满，恶心呕吐，头眩心悸，舌苔白润，脉滑者。偏于治"湿痰"。也用于疮疡痰浊凝结之证。
【用法】水煎服。

二妙散（《丹溪心法》）
【组成】黄柏（炒）10克　苍术（米泔汁浸炒）10克
【功用】清热燥湿。
【主治】湿热下注所致的下肢萎软无力或足膝红肿热痛，或湿热带下，或下部湿疹，小便短黄，舌苔黄腻。
【用法】作汤剂，水煎服，用量参照原方酌定。

二仙汤（《中医方剂临床手册》）
【组成】仙茅12克　仙灵脾12克　巴戟天6克　黄柏9克　知母9克　当归9克
【功用】温肾阳，补肾精，清虚火，调理冲任。
【主治】用于更年期综合征（妇女绝经前诸证，头目昏眩，胸闷心烦，少寐多梦，烘热汗出，焦虑抑郁，腰膝酸软等），高血压病、闭经以及其他慢性病见有肾阴阳两虚、虚火上扰者。可用于银屑病等皮肤病合并冲任不调者。
【用法】水煎服。

二至丸（《证治准绳》）

【组成】女贞子　旱莲草

【功用】补益肝肾。

【主治】适用于肝肾阴虚、头晕眼花、失眠多梦、腰膝酸软，以及早年白发、斑秃、红斑狼疮等。

【用法】水煎服。

七宝美髯丹（《医方集解》）

【组成】首乌　菟丝子　牛膝　枸杞子　茯苓　补骨脂

【功用】滋阴补肾。

【主治】斑秃、脂溢性脱发、白发。

【用法】每服9克，日2次。

七星剑汤（《医宗金鉴》）

【组成】苍耳头　野菊花　豨莶草　地丁草　半枝莲各9克　蚤休6克　麻黄3克

【功用】清热解毒。

【主治】疔毒走黄（脓毒败血证）、疖痈等化脓性皮肤病。

【用法】水煎服。

三　画

大补阴丸（《医学正传》）

【组成】黄柏120克　知母120克　熟地黄180克　龟板180克

【功用】滋阴降火。

【主治】阴虚火旺，骨蒸潮热，盗汗，腰酸脚软，眩晕耳鸣，或咳嗽咯血，或心烦易怒，以及少寐多梦、梦遗等症。也用于急性女阴溃疡反复发作不愈。

【用法】上药为末，用猪脊髓炼蜜为丸。每次服 10 克，空腹盐开水送下。

大黄䗪虫丸（《金匮要略》）

【组成】大黄　䗪虫　虻虫　水蛭　蛴螬　生地　桃仁　杏仁　黄芩　赤芍　甘草　干漆

【功用】破血化瘀，软坚散结。

【主治】五劳虚极，羸瘦腹满，不能饮食，食伤，忧伤，饮伤，房室伤，饥伤，劳伤，经络荣卫气伤，内有干血，肌肤甲错，两目黯黑，舌黯瘀斑，脉象涩滞。皮肤科用于囊肿性痤疮，酒渣鼻。

【用法】共研细末，炼蜜为丸，每丸 3 克。每日服 2 次，每次 1 丸，孕妇忌用。（市售有成药）。

六神丸（《雷氏方》）

【组成】牛黄　麝香　雄黄　珍珠　蟾酥　冰片

【功用】清热解毒，消肿止痛。

【主治】疔、毛囊炎、咽及扁桃腺炎等。

【用法】每服 10 粒，日 2 次。

小败毒膏（市售成药）

【组成】大黄　黄柏　赤芍　公英　陈皮　木鳖子　金银花　乳香　甘草　当归　白芷　天花粉

【功用】清热解毒，消肿止痛。

【主治】疔、痈、痤疮、酒渣鼻，以及其它感染性皮肤病等。

【用法】入锅内熬水四次，取药汁再熬成浓膏，加蜂蜜装瓶。每服 15 克，日 2 次，开水冲服。

小儿化湿汤（《朱仁康临床经验集》）

【组成】苍术　陈皮　茯苓　泽泻各 6 克　炒麦芽 9 克　六一散（包）6 克

【功用】健脾化湿。

【主治】脾湿不化之婴儿湿疹。

【用法】水煎服。

小儿香桔丹（《景岳全书》）

【组成】茯苓　苍术　白术　陈皮　香附各 90 克　山药　法半夏　白扁豆　炒苡米　莲子肉　枳实　姜厚朴　焦山楂　焦麦芽　焦神曲各 60 克　砂仁　泽泻　甘草各 30 克　木香 15 克

【功用】调理脾胃，消食止泻。

【主治】小儿湿疹、荨麻疹、丘疹性荨麻疹、单纯疱疹等的辅助治疗。

【用法】共研细面，炼蜜为丸，每丸重 3 克。每服 1 丸，日 2 次，温开水送下，周岁以内小儿酌减。

小金丹（《外科全生集》）

【组成】白胶香　炙草乌　五灵脂　地龙　木鳖子肉　炙乳香　炙没药　当归　麝香　香墨炭

【功用】消痰散结，活血止痛。

【主治】痰核、瘰疬、肿瘤等。

【用法】上药共研为细末，糯米粉打糊为丸，每粒约重 3

克，每服 1 丸，每日 2 次，陈酒送下。孕妇禁用。

三妙丸（《医学正传》）

【组成】黄柏 120 克（切片，酒拌略炒）　苍术 180 克（米泔浸一、二宿，细切，焙干）　川牛膝（去芦）60 克

【功用】清热燥湿，活血止痛。

【主治】红斑性肢痛病。症见阵发性两足潮红，皮温升高，疼痛灼热，伴肢端肿胀。舌质红、舌苔黄腻，脉数。

【用法】上方为末，面糊为丸，如梧桐子大。每服 50～70 丸，空腹时用姜、盐汤送下。

三妙散（《医宗金鉴》）

【组成】槟榔　苍术　黄柏各等分。

【功用】清热除湿，收干止痒。

【主治】急性湿疹、慢性湿疹、接触性皮炎、脂溢性皮炎、脓疱疮、黄水疮、丘疹性荨麻疹等。

【用法】上药共研细末，过罗成细粉，直接干撒，或用植物油调涂。

三黄洗剂（《中医外科临床手册》）

【组成】大黄　黄柏　黄芩　苦参各等分。

【功用】清热止痒收涩。

【主治】急性湿疹无明显渗液，以丘疹为主者。

【用法】上药共研细末，取 10～15 克加入蒸馏水 100 毫升，医用石碳酸 1 毫升，临用时摇匀，以棉花蘸药汁搽患处，每日 4～5 次。

马齿苋合剂（《朱仁康临床经验集》）

【组成】 马齿苋　败酱草　大青叶　紫草

【功用】 清热解毒，凉血祛瘀。

【主治】 扁平疣证属湿热血瘀证。

【用法】 水煎服。

马齿苋水洗剂（《中医皮肤科诊疗学》）

【组成】 马齿苋 120 克（鲜品 180 克）

【功用】 清热解毒，散血消肿。

【主治】 急性渗出性皮肤病，如急性湿疹、皮炎。

【用法】 上药加水 1500 毫升，浓煎取汁 300 毫升左右，滤过备用。但不宜过夜，以免腐败变质。用时湿敷，每日 3～5 次，每次 10～15 分钟。

土槿皮酊（10%）（《中医外科讲义》）

【组成】 土槿皮粗末 10 克　80% 酒精 100 毫升　按渗漉法制成即可。

【功用】 杀虫止痒。

【主治】 治鹅掌风、脚湿气、紫白癜风等病。

【用法】 搽患处，每日 3～4 次；手足部糜烂或皲裂者禁用。

四 画

乌发丸（《朱仁康临床经验集》）

【组成】 当归 90 克　黑芝麻 90 克　女贞子 60 克　旱莲草 60 克　桑葚子 60 克　侧柏叶 60 克

【功用】 凉血清热，滋肝益肾。

【主治】 青少年白发、斑秃。

【用法】以上各药，研成细末，炼蜜为丸，每丸重9克。每日早晚各服一丸，开水送服。

乌蛇驱风汤（《朱仁康临床经验集》）

【组成】乌蛇　荆芥　防风　羌活　黄芩　金银花　连翘各9克　蝉衣　白芷　黄连　甘草各6克

【功用】搜风清热，败毒止痒。

【主治】慢性荨麻疹，皮肤瘙痒症，泛发性神经性皮炎，扁平苔藓，结节性痒疹。

【用法】水煎服。

乌蛇搜风汤（《朱仁康临床经验集》）

【组成】乌蛇6克　羌独活（各）9克　防风6克　炙僵蚕6克　生地15克　丹皮9克　丹参9克　赤芍9克　黄芩9克　金银花15克

【功用】搜风祛邪，凉血清热。

【主治】慢性荨麻疹。

【用法】水煎服。

五神汤（《外科真诠》）

【组成】茯苓　车前子　紫花地丁　金银花　牛膝

【功用】清热利湿。

【主治】用于委中毒、附骨疽等由湿热引起的皮肤病。

【用法】水煎服。

五味消毒饮（《医宗金鉴》）

【组成】金银花　野菊花　蒲公英　紫花地丁　紫背天葵

【功用】清热解毒。

【主治】疔毒、痈疽、慢性丹毒。

【用法】水煎服。

五福化毒丹（《太平惠民和剂局方》）

【组成】桔梗　生地　赤芍　牛蒡子　玄参　甘草　连翘　青黛　芒硝　黄连

【功用】清热解毒，化滞祛湿，通利大便。

【主治】鹅口疮、婴儿湿疹、汗腺炎、丘疹性荨麻疹、脓疱疮

【用法】每服1丸，日2次。小儿酌减。体弱及腹泻者慎用。

止痒合剂（《北京中医医院皮科》）

【组成】防风9克　当归9克　首乌藤30克　苦参15克　白鲜皮30克　刺蒺藜30克

【功用】养血散风止痒。

【主治】慢性荨麻疹、慢性湿疹、玫瑰糠疹、皮肤瘙痒症。

【用法】水煎服。

止痒永安汤（《朱仁康临床经验集》）

【组成】荆芥9克　防风9克　麻黄6克　桂枝9克　白芷6克　羌活9克　蝉衣6克　当归9克　赤芍9克　桃仁9克　红花9克

【功用】祛风散寒，活血和营。

【主治】冷激性荨麻疹。

【用法】水煎服。

止痒丸（《朱仁康临床经验集》）

【组成】生地 310 克　元参 90 克　当归 90 克　红花 90 克　茜草 90 克　白芍 90 克　苦参 90 克　苍耳子 90 克　白蒺藜 90 克

【功用】润肤止痒。

【主治】皮肤瘙痒症，神经性皮炎，脂溢性皮炎。

【用法】以上各药，研成细末，炼蜜为丸，每丸重 9 克。每日服 2 次，每次 1 丸，开水送服。

止痒熄风方（《朱仁康临床经验集》）

【组成】生地 30 克　元参 9 克　当归 9 克　丹参 9 克　白蒺藜 9 克　煅龙牡（各）15 克　炙甘草 6 克

【功用】养血润燥，熄风止痒。

【主治】皮肤瘙痒症，阴囊瘙痒症，女阴瘙痒症等。

【用法】水煎服。

六味地黄丸（《小儿药证直诀》）

【组成】熟地黄 24 克　山茱萸　山药各 12 克　泽泻　牡丹皮　白茯苓各 9 克

【功用】培补肝肾，滋阴降火。

【主治】肝肾阴虚证。腰膝酸软，头晕目眩，耳鸣耳聋，盗汗，遗精，消渴，骨蒸潮热，手足心热，口燥咽干，牙齿动摇，足跟作痛，小便淋漓，以及小儿囟门不合。舌红少苔，脉沉细数。

【用法】上药研成细末，炼蜜为丸。每次 6 ~ 9 丸，每日 2 ~ 3 次，温开水或淡盐汤送服，也可水煎服，用量按原比例酌减。

化毒散（《简明中医皮肤病学》）

【组成】川黄连　乳香　没药　贝母各 60 克　天花粉
大黄　赤芍各 120 克　雄黄 60 克　甘草 45 克　牛黄 12 克
冰片 15 克

【功用】清热解毒，杀虫止痒。

【主治】脓疱病、有继发感染的皮炎、湿疹类。

【用法】可以用 10%～20% 的药粉直接掺入其他粉剂内扑
撒，亦可和其他粉剂混合配成油膏或软膏外用。亦可内服。

化毒散软膏（《简明中医皮肤病学》）

【组成】化毒散 20 克　祛湿药膏（或凡士林）80 克

【功用】清热解毒，消肿止疼。

【主治】脓疱病、毛囊炎、带状疱疹、单纯疱疹、痈、疖
及其他感染性皮肤病。

【用法】直接外用或摊纱布上贴敷。

化斑汤（《温病条辨》）

【组成】石膏 30 克　知母 12 克　生甘草 9 克　元参 9 克
犀角 6 克（现已禁用）　白粳米 9g

【功用】清热凉血，化斑解毒。

【主治】寻常型银屑病血热证。

【用法】水煎服。

化斑解毒汤（《医宗金鉴》）

【组成】玄参 15 克　知母 6 克　生石膏 15 克　黄连 6 克
连翘 9 克　干生地 12 克　凌霄花 9 克　生甘草 6 克

【功用】清热解毒，活血化斑。

【主治】丹毒、接触性皮炎、紫癜。

【用法】水煎服。

丹栀逍遥散（《证治准绳》）

【组成】柴胡　薄荷　当归　白芍　白术　云苓　甘草　生姜　丹皮　栀子

【功用】疏肝解郁，凉血清肝。

【主治】肝郁化火，头痛目涩，胁痛心烦，月经不调，少腹痛。可用于黄褐斑、带状疱疹，以及其他慢性皮肤病证属肝郁化热者。

【用法】水煎服。

天麻钩藤饮（《杂病证治新义》）

【组成】天麻9克　钩藤（后下）15克　石决明（先煎）20克　山栀　黄芩　川牛膝　杜仲　益母草各12克　桑寄生24克　夜交藤30克　茯神15克

【功用】平肝熄风，滋阴潜阳，安神定志。

【主治】肝阳偏亢，肝风内动。头痛眩晕，耳鸣眼花，口眼歪斜，舌强语謇，半身不遂，舌红，脉弦数。

【用法】水煎服。

升麻消毒饮（《医宗金鉴》）

【组成】升麻　防风　牛蒡子　羌活　白芷　归尾　赤芍　红花　金银花　连翘　栀子　桔梗　生甘草

【功用】清热解毒，活血消风。

【主治】多形红斑、脓疱疮、湿疹。

【用法】水煎服。

风癣汤（《朱仁康临床经验集》）

【组成】生地 30 克　元参 12 克　丹参 15 克　当归 9 克　白芍 9 克　茜草 9 克　红花 9 克　黄芩 9 克　苦参 9 克　苍耳子 9 克　白鲜皮 9 克　地肤子 9 克　生甘草 6 克

【功用】养血和营，消风止痒。

【主治】泛发性神经性皮炎、皮肤瘙痒症。

【用法】水煎服。

五　画

皮炎汤（《朱仁康临床经验集》）

【组成】生地 30 克　丹皮 9 克　赤芍 9 克　知母 9 克　生石膏 30 克　金银花 9 克　连翘 9 克　竹叶 9 克　生甘草 6 克

【功用】清热凉血，泄热化毒。

【主治】药物性皮炎，接触性皮炎（包括漆性皮炎），植物-日光性皮炎。

【用法】水煎服。

皮癣汤（《朱仁康临床经验集》）

【组成】生地 30 克　当归 9 克　赤芍 9 克　黄芩 9 克　苦参 9 克　苍耳子 9 克　白鲜皮 9 克　地肤子 9 克　生甘草 6 克

【功用】凉血润燥，祛风止痒。

【主治】泛发性神经性皮炎、皮肤瘙痒症、丘疹性湿疹。

【用法】水煎服。

龙胆泻肝丸（《医宗金鉴》）

【组成】生地　龙胆草　泽泻　栀子　连翘　当归　黄芩　木通　车前子　甘草

【功用】利湿清热。

【主治】湿疮、丹毒、缠腰火丹、日晒疮、面游风、热疮、白屑风等。

【用法】研成细末，水泛为丸，每次 6～9 克，开水送下。

龙胆草水剂（《简明中医皮肤病学》）

【组成】龙胆草 30 克　水 1000 毫升

【功用】清热解毒，收敛止痒。

【主治】急性湿疹、皮炎等渗出性皮肤病。

【用法】煮沸 20 分钟，滤过冷却湿敷。

龙葵水剂（《简明中医皮肤病学》）

【组成】龙葵 30 克　水 1000 毫升

【功用】清热解毒，杀虫止痒。

【主治】瘙痒性、化脓性皮肤病等。

【用法】煮沸 20 分钟，滤过冷却，可外洗，或浓缩后直接外擦。

白驳丸（《北京中医医院皮科》）

【组成】鸡血藤　首乌藤　当归　赤芍　红花　黑豆皮防风各 30 克　白蒺藜 60 克　陈皮　补骨脂各 15 克

【功用】养血活血，通经络，退白斑。

【主治】白癜风。

【用法】共为细末，炼蜜为丸，每丸重 9 克。每服 1 丸，日 2 次，温开水送下。

甘草油（《简明中医皮肤病学》）

【组成】甘草10克　植物油100毫升

【功用】清除油垢，润泽皮肤。

【主治】对干燥脱屑性皮肤病可润泽皮肤，亦可作赋形剂调药外用。

【用法】甘草浸入植物油内一昼夜，文火煎至焦枯，离火滤过，去渣备用。直接外　涂，亦可与粉剂调成糊状外用。

甘麦大枣汤（《金匮要略》）

【组成】甘草9克　小麦9克　大枣五枚

【功用】养心安神，和中缓急。

【主治】脏躁。症见精神恍惚，常悲伤欲哭，不能自主，心中烦乱，睡眠不安，甚则言行失常，呵欠频作，手足多汗。舌红少苔，脉细而数。

【用法】水煎服。

宁荨丸（《朱仁康临床经验集》）

【组成】生地300克　当归90克　荆芥90克　蝉衣60克　苦参90克　白蒺藜90克　知母90克　生石膏150克　紫草90克　桃仁90克　生甘草60克

【功用】凉血活血，消风止痒。

【主治】急慢性荨麻疹，玫瑰糠疹，脂溢性皮炎等。

【用法】以上各药，研成细末，炼蜜为丸，每丸重9克。每日服2次，每次服2丸。

右归丸（《景岳全书》）

【组成】大熟地　炒山药　山茱萸（微炒）　枸杞（微

炒） 鹿角胶（炒珠） 制菟丝子 杜仲（姜汤炒）各 当归（便溏勿用） 肉桂 制附子

【功用】温肾阳，补精血。

【主治】肾阳不足，命门火衰证。年老或久病气衰神疲，畏寒肢冷，腰膝软弱，阳痿遗精，或阳衰无子，或饮食减少，大便不实，或小便自遗，舌淡苔白，脉沉而迟。可用于大疱性表皮松解症营养不良型，反复发作。

【用法】上为细末，先将熟地蒸烂杵膏，炼蜜为丸，如弹子大，每服2~3丸，以滚白汤送下。

玉屏风散（《世医得效方》）

【组成】黄芪180克 白术 防风各60克

【功用】益气固表。

【主治】卫气不固的荨麻疹。素体多汗，皮疹每于汗出后，皮疹多为针头、豆大，发病时凛凛恶寒，微微自汗，发作不休，顽固难治。苔薄舌淡，脉沉细。

【用法】上药共研细末，每日2次，每次6~9克，开水送服。亦可作为汤剂水煎服，用量按原方比例减为每日量。

玉女煎（《景岳全书》）

【组成】生石膏 熟地黄 麦冬 知母 牛膝

【功用】清泄胃火，滋益肾阴。

【主治】胃热阴虚，水亏火盛所引起的头痛，牙痛，齿松，牙龈，烦热干渴，舌红苔黄而干。亦治消渴，消谷善饥等。皮肤科以红斑、溃疡、紫癜、结节为特征，因胃热阴虚、水亏火盛者均可应用本方加减。

玉露散（《药签启秘》）

【组成】芙蓉叶，不拘多少，去梗茎，研成极细末。

【功用】凉血、清热、退肿。

【主治】治一切阳证。

【用法】可用麻油、菊花露、银花露或凡士林调敷患处。

玉露膏（《经验方》）

【组成】即用凡士林 8/10，玉露散 2/10，调匀成膏。

【功用】凉血、清热、退肿。

【主治】治一切阳证。

【用法】可用麻油、菊花露、银花露或凡士林调敷患处。

玉枢丹（紫金锭）（《丹溪心法附余》）

【组成】山慈菇　麝香　千金子　雄黄　红矛大戟　朱砂　五倍子

【功用】辟秽解毒，消肿止痛。

【主治】痰浊秽恶所致疗疮疖肿、痄腮、丹毒、喉风等。

【用法】市售有成药，用醋调成糊状外用。注意：本品说明书上虽写外用、内服皆可，但内有朱砂、雄黄、山慈菇、千金子等重金属及有毒成分，所以当今多为外用，极少内服，内服当慎用。孕妇忌用。

仙方活命饮（《医宗金鉴》）

【组成】白芷　贝母　防风　赤芍　当归尾　甘草　皂角刺（炒）　穿山甲（炙）　天花粉　乳香　没药　金银花　陈皮

【功用】清热解毒，消肿散结，活血止痛。

【主治】阳证痈疡肿毒初起。红肿热痛，或身热微恶寒，苔薄白或黄，脉数有力。

【用法】水煎服。

生发一号丸（《朱仁康临床经验集》）

【组成】生熟地各90克　当归90克　白芍60克　女贞子30克　菟丝子30克　羌活30克　木瓜30克

【功用】养血消风。

【主治】脂溢性脱发。

【用法】以上各药，研成细末，炼蜜为丸，每丸重9克。每日早晚各服1丸，开水送服。

生发二号丸（《朱仁康临床经验集》）

【组成】干地黄60克　山药60克　枸杞子60克　女贞子60克　桑椹子60克　神曲30克　蚕砂30克

【功用】滋肝益肾，凉血消风。

【主治】斑秃。

【用法】以上各药，研成细末，炼蜜为丸，每丸重9克。每日早晚各服1丸，开水送服。

四妙勇安汤（《验方新编》）

【组成】金银花　当归　玄参　生甘草

【功用】清热解毒，活血止痛。

【主治】热毒炽盛，瘀血阻络所致的脱骨疽。表现为皮肤暗红而肿，溃烂疼痛，脓水淋漓，伴烦热口渴。舌红脉数。

【用法】水煎服。

四物消风饮（《医宗金鉴》）

【组成】生地黄　当归　荆芥　防风　赤芍　川芎　白鲜皮　蝉蜕　薄荷　独活　柴胡　红枣

【功用】养血活血，祛风止痒。

【主治】用于荨麻疹、湿疹、皮炎、银屑病、皮肤瘙痒症等属血虚风燥者。

【用法】水煎服。

四物汤（《局方》）

【组成】熟地　归身　白芍　川芎

【功用】养血补血。

【主治】营血虚滞证。头晕目眩，心悸失眠，面色无华，妇人月经不调，量少或经闭不行，脐腹作痛，甚或瘕块硬结，舌淡、口唇、爪甲色淡，脉细弦或细涩。皮肤科用于治疮疡血虚之证。

【用法】水煎服。

四黄膏（《朱仁康临床经验集》）

【组成】黄连　黄芩　土大黄　黄柏　芙蓉叶　泽兰叶各30克

【功用】清热解毒、消肿。

【主治】一切肿毒。

【用法】用纱布块涂药1层，贴肿块上，胶布固定。

四妙散（《外科精要》）

【组成】炙黄芪　金银花　当归　炙甘草

【功用】托里排脓。

【主治】疮疡肿毒，排脓不畅者。

【用法】水煎服。

六　画

全虫方（《北京中医医院皮科》）

【组成】全虫　皂刺　猪牙皂角　刺蒺藜　炒槐花　威灵仙　苦参　白鲜皮　黄柏

【功用】熄风止痒，除湿解毒。

【主治】慢性顽固性瘙痒性皮肤病，如慢性湿疹、慢性阴囊湿疹、神经性皮炎、结节性痒疹、皮肤瘙痒症等。

【用法】水煎服。

血府逐瘀汤（《医林改错》）

【组成】桃仁 12 克　红花 9 克　当归 9 克　生地黄 9 克　川芎 5 克　赤芍 6 克　牛膝 9 克　桔梗 5 克　柴胡 3 克　枳壳 6 克　甘草 3 克

【功用】活血祛瘀，行气止痛。

【主治】瘀血停滞，血行不畅所致的胸胁刺痛，或顽固性头痛，痛如针刺而有定处。内热烦闷，心悸不眠，两目暗黑。可用于银屑病皮疹肥厚，疹色黯紫，经久不退。舌质暗红或紫，或见瘀斑、瘀点，脉细缓或涩。

【用法】水煎服。

当归苦参丸（《古今医鉴》）

【组成】当归　苦参等量。

【功用】清热凉血，散风祛湿。

【主治】痤疮、酒渣鼻、脂溢性皮炎、脂溢性脱发等。

【用法】每服9克，日2次。

当归饮子（《医宗金鉴》）

【组成】当归　生地　白芍　川芎　何首乌　荆芥　防风　刺蒺藜　黄芪　甘草

【功用】养血润肤，祛风止痒。

【主治】慢性荨麻疹、玫瑰糠疹、银屑病、慢性湿疹、皮肤瘙痒症等。

【用法】水煎服。

当归四逆汤（《伤寒论》）

【组成】当归　桂枝　白芍　细辛　甘草　大枣　通草

【功用】温经散寒，活血通脉。

【主治】雷诺氏征、多形红斑（风寒型）、脉管炎等症。

【用法】水煎服。

多皮饮（《北京中医医院皮科》）

【组成】地骨皮9克　五加皮9克　桑白皮15克　干姜皮6克　大腹皮9克　白鲜皮15克　粉丹皮9克　赤苓皮15克　鲜冬瓜皮15克　扁豆皮15克　川槿皮9克

【功用】健脾除湿，疏风和血。

【主治】慢性荨麻疹、慢性湿疹、皮肤瘙痒症等。

【用法】水煎服。

阳和汤（《外科全生集》）

【组成】熟地　白芥子　鹿角胶　肉桂末　炮姜炭　麻黄　甘草

【功用】温经散寒。

【主治】阴疽、附骨疽、脱疽（脉管炎）属阴性疮疡，漫肿平塌，不红不热者。

【用法】水煎服。

百部酊（《中医皮肤病学简编》）

【组成】百部 40 克　75％酒精或 60 度烧酒 160 毫升。

【功用】祛风杀虫。

【主治】瘙痒性皮肤病；头虱、阴虱、体虱。

【用法】酒浸百部，3 天后擦涂患处。

汗斑擦剂（《朱仁康临床经验集》）

【组成】密陀僧 30 克　硫黄 30 克　白附子 15 克

【功用】灭菌除癣

【主治】花斑癣。

【用法】研成细末，用醋调如糊，每日用黄瓜蒂蘸药摩擦一遍，1 日 2 次。

防风通圣散（《宣明论方》）

【组成】防风　川芎　当归　芍药　大黄　薄荷叶　麻黄　连翘　芒硝　石膏　黄芩　桔梗　滑石　甘草　荆芥　白术　栀子

【功用】解表通里，疏风清热。

【主治】适用于表里俱实，风火雍盛所致的恶寒壮热，头痛咽痛，目赤眼痛，胸膈痞闷，便秘尿赤，皮肤瘙痒、湿疹等。

【用法】上药为末，每服 6 克，开水送下，或用饮片，水煎服。

地丁饮（《朱仁康临床经验集》）

【组成】地丁9克　野菊花9克　金银花9克　连翘9克
黑山栀9克　半枝莲9克　蒲公英15克　草河车9克　生甘
草6克

【功用】清热解毒，消肿止痛。

【主治】疔疮。

【用法】水煎服。

地黄饮子（《医宗金鉴》）

【组成】生地9克　熟地9克　当归9克　元参9克　丹
皮9克　红花9克　白蒺藜9克　生甘草6克　僵蚕6克　首
乌9克

【功用】养血滋阴，熄风止痒。

【主治】风瘙痒，血风疮（皮肤瘙痒症）。

【用法】水煎服。

地榆油（《中医外科学》）

【组成】生地榆粉40克　大黄粉10克　麻油50毫升

【功用】收湿止痒，清热解毒。

【主治】草毒（接触草类植物，沾染毒邪所致的皮肤病）、
烫伤。肤色鲜红，皮肤肿

胀，水疱成片，糜烂渗水，灼痛瘙痒。

【用法】上药调成稀糊状。涂敷患处，每日1～2次。

托里透脓汤（《医宗金鉴》）

【组成】党参（人参）　黄芪　生白术　当归　穿山甲
皂角刺　白芷　升麻　青皮　甘草

【功用】益气内托，透脓止痛。

【主治】痈疽以及一切肿毒，脓成未溃者。

【用法】水煎服。

导赤散（《小儿药证直诀》）

【组成】木通　生地　生甘草　竹叶

【功用】清热利水。

【主治】心胸烦热，口渴面赤，欲冷饮，口舌生疮；或心热移于小肠，小便赤涩刺痛，舌红脉数。

【用法】水煎服。

七　画

苍术膏（《朱仁康临床经验集》）

【组成】（一方）苍术1000克。（二方）苍术1000克　当归90克　白鲜皮60克

【功用】（一方）健脾燥湿。（二方）养血润燥。

【主治】（一方）慢性丹毒。（二方）毛发红糠疹，掌跖角化，鱼鳞癣等症。

【用法】上药加水连熬三次，取汁，慢火煎成浓膏，加蜂蜜250克，调和成膏。每日二次，每次服1匙，开水冲化服。

苍肤水剂（《简明中医皮肤病学》）

【组成】苍耳子15克　地肤子15克　土槿皮15克　蛇床子15克　苦参15克　百部15克　枯矾6克　水3000ml

【功用】燥湿润肤，杀虫止痒。

【主治】慢性湿疹，手足癣，掌跖角化，以及其他肥厚性角化性皮肤病等。

【用法】将以上群药共碾成粗末备用。取药一包，用布袋装好，加入 3000 毫升水，煮沸 20 分钟后待温浸泡，或湿敷患处。每次 20～30 分钟，日敷 1～2 次。

连翘败毒丸（《六科准绳》）

【组成】连翘　防风　白芷　黄连　苦参　薄荷　当归荆芥穗　花粉　甘草　黄芩　赤芍　柴胡　羌活　麻黄　黄柏地丁　大黄　金银花

【功用】清热解毒，散风消肿。

【主治】皮肤感染性疾患，如毛囊炎、汗腺炎、疖、脓疱病、丹毒，以及足癣继发感染等。

【用法】市售有成药，水丸，每次服 3 克，分 2 次温开水送下。

补中益气汤（《脾胃论》）

【组成】黄芪　甘草　人参　当归（酒焙干或晒干）　橘皮　升麻　柴胡　白术

【功用】调补脾胃，升阳益气。

【主治】气虚发热，身热有汗，渴喜热饮，头痛恶寒，少气懒言，脉虽洪大，按之虚软；气虚下陷，脱肛，子宫下垂，久疟久痢，及一切清阳下陷诸症。

【用法】水煎服，或作丸剂。

25% 补骨脂酊（经验方《中医外科学》）

【组成】补骨脂 25 克　60% 酒精 100 毫升

【功用】活血祛风。

【主治】白癜风。

【用法】将补骨脂浸入酒精内 1 周后取用，擦患处。擦后宜日光照射。如起疱者则暂停使用。

芳香化湿汤（《朱仁康临床经验集》）

【组成】藿香9克　佩兰9克　苍术9克　陈皮9克　茯苓9克　泽泻9克　白鲜皮9克　地肤子9克

【功用】芳香化浊，健脾理湿。

【主治】亚急性湿疹，钱币状湿疹，慢性湿疹等。

【用法】水煎服。

芙蓉膏（《中西医结合治疗常见皮肤病》）

【组成】芙蓉叶　大黄　泽兰　黄柏各240克　黄芩180克　黄连210克　冰片6克

【功用】清热解毒。

【主治】小儿多发性粟粒性脓肿。

【用法】上药研为细末，凡士林调成30%软膏，外涂患处，每日1次。

芩连平胃散（《医宗金鉴》）

【组成】黄连6克　黄芩9克　苍术9克　陈皮6克　厚朴6克　甘草6克

【功用】清脾胃湿热。

【主治】羊胡疮（须疮），黄水疮（脓疱疮）。

【用法】水煎服。

八　画

固卫御风汤（《朱仁康临床经验集》）

【组成】炙黄芪9克　防风9克　炒白术9克　桂枝9克

赤白芍（各）9 克　生姜 3 片　大枣 7 枚

【功用】调营固卫，以御风寒。

【主治】冷激性荨麻疹。

【用法】水煎服。

和营消肿汤（《朱仁康临床经验集》）

【组成】当归尾 9 克　赤芍 9 克　桃仁 9 克　红花 9 克
黑山栀 9 克　大贝母 9 克　花粉 9 克　丝瓜络 9 克　木通 6 克
炙甲片 9 克　炙乳没（各）6 克

【功用】活血和营，消肿解毒。

【主治】一切痈肿（脓疡）。

【用法】水煎服。

参苓白术散（《和剂局方》）

【组成】莲子肉（去皮）　薏苡仁　缩砂仁　桔梗各 500
克　白扁豆 750 克　白茯苓　人参　甘草（炒）　白术　山
药各 1000 克

【功用】健脾益气，和胃渗湿。

【主治】脾虚湿盛证。饮食不化，胸脘痞闷，肠鸣泄泻，
四肢乏力，形体消瘦，面色萎黄，舌淡苔白腻，脉虚缓。可用
于脓疱疮反复发作，脾胃虚弱，疱大脓稀，渗出多。

【用法】上药共为细末，每服 6 克，枣汤调下，小儿量按
岁数加减服之。（现代用法：作汤剂，水煎服，用量按原方比
例酌减）

治瘰方（经验方《中医外科学》）

【组成】红花　桃仁　赤芍　穿山甲　牛膝　熟地　首乌

白芍　白术　杜仲　赤小豆

【功用】养血活血。

【主治】寻常疣泛发者。

【用法】水煎服。

治疣方（经验方《中医外科学》）

【组成】灵磁石　紫贝齿　代赭石　生牡蛎　桃仁　红花　山慈菇　白芍　地骨皮　黄柏

【功用】平肝潜阳，活血解毒。

【主治】寻常疣泛发症。

【用法】水煎服。

知柏地黄丸（《医方考》）

【组成】熟地黄　山萸肉　山药　牡丹皮　茯苓　泽泻　黄柏（盐炒）　知母（盐炒）

【功用】滋阴降火。

【主治】肝肾阴虚，虚火上炎证。头目昏眩，耳鸣耳聋，虚火牙痛，五心烦热，腰膝酸痛，血淋尿痛，遗精梦泄，骨蒸潮热，盗汗颧红，咽干口燥，舌质红，脉细数。

【用法】上药共为细末，炼蜜为丸，如梧桐子大，每次6克，日2次，白开水送下。

苣胜子方（《北京中医医院皮科》）

【组成】苣胜子9克　黑芝麻9克　桑椹9克　川芎9克　菟丝子12克　首乌12克　酒当归9克　炒白术15克　木瓜6克　白芍12克　甘草9克

【功用】养阴补血，乌须生发。

【主治】因肝肾阴血虚亏所致的脱发。

【用法】水煎服。

苦参汤（《疡科心得集》）

【组成】苦参　蛇床子　白芷　金银花　菊花　黄柏　大菖蒲　地肤子

【功用】祛风除湿，杀虫止痒。

【主治】瘙痒性皮肤病。

【用法】水煎去渣外洗。

金黄膏（《朱仁康临床经验集》）

【组成】如意金黄散60克　凡士林310克

【功用】清热消肿。

【主治】毛囊炎脓疱未破时。

【用法】上药调成油膏，直接敷于患处，外用纱布固定。

金黄散（《医宗金鉴》）

【组成】大黄　黄柏　姜黄　白芷各2500克　南星　陈皮　苍术　厚朴　甘草各1000克　天花粉5000克。

【功用】清热除湿，散瘀化痰，止痛消肿。

【主治】用于一节疮疡阳证。

【用法】上药共研细末，可用葱汁、酒、醋、麻油、蜜、菊花露、银花露、丝瓜叶捣汁等调敷患处。

金莲花片（《北京市药材公司》）

【组成】金莲花

【功用】清热解毒，消肿止痛。

【主治】感染性皮肤疾病，如疖、毛囊炎、滤泡性口炎、咽炎等；也常作为治疗白塞综合征等病的辅助药物。

【用法】每服 5~8 片，1 日 2 次；口含，每次 1 片，1 日 2 次。

金匮肾气丸（《金匮要略》）

【组成】干地黄 240 克　山药 120 克　山茱萸 120 克　泽泻 90 克　茯苓 90 克　牡丹皮 90 克　桂枝 30 克　附子（炮）30 克

【功用】补肾助阳。

【主治】肾阳不足，腰痛脚软，身半以下常有冷感，少腹拘急，小便不利或小便反多，入夜尤甚，阳痿早泄，舌淡而胖，脉虚弱，尺部沉细；以及痰饮、消渴、水肿、脚气等。

【用法】上药共研末，炼蜜和丸，早晚各服 1 丸，开水送下。

金铃子散（《圣惠方》）

【组成】金铃子（即川楝子）　延胡索

【功用】理气解郁，行气止痛。

【主治】用于肝气郁滞、气郁化火引起的心、腹、胁诸痛，或痛经时发时止，烦躁不安。带状疱疹引起的胁肋疼痛等。舌红苔黄，脉弦数。

【用法】水煎服。

青黛散（《中医外科临床手册》）

【组成】青黛 60 克　石膏 120 克　滑石 120 克　黄柏 60 克　各研细末，和匀。

【功用】收湿止痒，清热解毒。

【主治】用于一般皮肤病，焮肿痒痛出水。

【用法】干掺，或麻油调敷患处。

九 画

荆防败毒散 (《外科理例》)

【组成】荆芥 防风 人参 羌活 独活 前胡 柴胡 桔梗 枳壳 茯苓 川芎 甘草各10克

【功用】宣肺利湿，和胃通络。

【主治】外感风寒湿邪，症见恶寒发热，头项强痛，身痛无汗，胸闷咳嗽，舌苔白腻，脉浮者。以及时疫、疟疾、痢疾、疮疡具有风寒湿表证者。

【用法】水煎服。

荆防方 (《北京市中医院皮科》)

【组成】荆芥穗 防风 僵蚕各6克 金银花12克 牛蒡子 丹皮各9克 紫背浮萍6克 干生地9克 薄荷4.5克 黄芩9克 蝉衣3克 生甘草6克

【功用】疏风解表，清热止痒。

【主治】荨麻疹、皮肤瘙痒症、泛发性神经性皮炎、丹毒等偏于风热者。

【用法】水煎服。

首乌饮 (经验方《中医外科学》)

【组成】首乌 黑芝麻 赤芍 白芍 合欢皮 红花 远志 夏枯草 当归 沙苑子 生地黄 熟地黄 丹参 龙胆草

【功用】活血祛风。

【主治】白癜风。

【用法】水煎服。

复方青黛丸（《卫生部药品标准·中药成方制剂分册》）

【组成】青黛 贯众 紫草 蒲公英 马齿苋 白芷 焦山楂 神曲 五味子 白鲜皮 乌梅 土茯苓 白花蛇舌草

【功用】清热解毒，凉血活血。

【主治】血分热毒型银屑病、玫瑰糠疹、药疹等。

【用法】水丸，每袋装6克。口服，每次6克，每日3次。

祛风胜湿汤（《朱仁康临床经验集》）

【组成】荆芥9克 防风9克 羌活9克 蝉衣6克 茯苓皮9克 陈皮6克 金银花9克 甘草6克

【功用】祛风胜湿，佐以清热。

【主治】丘疹性荨麻疹，皮肤瘙痒症等。

【用法】上药水煎服，儿童用三分之二量，幼儿用半量。

祛风地黄丸（《医宗金鉴》）

【组成】生熟地（各）125克 牛膝 白蒺藜各90克 知母 黄柏 枸杞子各60克 菟丝子 独活各30克

【功用】养血滋阴润燥。

【主治】鹅掌风，手掌干裂。

【用法】研成细末，炼蜜为丸，如梧桐子大。每日2次，每次服1~2丸。

祛风换肌丸（《医宗金鉴》）

【组成】大胡麻 苍术 牛膝 石菖蒲 苦参 首乌 花

粉　威灵仙各 60 克　当归　川芎　甘草各 30 克

【功用】润肌止痒。

【主治】白屑风。

【用法】研成细末，炼蜜为丸，每丸 9 克重。每日 2 次，每次服 1~2 丸。

祛湿散（《简明中医皮肤病学》）

【组成】大黄面 30 克　黄芩面 30 克　寒水石面 30 克　青黛 3 克

【功用】清热解毒，收敛止痒。

【主治】有轻度渗出糜烂的急性或亚急性皮炎、湿疹类均可应用。

【用法】直接撒布或用植物油调敷，亦可用作油膏基础剂。

祛湿健发汤（《北京中医医院皮科》）

【组成】炒白术 15 克　泽泻 9 克　猪苓 15 克　川芎 9 克车前子 9 克　萆薢 15 克　赤石脂 12 克　白鲜皮 15 克　桑葚 9 克　干生地 12 克　熟地 12 克　首乌藤 15 克

【功用】健脾祛湿，滋阴固肾，乌须健发。

【主治】脂溢性脱发、斑秃、症状性脱发等。

【用法】水煎服。

活血散瘀汤（《北京中医医院皮科》）

【组成】鸡血藤 15 克　鬼箭羽 15 克　红花 10 克　桃仁 10 克　延胡索 10 克　川楝子 10 克　木香 10 克　陈皮 10 克全丝瓜 10 克　双花藤 15 克

【功用】活血化瘀，行气止痛，清解余毒。

【主治】皮疹消退后局部疼痛不止，舌质暗，苔白，脉细。

【用法】水煎服。

除湿丸（《朱仁康临床经验集》）

【组成】干地黄 180 克　元参 120 克　丹参 150 克　当归 90 克　茯苓 90 克　泽泻 90 克　白鲜皮 150 克　蛇床子 90 克　地肤子 90 克

【功用】滋阴养血，除湿止痒。

【主治】亚急性湿疹、慢性阴囊湿疹。

【用法】研成细末，水泛小丸，每包装 18 克。每日服 2 次，每次服半包。

除湿解毒汤（《跟名师学临床系列丛书张志礼》）

【组成】白鲜皮 15 克　大豆黄卷 12 克　生薏米 12 克　土茯苓 12 克　栀子 6 克　丹皮 9 克　金银花 15 克　连翘 12 克　紫花地丁 9 克　木通 6 克　滑石块 15 克　生甘草 6 克

【功用】除湿利水，清热解毒。

【主治】急性女阴溃疡、自敏性皮炎、接触性皮炎、下肢溃疡合并感染。

【用法】水煎服。

除湿胃苓汤（《医宗金鉴》）

【组成】苍术　陈皮　厚朴　炒白术　猪苓　茯苓　泽泻　防风　滑石　甘草　肉桂

【功用】健脾除湿。

【主治】缠腰火丹、浸淫疮、天疱疮、四弯风等。

【用法】水煎服。

香贝养荣汤（《医宗金鉴》卷六十四）

【组成】白术（土炒）人参　茯苓　陈皮　熟地黄　川芎　当归　贝母（去心）　香附（酒炒）　白芍（酒炒）　桔梗　甘草

【功用】养血益气，温化寒痰。

【主治】瘰疬、乳岩、石疽等。患者面色苍白，消瘦无力，动则气喘，低热、咽干、头晕、肢麻。皮疹往往形成坏死或溃疡，溃疡边缘苍白，疮面平塌，脓汁稀薄，经久不敛，愈后形成萎缩性疤痕。舌苔淡薄，脉沉细无力。

【用法】水煎服。

栀子金花丸（《宣明论方》）

【组成】黄连　知母　天花粉　黄柏　栀子　黄芩　熟大黄　金银花

【功用】清热泻火，凉血解毒。

【主治】火热毒邪所致口舌生疮，牙龈肿痛，目赤眩晕，咽喉肿痛，吐血衄血，烦躁不寐，大便秘结，可用于痈疖疮毒等。

【用法】共为细末，水泛为丸，或作汤剂，水煎服。

枇杷清肺饮（《外科大成》）

【组成】人参　甘草　枇杷叶　桑白皮　黄连　黄柏

【功用】清肺胃热，燥湿解毒。

【主治】肺风粉刺。

【用法】水煎服。

神应养真丹（《宣明论》）

【组成】羌活　木瓜　天麻　白芍　当归　菟丝子　熟地

川芎各等分为末。

【功用】养血生发，祛风活络。

【主治】一切因风盛血燥引起的脱发证：如斑秃、全秃、早秃、脂溢性脱发、及症状性脱发等。

【用法】每服6克，日2次，温开水送下。

香腊膏（《简明中医皮肤病学》）

【组成】蜂蜡20克　香油80毫升

【功用】润肤生肌，保护创面。

【主治】剥脱性皮炎、急性皮炎等无渗出者。

【用法】香油微火加热，再入蜂蜡溶化冷凝成膏。直接涂敷患处，亦可制成油纱条外用。亦可做软膏基质。

活血祛风汤（《朱仁康临床经验集》）

【组成】归尾9克　赤芍9克　桃仁9克　红花9克　荆芥9克　蝉衣6克　白蒺藜9克　甘草6克

【功用】活血祛瘀，和营消风。

【主治】慢性荨麻疹，皮肤瘙痒症等。

【用法】水煎服。

活血消炎丸（市售成药）

【组成】炙乳香180克　炙没药180克　牛黄4.5克　菖蒲膏22.5克

【制法】以上研成细末，加入菖蒲膏，黄米饭90克捣烂为丸，绿豆大。

【功用】活血散痈，消肿软坚。

【主治】痈、疽、疖肿、疮毒。

【用法】每日 2 次，每次服 3 克。

独活寄生汤（《备急千金要方》）

【组成】独活 9 克　桑寄生　杜仲　牛膝　细辛　秦艽　茯苓　肉桂心　防风　川芎　人参　甘草　当归　芍药　干地黄各 6 克

【功用】祛风湿，止痹痛，益肝肾，补气血。

【主治】痹证日久，肝肾两虚，气血不足证。腰膝疼痛，痿软，肢节屈伸不利，或麻木不仁，畏寒喜温，心悸气短，舌淡，苔白，脉细弱。可用于皮痹（硬皮病）、脉痹（血栓闭塞性脉管炎）等，以此方加减治之。

【用法】水煎服。

养血解毒汤（《北京中医医院皮科》）

【组成】鸡血藤 30 克　当归 15 克　土茯苓 30 克　生地 15 克　山药 15 克　威灵仙 15 克　蜂房 15 克

【功用】养血润肤，除湿解毒。

【主治】银屑病（血燥型）、神经性皮炎、慢性湿疹、扁平苔藓等。

【用法】水煎服。

养阴清肺汤（《重楼玉钥》）

【组成】生地 12 克　麦冬 9 克　甘草 6 克　玄参 9 克　川贝 6 克　丹皮 9 克　薄荷 3 克　白芍 9 克

【功用】养阴清肺，凉血解毒。

【主治】咽疼、咳嗽、白塞氏综合征、系统性红斑狼疮等病后期，阴分亏损、津液不足时的辅助治疗。

【用法】水煎服。

养血熄风方（《朱仁康临床经验集》）

【组成】黄芪15克　当归9克　白芍9克　川芎6克　红花9克　元参9克　荆芥9克　白蒺藜9克　甘草6克

【功用】养血润燥，消风止痒。

【主治】皮肤瘙痒症（老年性）。

【用法】水煎服。

养血润肤饮（《外科证治全书》）

【组成】当归　熟地黄　生地黄　黄芪　天冬　麦冬　升麻　黄芩　桃仁　红花　天花粉

【功用】滋阴养血，润燥止痒。

【主治】皲裂性湿疹、瘙痒症、银屑病静止期、剥脱性角质松解症、掌跖角化症、鱼鳞病等。

【用法】水煎服。

草还丹（《证治准绳》）

【组成】地骨皮　生地　菟丝子　牛膝　远志　石菖蒲

【功用】补益肝肾、安神。

【主治】白发。

【用法】水煎服。

十　画

健脾祛风汤（《朱仁康临床经验集》）

【组成】苍术9克　陈皮6克　茯苓9克　泽泻9克　荆芥9克　防风9克　羌活9克　木香3克　乌药9克　生姜3

片　大枣 5 枚。

【功用】健脾理气，祛风散寒。

【主治】肠胃型荨麻疹。

【用法】水煎服。

健脾除湿汤（《北京中医医院皮科》）

【组成】生薏仁 15 克　生扁豆 15 克　山药 15 克　芡实 9 克　枳壳 9 克　萆薢 9 克　黄柏 9 克　白术 9 克　茯苓 15 克　大豆黄卷 9 克

【功用】健脾除湿利水。

【主治】亚急性及慢性湿疹、盘状湿疹、阴囊湿疹、下肢溃疡、女阴溃疡、糜烂性龟头炎、脂溢性脱发等。

【用法】水煎服。

健脾润肤汤（《北京中医医院皮科》）

【组成】党参 10 克　云苓 10 克　苍白术各 10 克　当归 10 克　生地 15 克　丹参 10 克　鸡血藤 15 克　赤白芍各 10 克　陈皮 6 克

【功用】健脾燥湿，养血润肤。

【主治】慢性湿疹，以及一切慢性肥厚角化性皮肤病，如银屑病、神经性皮炎、扁平苔藓等。

【用法】水煎服。

秦艽丸（《医宗金鉴》）

【组成】秦艽　苦参　大黄各 30 克　黄芪 60 克　防风　漏芦　黄连各 45 克　乌蛇肉 15 克

【功用】散风止痒，调和气血。

【主治】盘状红斑性狼疮、神经性皮炎、慢性湿疹、皮肤瘙痒症、寻常狼疮，以及系统性红斑狼疮、硬皮病、皮肌炎恢复期的辅助治疗。

【用法】共为细粉，炼蜜为丸，每丸重9克。每服1丸，日2次，温开水送服。

桃红四物汤（《医宗金鉴》）

【组成】桃仁9克　红花6克　当归9克　白芍12克　熟地黄15克　川芎9克

【功用】活血化瘀，养血和络。

【主治】用于瘀血阻滞引起的月经不调，经行腹痛或有血块，色紫暗者，以及损伤瘀痛等证。可用于扁平疣久不消退，呈褐色者。

【用法】水煎服。

逍遥散（《和剂局方》）

【组成】甘草（炙）15克　当归（微炒）　茯苓　白芍药　白术　柴胡各30克

【功用】疏肝解郁，养血健脾。

【主治】肝郁血虚脾弱证。两胁作痛，头痛目眩，口燥咽干，神疲食少，或月经不调，乳房胀痛，脉弦而虚者。

【用法】共为散，每服6~9克，用煨姜、薄荷少许，煎汤温服，日3次。亦可作汤剂，水煎服，用量按原方比例酌减。亦有丸剂，每服6~9克，日服2次。

桑菊饮（《温病条辨》）

【组成】桑叶7.5克　菊花3克　杏仁6克　连翘5克

薄荷2.5克　苦桔梗6克　生甘草2.5克　苇根6克

【功用】疏风清热，宣肺止咳。

【主治】风温初起，表热轻证。咳嗽，身热不甚，口微渴，脉浮数。可用于鼻孔周围、口角、唇缘等处的单纯疱疹。

【用法】水煎服。

柴胡疏肝汤（《景岳全书》）

【组成】陈皮（醋炒）　柴胡各6克　川芎　枳壳（麸炒）　芍药　香附各4.5克　炙甘草1.5克

【功用】疏肝解郁，活血止痛。

【主治】肝气郁结，胁肋疼痛，胸脘胀闷，寒热往来等症。食欲不振，经前乳胀，女阴白斑等。

【用法】水煎服。

柴胡清肝汤（《医宗金鉴》）

【组成】川芎　当归　白芍　生地黄　柴胡　黄芩　山栀天花粉　防风　牛蒡子　连翘　甘草节各3克

【功用】疏肝散结清火。

【主治】水煎服。

【用法】水煎服。

益胃汤（《温病条辩》）

【组成】沙参9克　麦冬　细生地各15克　玉竹（炒香）4.5克　冰糖3克

【功用】养阴清热，消肿止痛。

【主治】鹅口疮反复发作，日久伤津耗阴而致阴虚内热诸证。

【用法】水煎服。

海藻玉壶汤（《医宗金鉴·外科心法》）

【组成】青皮6克　陈皮9克　半夏9克　大贝母9克　当归9克　川芎6克　昆布9克　海藻9克　海带9克　连翘9克　独活9克　甘草6克

【功用】消痰软坚。

【主治】瘿瘤、痰核、皮肤猪囊虫病。

【用法】水煎服。

通经逐瘀汤（《朱仁康临床经验集》）

【组成】地龙12克　角刺9克　刺猬皮9克　桃仁9克　赤芍9克　金银花9克　连翘9克

【功用】通经化瘀，活血消风。

【主治】慢性荨麻疹。

【用法】水煎服。

通窍活血汤（《医林改错》）

【组成】赤芍　川芎　桃仁　红花　老葱　生姜　红枣　麝香（另包）

【功用】活血化瘀，通窍活络。

【主治】斑秃，酒渣鼻，瘾疹（血瘀型）、白驳风等。

【用法】上药水煎服，麝香研碎面分冲。孕妇禁用。

消风散（《医宗金鉴》）

【组成】荆芥　防风　当归　生地　苦参　苍术　炒牛蒡子　蝉蜕　胡麻仁　知母　生石膏各3克　生甘草　木通各1.5克

【功用】清热凉血，祛风除湿。

【主治】白屑风、浸淫疮、牛皮癣、白疕、水疥、瘾疹等。
【用法】水煎服。

消风导赤散（《医宗金鉴》）
【组成】牛蒡子2克　黄连1克　白鲜皮2克　生地　赤茯苓各3克　薄荷叶　金银花各2克　灯心1克　木通2克　甘草1克
【功用】清热解毒，祛风利湿。
【主治】婴儿湿疹、手足口病等。
【用法】水煎服。

消痈汤（《北京中医医院皮科》）
【组成】金银花30克　连翘15克　公英15克　赤芍9克　天花粉15克　白芷9克　川贝母9克　陈皮9克　蚤休9克　龙葵9克　鲜生地15克
【功用】清热解毒，散瘀消肿，活血止痛。
【主治】痈症初起、蜂窝组织炎、深部脓肿等。以及其他感染性皮肤病。
【用法】水煎服。，每日1剂，分2次服。

凉血除湿汤（《朱仁康临床经验集》）
【组成】生地30克　丹皮9克　赤芍9克　忍冬藤15克　苦参9克　白鲜皮9克　地肤子9克　豨莶草9克　海桐皮9克　六一散（包）9克　二妙丸（包）9克
【功用】凉血清热，除湿止痒。
【主治】丘疹性湿疹。
【用法】水煎服。

凉血五根汤（《北京中医医院皮科》）

【组成】白茅根　瓜蒌根　茜草根　紫草根　板蓝根

【功用】凉血活血，解毒化斑。

【主治】多形红斑、结节性红斑、过敏性紫癜、下肢急性丹毒初起等。病变位于身体下部者为宜。

【用法】水煎服。，每日 1 剂，分 2 次服。

凉血五花汤（《北京中医医院皮科》）

【组成】红花　鸡冠花　凌霄花　玫瑰花　野菊花

【功用】凉血活血、清热解毒。

【主治】盘状红斑狼疮初期、日光性皮炎、玫瑰糠疹、酒渣鼻、多形性红斑等一切红斑性皮肤病。病变位于身体上部为宜。

【用法】水煎服。

凉血清肺饮（《朱仁康临床经验集》）

【组成】生地 30 克　丹皮 9 克　赤芍 9 克　黄芩 9 克　知母 9 克　生石膏 30 克　桑白皮 9 克　枇杷叶 9 克　生甘草 6 克

【功用】清肺胃经热。

【主治】痤疮、酒渣鼻。

【用法】水煎服。

凉血消风散（《朱仁康临床经验集》）

【组成】生地 30 克　当归 9 克　荆芥 9 克　蝉衣 6 克　苦参 9 克　白蒺藜 9 克　知母 9 克　生石膏 30 克　生甘草 6 克

【功用】消风清热。

【主治】脂溢性皮炎、人工荨麻疹、玫瑰糠疹等症。

【用法】水煎服。

凉血活血汤（《北京中医医院皮科》）

【组成】生槐花　紫草根　赤芍　白茅根　生地　丹参　鸡血藤

【功用】清热凉血活血。

【主治】银屑病（血热型）、急性过敏性紫癜、过敏性皮炎、多形红斑等。

【用法】水煎服。

凉血四物汤（《医宗金鉴》）

【组成】当归　生地　川芎　赤芍　黄芩（酒炒）　赤茯苓　陈皮　红花（酒洗）　甘草（生）各3克

【功用】凉血清热，活血祛瘀。

【主治】寻常型银屑病血瘀证、痤疮、酒渣鼻等。

【用法】水煎服。

珠黄散（《北京市药材公司》）

【组成】大黄　槟榔　桔红　黄连　黑白牵牛子（炒）上药共研细粉兑研琥珀粉　朱砂粉　珍珠粉　牛黄　冰片

【功用】清热导滞，镇静安神。

【主治】因内热壅盛，外感毒邪所致的婴儿皮肤感染性疾患及丘疹性荨麻疹、湿疹等。

【用法】按医嘱服用，温开水冲服，周岁以内小儿酌减。

润肌膏（《医宗金鉴》）

【组成】香油125克　奶酥油60克　当归15克　紫草3克　黄蜡15克

【功用】润肌止痒。

【主治】头皮白屑风、手足皲裂症。

【用法】将药浸入油内，二天后，文火熬焦去渣，加入黄蜡熔化，搅至冷成膏。薄涂一层。

润肤丸（《赵炳南临床经验集》）

【组成】桃仁　红花　熟地　独活　防风　防己各30克川芎　当归　丹皮各45克　羌活　生地　白鲜皮各60克

【功用】活血润肤，散风止痒。

【主治】银屑病、鱼鳞病、脂溢性湿疹、皲裂性湿疹等，以及其他角化、肥厚性皮肤病。

【用法】共为细粉，水泛小丸。每服3克~6克，日服2次，温开水送服。

痈疽膏（拔毒膏）（《简明中医皮肤病学》）

【组成】轻粉　木鳖子　樟脑　金银花　蜈蚣　乳香

【功用】拔毒消肿，化腐生肌。

【主治】疮疡初起、痈毒疮疖、无名肿毒、湿毒顽疮，已溃疮面久不生肌者。

【用法】微火化开，贴患处。

麻黄方（《赵炳南临床经验集》）

【组成】麻黄3克　杏仁4.5克　干姜皮3克　浮萍3克白鲜皮15克　陈皮9克　丹皮9克　白僵蚕9克　丹参15克

【功用】祛风散寒，活血止痒。

【主治】荨麻疹、皮肤瘙痒症、神经性皮炎、丹毒等，偏于风寒者。

【用法】水煎服。

萆薢渗湿汤（《疡医大全》）

【组成】萆薢9克　生苡仁9克　牡丹皮9克　黄柏9克　赤苓9克　泽泻9克　通草3克　滑石9克

【功用】利湿清热。

【主治】下肢溃疡、湿疹、过敏性皮炎等。

【用法】水煎服。

黄连解毒汤（《外台秘要》卷一引崔氏方）

【组成】黄连9克　黄芩　黄柏各6克　栀子9克

【功用】燥湿清热，泻三焦之火。

【主治】龟头、尿道、阴唇及宫颈潮红、糜烂，脓液腥臭，高热，头痛，心烦口干，小便不利，大便无力，肛门周围感觉消失。舌苔黄腻，脉弦数。

【用法】水煎服。

黄连膏（《医宗金鉴》）

【组成】黄连　当归　黄柏　生地黄　姜黄　麻油　黄蜡

【功用】有润燥、清热、解毒、止痛之功。

【主治】痔疮、烫伤等证，疮疡焮红作痛者。

【用法】上药除黄蜡外，浸入麻油内。1天后用文火熬煎至药枯，去渣滤清，再加入黄蜡，文火徐徐收膏。将膏匀涂于纱布上，敷贴患处。也可直接外搽于皮肤上。

黄连软膏（《简明中医皮肤病学》）

【组成】黄连面10克　凡士林90克

【功用】清热解毒，消肿止痛。

【主治】炎症性、化脓性皮肤疾患，如脓疱病、湿疹、皮炎、毛囊炎、疖、丹毒等，亦可作软膏基质。

【用法】直接外用或摊在纱布上贴敷。

清肺抑火丸（《寿世保元》）

【组成】黄芩210克　黄柏　前胡各60克　栀子　桔梗
天花粉各120克　知母　苦参各90克　大黄180克　贝母
135克

【功用】清热通便，止咳化痰。

【主治】因肺经实热引起的酒渣鼻、痤疮等。

【用法】共为细粉，水泛为丸，每服6克，日服2次，温
开水送下。

清脾除湿饮（《医宗金鉴》

【组成】生地30克　麦冬9克　白术9克　苍术9克　赤
苓9克　泽泻9克　黄芩9克　炒栀子9克　茵陈9克　连翘9
克　生甘草6克　元明粉3克　灯心3克　竹叶3克　枳壳9克

【功用】健脾除湿，清热解毒。

【主治】天疱疮、疱疹样皮炎、亚急性湿疹、脂溢性皮
炎、接触性皮炎、脓疱疮。

【用法】水煎服。

清凉膏（《赵炳南临床经验集》）

【组成】当归30克　紫草6克　大黄面5克　香油300克
黄蜡120克

【功用】清热解毒，凉血止痛。

【主治】类天疱疮。

【用法】香油浸当归、紫草3日后，用微火熬至焦黄，离

火将油滤净去渣，再入黄蜡加火熔匀，待冷后加大黄面搅匀成膏。外涂患处。

清瘟败毒饮（《疫疹一得》）

【组成】广犀角3克（现已禁用）　生地15克　丹皮9克　赤芍9克　黄连6克　黄芩9克　知母9克　生石膏60克　竹叶9克　连翘9克　栀子9克　桔梗9克玄参9克　生甘草9克

【功用】清营凉血，清热解毒。

【主治】因热毒火盛致气血两燔，高烧头痛，烦躁谵语，昏狂，大渴大饮，呕吐，吐衄，舌绛起刺，脉浮大数或沉数。可用于药物性皮炎、系统性红斑狼疮、寻常型天疱疮。

【用法】水煎服，生石膏先煎15分钟，再下诸药。

清营汤（《温病条辨》）

【组成】犀角1.5克（现已禁用）　生地25克　玄参9克　竹叶心3克　麦冬9克　金银花12克　连翘（连心用）6克　黄连4.5克　丹参9克

【功用】清营解毒，养阴透热。

【主治】外感热性病，邪热入于营分，症见身热夜甚，渴或不渴，时有谵语，烦躁不眠，或斑疹隐隐，舌绛而干，脉细数。可用于红皮病型银屑病，毒热伤营证。

【用法】水煎服。

清暑解毒饮（《朱仁康临床经验集》）

【组成】青蒿9克　厚朴3克　黄连3克　丹皮6克　赤芍6克　银花6克　连翘6克　绿豆衣9克　生甘草3克

【功用】清暑邪，解热毒。

【主治】小儿头面痱毒、热疖。

【用法】水煎服。

清暑汤（《外科全生集》）

【组成】连翘　花粉　赤芍　甘草　滑石　车前　金银花　泽泻　淡竹叶

【功用】清暑利湿解毒。

【主治】脓疱疮暑热盛，红斑、脓疱、渗流黄水，瘙痒。

【用法】水煎服。

蛋黄油（《简明中医皮肤病学》）

【组成】冰片2克　鸡蛋黄油100毫升

【功用】消肿止疼，生肌固皮，保护疮面，滋润肌肤。

【主治】慢性溃疡、烫伤疮面、瘘管。

【用法】取鸡蛋10个（或更多），煮熟去蛋白，用蛋黄至锅内干炸炼油，等油炸成后冷却。加入冰片。

银翘散（《温病条辨》）

【组成】连翘12克　金银花12克　桔梗9克　薄荷3克（后下）　竹叶9克　生甘草5克　荆芥6克　淡豆豉9克　牛蒡子9克　芦根9克

【功用】辛凉透表，清热解毒。

【主治】温病初起。发热，微恶风寒，无汗或有汗不畅，头痛口渴，咳嗽咽痛，舌尖红，苔薄白或薄黄，脉浮数。可用于寻常型银屑病风热证。

【用法】水煎服。

梅花点舌丹（《外科全生集》）

【组成】乳香　沉香　没药　血竭　葶苈子　硼砂　雄黄粉　蟾蜍粉（人乳化）　牛黄　珍珠粉　冰片　麝香　朱砂　熊胆

【功用】清热解毒，消肿止痛。

【主治】急性淋巴管炎、蜂窝织炎、疖病、毛囊炎、咽喉肿痛等感染性疾病。

【用法】市售有成药，按医嘱服药。

蛇床子水剂（《简明中医皮肤病学》）

【组成】威灵仙　蛇床子　当归尾　土大黄　苦参各15克　缩砂壳9克　老葱头7个

【功用】消风祛湿，杀虫止痒。

【主治】阴囊湿疹、女阴溃疡，以及外阴瘙痒等。

【用法】将上药碾碎装入纱布袋内，蒸后热熨或浸泡坐浴。注意抓破出津水者慎用。

密陀僧散（《外科正宗》）

【组成】硫黄　雄黄　蛇床子各6克　石硫黄　密陀僧各3克　轻粉1.5克

【功用】杀虫解毒。

【主治】花斑癣（汗斑）、腋臭（狐臭）。

【用法】上药为末，醋搽患处，或用黄瓜蒂蘸药末外搽，对铅、汞过敏者禁用。

脚气粉（《朱仁康临床经验集》）

【组成】六一散9克　枯矾3克

【功用】收湿止痒。

【主治】脚气渗水，糜烂发痒。

【用法】研成细末，掺脚缝内。

十二画

滋补肝肾丸（《北京中医医院经验方》）

【组成】北沙参 麦冬各 12 克 当归 熟地 陈皮丝 五味子各 9 克 首乌藤 川断 女贞子 旱莲草 浮小麦各 15 克。

【主治】胶原病，如系统性红斑狼疮等出现肝、肾损害者，亦可作为慢性皮肤病后期扶正的治疗。

【用法】共为细面，炼蜜为丸，每丸重 9 克。每服 1 丸，日 2 次，温开水送下。

滋阴除湿汤（《朱仁康临床经验集》）

【组成】生地 30 克 元参 12 克 当归 12 克 丹参 15 克 茯苓 9 克 泽泻 9 克 白鲜皮 9 克 蛇床子 9 克

【功用】滋阴养血，除湿止痒。

【主治】亚急性湿疹，慢性阴囊湿疹，天疱疮等。

【用法】水煎服。

疏风清热饮（《朱仁康临床经验集》）

【组成】荆芥 9 克 防风 9 克 牛蒡子 9 克 白蒺藜 9 克 蝉衣 4.5 克 生地 15 克 丹参 9 克 赤芍 9 克 炒山栀 9 克 黄芩 9 克 金银花 9 克 连翘 9 克 生甘草 6 克

【功用】疏风清热。

【主治】荨麻疹（风热型）。

【用法】水煎服。

搜风流气饮（《朱仁康临床经验集》）

【组成】荆芥9克　防风9克　菊花9克　僵蚕9克　白芷6克　当归9克　川芎6克　赤芍9克　乌药9克　陈皮6克

【功用】疏风达邪，和营理气。

【主治】赤白游风（血管神经性水肿），荨麻疹（肠胃型）。

【用法】水煎服。

雄黄解毒散（《证治准绳》）

【组成】雄黄30克　寒水石30克　生白矾120克。

【功用】清热解毒，杀虫止痒。

【主治】蚊虫咬伤、慢性湿疹、多发性毛囊炎。

【用法】上药研细末。可单独撒布或与其他药混匀植物油调上。亦可加入酒剂中或其他软膏中外用，一般为5%~20%。

腋臭散（《赵炳南临床经验集》）

【组成】密陀僧240克　枯矾60克

【功用】敛汗，除臭。

【主治】腋臭、手足多汗。

【用法】治疗腋臭，用药粉干扑两腋下，每日1次，或用热马铃薯块、甘薯块去皮后蘸药夹于两腋下，变凉为度。此法每周2次。治疗手足多汗，以药粉搓搽。注意事项：此药请勿入口。对本品过敏者禁用。

黑豆馏油软膏（《中医外科学》）

【组成】黑豆馏油5克　10克或20克　羊毛脂10克　凡士林加至100克

【功用】软坚止痒润肤。

【主治】慢性湿疹、皮炎皮损肥厚者。

【用法】上药调匀即成。外涂皮损。

黑布药膏（《赵炳南临床经验集》）

【组成】老黑醋 2500 毫升　五倍子 840 克　金头蜈蚣 10 条研面　冰片 3 克　蜂蜜 180 克

【功用】活血软坚，解毒止痛。

【主治】瘢痕疙瘩、乳头状皮炎、疖、痈、毛囊炎以及其他增生性皮肤病。

【用法】将黑醋放于砂锅内煎开 30 分钟，再加蜂蜜煎沸，然后用铁筛将五倍子粉慢慢地均匀筛入，边撒边按同一方向搅拌，撒完后改用文火煎成膏状离火，最后兑入蜈蚣面和冰片粉搅拌均匀即可，储存在搪瓷罐或玻璃罐中备用（勿用金属器皿储存）。厚敷患处（约 1～3 毫米厚），上用黑布覆盖，换药前用茶水清洁皮肤，2～3 天换药一次，对化脓性皮肤病可每日换一次。

黑布化毒膏（《赵炳南临床经验集》）

【组成】黑布药膏　化毒散软膏各等分混合均匀。

【功用】清热聚毒，化腐提脓。

【主治】疖痈初起、多发性毛囊炎，或已溃脓肿周围皮肤浸润明显者。

【用法】外敷患处。注意事项：凡疮面渗出较多者慎用。

紫蓝方（《张志礼经验方》）

【组成】紫草 15 克　板蓝根 15 克　马齿苋 30 克　生薏米 30

克　丹参 15 克　红花 10 克　赤芍 10 克　大青叶 15 克　木贼 10 克　香附 10 克　穿山甲 10 克　灵磁石 30 克　生龙牡各 10 克

【功用】解毒消疣。

【主治】扁平疣、寻常疣等疣症。

【用法】水煎服。

紫草油（《实用中医外科学》）

【组成】白芷　紫草　忍冬藤各 32 克　冰片 1.6 克　白蜡 22 克（冬季改为 16 克）　香油 500 克。

【功用】消肿润肤。

【主治】慢性湿疹、皮炎皮肤干燥皲裂者。

【用法】取白芷、紫草、忍冬藤置香油中，加热至 130℃，保持半小时，以白芷变为焦黄即可，并立即趁热过滤，滤液中加入白蜡，使其熔化，稍冷，加入研细之冰片，搅匀即得。用时将消毒纱布浸渍，敷于创面。

紫色消肿膏（《赵炳南临床经验集》）

【组成】紫草 15 克　升麻 30 克　贯仲 6 克　赤芍 30 克　紫荆皮 15 克　当归 15 克　防风 15 克　白芷 60 克　草红花 15 克　羌活 15 克　苏穗 15 克　荆芥 15 克　儿茶 15 克　神曲 15 克

【功用】活血化瘀，软坚消肿。

【主治】慢性丹毒、结节性红斑等慢性炎症性皮肤病。

【用法】上药共研细面过重罗，每 120 克药面加血竭花面 3 克，山奈面 3 克，乳没 12 克，凡士林 12 克，调匀备用。

紫色疽疮膏（《简明中医皮肤病学》）

【组成】轻粉 9 克　红粉 9 克　琥珀粉 9 克　乳香粉 9 克

血竭9克　冰片0.9克　煅珍珠粉0.9克　蜂蜡30克　香油120毫升

【功用】化腐生肌，煨脓长肉。

【主治】结核性溃疡、小腿溃疡、褥疮以及其他有腐肉的疮面等。

【用法】将油放于锅内加温，开后离火，然后将前五种药粉入油内，混匀再入蜂蜡使其完全熔化，待将冷却时兑入冰片、珍珠面搅匀成膏备用。贴敷患处。阳证疮面慎用，对汞过敏者禁用。

温经通络汤（《跟名师学临床系列丛书张志礼》）

【组成】鸡血藤15克　海风藤15克　全丝瓜15克　鬼见愁9克，鬼箭羽15克，路路通9克，桂枝9克，艾叶9克，全当归9克，赤白芍各9克。

【功用】温经通络，活血止痛。

【主治】脉管炎、雷诺病初期、静脉曲张。

【用法】水煎服。

湿疹散（《朱仁康临床经验集》）

【组成】煅石膏末310克　枯矾末150克　白芷末60克　冰片15克

【功用】收湿止痒。

【主治】湿疹、脚湿气。

【用法】先将冰片及白芷末研细，后加煅石膏末、枯矾同研极细。渗水多时用药末外掺，渗水少时用植物油调如糊外搽，亦可加入其他药膏外用。

犀角地黄汤（《备急千金要方》）

【组成】芍药　地黄　丹皮　犀角（现已禁用）

【功用】清热解毒，凉血散瘀。

【主治】热入血分证。热扰心神，身热谵语，舌绛起刺，脉细数；热伤血络，斑色紫黑、吐血、衄血、便血、尿血等。用于疮疡热毒内攻，热在血分，肤生红斑、紫癜、水疱、血疱者。

【用法】水煎服。

犀黄丸（《外科全生集》）

【组成】乳香　没药　牛黄　麝香

【功用】清热解毒，消肿化坚。

【主治】痈、疽、肿毒、肿瘤。

【用法】上药研细末，黄米饭捣丸，如绿豆大。每次3克，每日2~3次。

普连软膏（《赵炳南临床经验集》）

【组成】黄柏面30克　黄芩面30克　凡士林240克

【功用】清热除湿，消肿止痛。

【主治】适用于红皮型银屑病、脓疱疮、急性亚急性湿疹、烫/烧伤、单纯疱疹。

【用法】上药搅匀成膏，直接涂于皮损上，或用软膏摊在纱布上，敷于患处，每日1~2次。

普济消毒饮（《李东垣试效方》）

【组成】黄连15克　黄芩15克　玄参6克　板蓝根3克连翘3克　陈皮6克　马勃3克　牛蒡子3克　薄荷3克（后下）　甘草6克　桔梗6克　升麻2克　柴胡6克

【功用】清热解毒，疏风散邪。

【主治】风热疫毒，上攻头面所致大头瘟，症见发热恶寒，头面红肿焮痛，目不能开，咽喉不利，舌干口燥，舌红苔黄，脉象浮数有力。

【用法】水煎服。

普癣水（《朱仁康临床经验集》）

【组成】生地榆50克　苦楝子50克　川槿皮95克　斑蝥1.5克（布包）

【功用】杀虫止痒。

【主治】体癣，神经性皮炎，花斑癣。

【用法】将上三味药打成粗末，装入广口瓶中，加入75%酒精（或白酒）1000毫升密封。浸泡2周后，去渣备用。外搽，每日1～2次。注意：不要大面积使用，防止皮肤引起发红、起疱。

楮桃叶水剂（《简明中医皮肤病学》）

【组成】楮桃叶0.5公斤　水5000毫升

【功用】止痒、润肤。

【主治】皮肤瘙痒症、慢性荨麻疹等瘙痒性疾患。

【制法】煮沸30分钟后滤过备用。

【用法】先以药液溻洗，以后加以浸浴。

【用法】水煎服。

十三画及以上

痱子粉（《赵炳南临床经验集》）

【组成】冰片3克　薄荷冰3克　甘石粉15克　滑石粉30克　黄柏6克

【功用】清热敛汗，解毒止痒。

【主治】痱子、尿布皮炎（湮尻疮）。

【用法】直接扑撒。

新三妙散（《简明中医皮肤病学》）

【组成】黄柏面 300 克　青黛面 30 克　寒水石面 150 克

【功用】清热解毒，收敛止痒。

【主治】湿疹、脓痂疹等有糜烂或轻度渗出者。

【用法】直接撒布或植物油调敷。

锡类散（《简明中医皮肤病学》）

【组成】西瓜霜料 6 克　生硼砂 6 克　生寒水石 9 克　青黛 18 克　冰片 1.5 克　珍珠（豆腐制）9 克　磠砂（炙）6 克　牛黄 2.4 克

【功用】清热利咽，消肿止痛。

【主治】滤泡性口炎、鹅口疮、白塞氏综合征、口腔黏膜溃疡，以及其他性质的口舌生疮等。

【用法】用药少许吹患处。

解毒泻心汤（《医宗金鉴》）

【组成】荆芥　防风　牛蒡子　黄连　黄芩　栀子　知母　生石膏　木通　元参　滑石　甘草

【功用】散风清热，燥湿止痒。

【主治】火赤疮（疱疹样皮炎）。

【用法】水煎服。

解毒凉血汤（《北京中医医院皮科》）

【组成】犀角镑1克（现已禁用）　生地炭15克　双花炭15克　莲子心9克　白茅根30克　花粉15克　紫花地丁9克　生栀仁6克　蚤休15克　生甘草6克　川黄连9克　生石膏60克

【功用】清营、凉血、解毒。

【主治】剥脱性皮炎、药疹、重症多形渗出性红斑等，气血两燔、毒热炽盛者或合并有感染所致毒血症。

【用法】先用生石膏煎水再煮群药，每日1剂，分2次服。

解毒清热汤（《北京中医医院皮科》）

【组成】公英30克　野菊花30克　大青叶30克　紫花地丁15克　蚤休15克　花粉15克　赤芍9克

【功用】清热解毒。

【主治】感染性皮肤疾患，如毛囊炎、脓疱病、疖肿、丹毒等。

【用法】水煎服。

解毒清营汤（《简明中医皮肤病学》）

【组成】金银花30克　连翘15克　公英15克　干生地15克　白茅根30克　生玳瑁9克　丹皮9克　赤芍9克　川连6克　绿豆衣15克　茜草根9克　生栀子9克

【功用】清营解毒，凉血护心。

【主治】急性皮炎、药疹等，证见气营两燔、毒热偏盛者。以及皮肤化脓性感染所致的毒血症早期。

【用法】水煎服。

解毒养阴汤（《北京中医医院皮科》）

【组成】西洋参 6 克（另煎兑服）　南北沙参各 15 克　耳环石斛 15 克　黑元参 15 克　佛手参 15 克　生黄芪 15 克　干生地 30 克　紫丹参 15 克　金银花 30 克　蒲公英 15 克　玉竹 9 克　二冬各 9 克

【功用】益气养阴，清热解毒。

【主治】系统性红斑狼疮、剥脱性皮炎、药疹、天疱疮等病后期。

增液汤（《温病条辨》）

【组成】玄参 15 克　麦门冬 12 克　生地黄 12 克

【功用】养阴，生津，润肠。

【主治】温病热盛伤津。症见大便秘结，口渴，咽痛，舌红苔少，脉细稍数，或沉而无力，以及阴虚少津之肠燥便秘。可用于皮肤病病程较长，反复发作之单纯疱疹，常伴唇干、咽燥、口渴欲饮，自觉发烧。舌质红或绛、苔少或光，脉细数。

【用法】水煎服。

增液解毒汤（《朱仁康临床经验集》）

【组成】生地 30 克　元参 12 克　麦冬 9 克　石斛 9 克（先煎）　沙参 9 克　丹参 9 克　赤芍 9 克　花粉 9 克　金银花 15 克　连翘 9 克　炙鳖甲 9 克　炙龟板 9 克　生甘草 6 克

【功用】养阴增液，清热解毒。

【主治】剥脱性皮炎，红皮症。

【用法】水煎服。

潜阳熄风方（《朱仁康临床经验集》）

【组成】生熟地（各）15 克　当归 9 克　何首乌 9 克　紫

贝齿 30 克　磁石 15 克　生龙牡（各）15 克　代赭石 15 克
珍珠母 30 克　白芍 9 克

【功用】潜阳熄风，养血和营。

【主治】泛发性神经性皮炎，慢性荨麻疹。

【用法】水煎服。

醋泡方（《朱仁康临床经验集》）

【组成】荆芥 18 克　防风 18 克　红花 18 克　地骨皮 18
克　皂角 30 克　大枫子 30 克　明矾 18 克

【功用】灭菌止痒。

【主治】鹅掌风（手癣），干脚癣。

【用法】上药用米醋 1500 毫升，放盆中泡 3～5 天后备用。
每天晚上将手或脚浸泡半小时，每剂药可连泡两周为一疗程，
有效继续泡 2～3 个疗程。

醒消丸（《外科全生集》）

【组成】炙乳香　炙没药　雄精　麝香

【功用】活血解毒，消肿止痛。

【主治】痈、疽、肿毒、肿瘤。

【用法】上药研成细末，加黄米饭捣烂为丸，如莱菔子
大，温开水送服。

颠倒散（《医宗金鉴》）

【组成】大黄　硫黄各等分

【功用】清热解毒，活血化瘀。

【主治】各证型痤疮，酒渣鼻。

【用法】上药各研细末，凉水调敷；晚涂次晨洗掉。

藿黄浸剂（《中医外科学》）

【组成】藿香 30 克　黄精　大黄　皂矾各 12 克　醋 1000 克

【功用】止痒杀虫润肤。

【主治】手足癣反复发作，皮肤干燥，无渗出糜烂者。

【用法】将药碾碎，入醋中浸泡，每日振荡数次，5～7 天后滤去药滓即成，盛在砂盆中备用。将患病的手、足浸泡在醋中，每日半小时。

参考书目

1. 清·王维德．外科证治全生集：人民卫生出版社．

2. 清·吴谦等．医宗金鉴外科心法要诀：人民卫生出版社．

3. 赵炳南，张志礼．简明皮肤病学：中国展望出版社．

4. 张志礼．中西医结合皮肤性病学：人民卫生出版社．

5. 中国中医研究院广安门医院．朱仁康临床经验集：北京人民出版社．

6. 宋兆友．中医皮肤科临床手册：人民卫生出版社．

7. 李林．实用中医皮肤病学：中国古籍出版社．

8. 赵纯修．中医皮肤病学：科学出版社．

9. 李日庆，何清湖．中国外科学（第九版）：中国中医药出版社．

10. 赵辨．临床皮肤病学：江苏科学技术出版社．

11. 杨国亮．皮肤病学：上海医科大学出版社．

12. 朱学骏．现代皮肤病学诊疗手册（第二版）：北京大学医学出版社．

13. 张学军．皮肤性病学（第六版）：人民卫生出版社．

13. 刘忠恕．现代中医皮肤病学：天津科技翻译出版社．

14. 徐宜厚．中医皮肤诊疗学：湖北科技出版社．

15. 赵炳南．赵炳南临床经验集：人民卫生出版社．

16. 李博鉴. 外科经方心典：人民卫生出版社.

17. 范瑞强，邓丙戌，杨志波等. 中医皮肤性病学：科学技术文献出版社.

18. 李博鉴. 皮科证治概要：人民卫生出版社.